国医大师临证用药精华

主　编　吴大真　李剑颖　王凤岐
路喜善　杨建宇

副主编　王　雷　徐亚辉　赵丹丹
崔艳静　沈　娟　李　瑶
张婉瑜

中医古籍出版社

图书在版编目（CIP）数据

国医大师临证用药精华/吴大真主编．－北京：中医古籍出版社，2010.7

ISBN 978－7－80174－846－1

Ⅰ.①国…　Ⅱ.①吴…　Ⅲ.①验方－汇编　Ⅳ.①R289.5

中国版本图书馆CIP数据核字（2010）第068628号

国医大师临证用药精华

吴大真　李剑颖　王凤岐　路喜善　杨建宇　主编

策划编辑　杜杰慧
责任编辑　刘　婷
封面设计　天水工作室
出版发行　中医古籍出版社
社　　址　北京东直门内南小街16号（100700）
印　　刷　北京义飞福利印刷厂
开　　本　650mm×950mm　1/16
印　　张　19
字　　数　308千字
版　　次　2010年7月第1版　2010年7月第1次印刷
印　　数　0001～5000册
书　　号　ISBN 978－7－80174－846－1
定　　价　29.80元

前　言

中医药学不但是一门科学，更是一门艺术学。即使称它为“艺术的科学”也不过分吧。中医学对生命的理解来自东方式的文明，是在东方文化与哲学基础之上，具有独特的智慧魅力与光彩。

一件往事更加深了我的这种认识和理解：1996 年 8 月 24 日清晨，我急急忙忙把着我的 1 岁半的小孙子大便，突然发现孩子脱肛了，但并无便秘。我想按常规就是“补中益气”加减吧。内心焦急，但又要赶着去开会。进入会场，恰巧看见早已端坐在那里的享誉海内外的“小儿王”刘弼臣老师。我赶紧在刘老师身边坐下，焦急地汇报了小孙子的病情。刘老一边问着孩子的年龄、性别、生活饮食状况，一边顺手在桌子上的一张公文纸上工整地写下了处方：太子参 10g，茯苓 10g，炒白术芍各 10g，当归 10g，陈皮 3g，半夏 3g，枳壳 3g，郁金 5g，焦三仙各 10g，黄连 1.5g。5 付。由于刘老刚乔迁新居，故又在处方下面写下了新居的地址及电话。哦，这是归芍六君子与黄连温胆的加减啊。会议一结束，我顾不上吃饭，就到药店去买了 2 付药。孩子吃了药，午睡起床后，已经欢蹦乱跳了。只吃了 1 剂药的 1 煎就痊愈了。至今，这张处方被裱糊后珍藏着。从那以后，我用这张方子的思路为基础，进行辨证加减，治愈了不少小儿脱肛及各种内脏下垂的成年人。谢谢您，刘老师，您在天堂里也会颔首微笑的。

我从医几十年，至今闲暇之余，还是喜欢看历代名医的医案、医方和妙法。我在读到这些医方的时候就像是在欣赏美妙的艺术作品。所以说中医药学不仅是一门科学，更是一门艺术学。她蕴含的那些独特的东方智慧时时绽放出人类文明的精彩。现在，我常对向我来请教的学生们建议：既要学习中医药经典理论，更要大量学习那些医方妙法。用名家的医方与经典理论印证着来学习，更多的把功夫用在体悟名家医方上，不是照抄照搬，而是切实弄懂这些名家医方的思想精华。

我们这本集子，因缘际会收集了部分国医大师的奇方妙药。我在编著之时每每都有新的领悟，新的感慨，甚而有醍醐灌顶的升华。既感佩这些国医大师的学识思想，更感慨中医药学的博大精深。这本书中所引用的内容都是国医大师本人、家人、弟子们的文章与书籍中的资料。我在这里也代有缘能展读本书的读者们再次感谢他们！

吴大真

2010.2

目　　录

国医大师生平介绍 ……………………………………………… (1)

国医大师临证用药精华 ……………………………………… (49)

一、心脑血管 ……………………………………………… (51)

（一）概论 ……………………………………………… (51)

（二）论治 ……………………………………………… (53)

二、消化系统 ……………………………………………… (74)

（一）概论 ……………………………………………… (74)

（二）论治 ……………………………………………… (78)

三、呼吸系统 ……………………………………………… (131)

（一）概论 ……………………………………………… (131)

（二）论治 ……………………………………………… (133)

四、泌尿生殖系统 ………………………………………… (198)

（一）概论 ……………………………………………… (198)

（二）论治 ……………………………………………… (200)

五、肝病 …………………………………………………… (243)

（一）概论 ……………………………………………… (243)

（二）论治 ……………………………………………… (244)

六、肿瘤 …………………………………………………… (264)

（一）概论 ……………………………………………… (264)

（二）论治 ……………………………………………… (266)

七、五官口腔……………………………………………………………（275）
（一）概论 ……………………………………………………（275）
（二）论治 ……………………………………………………（276）

八、综合…………………………………………………………………（283）
论治…………………………………………………………………（283）

国医大师生平介绍

王绵之：方剂学大家

创建和发展了中医方剂学科；组方防治太空病的中药“太空养心丸”；攻克大量疑难病症。这可说是王老这辈子对中医药发展的三大创新和三大贡献。

王绵之，男，汉族，1923 年 10 月出生，北京中医药大学主任医师、教授，1942 年 1 月起从事中医临床工作。为全国老中医药专家学术经验继承工作指导老师、“首都国医名师”，国家级非物质文化遗产传统医药项目代表性传承人。

王绵之教授出身于江苏省南通市一个祖传世医家庭，至他已是“王氏医术”的第 19 代传人了。1955 年，王绵之考入江苏省中医进修学校（今南京中医药大学前身）培训一年，后留校任教，并筹建方剂教研组，任教研组组长兼学校门诊部主任，创编、审定《中医方剂学讲义》等多部中医教材。1957 年 7 月，卫生部中医司抽调王绵之等一批师资到北京中医学院工作，他担任了方剂教研室的主任。王绵之教授创建的方剂学科已经成为国家重点学科。由他主持编纂了《方剂学》、《中医药概论》、《中国医学百科全书·方剂学分卷》、《全国高等院校中医方剂教学参考丛书》、《古方钩玄》、《中华人民共和国药典·一部（85 年版）》等专著均成权威范式。

让中医走入太空。王老使古老的中医药与最现代的航天科技完美结合在了一起。为航天员的求平调理出现了一个全新的成果—“太空养心丸”。

攻克疑难病症的开路人。2007 年，我国公布了第一批国家级非物质文化遗产项目代表性传承人名单，在传统医药非物质文化遗产传承项目“中医生命与疾病认知方法”下，王绵之教授是传承人之一。在 70 年的医疗实践中，王老是攻克疑难病症的开路人。

弘扬中医，不忘责任。中医教育一直是王老放不下的心头之忧。他始终不忘一个老人的责任——传承国医精华。

他历任全国政协第六、七、八届委员，全国政协科教文卫体委员会副主任，1991 年，在国家机构改革中，王老在全国政协科教文卫体委员会协作工作会议上为保存中医药管理机构而奋力呼吁。

王老还是新中国成立后首次赴海外进行学术交流的我国中医药界代表。为传播古老的中国文化瑰宝——中医药于世界做出了重要贡献。

1990 年 7 月，国务院颁予他政府特殊津贴与荣誉证书。2007 年 10 月，北京市专门成立了“北京中医药薪火传承‘3 + 3’工程建设单位王绵之名老中医工作室”；2008 年 12 月，北京市“三局”授予王老“首都国医名师”称号。

王绵之小传

1923 年，出身于江苏省南通市中医世家，为第 19 代传人。

1936 年 ~ 1937 年，随父亲王蕴宽学习中医。

1942 年，在南通城区正式悬壶故里。

1947 年，经国家考试获《中医师合格证书》。1953 年，获中央人民政府卫生部换发的《中医师证书》。

1955 年 ~ 1956 年，江苏省中医进修学校进修，后留校任教，筹建方剂教研组。

1957 年至今，北京中医药大学从事教学、管理、临床与科研工作。

2009 年被评为“国医大师”。

方和谦：法宗伤寒 经方新用

◆他出身京城中医世家，父亲方伯屏、兄长方鸣谦皆名中医。

◆他精通伤寒，却不自诩为经方派，主张经方和时方合用，自创多张经验方。

◆他对京剧、象棋、美食样样爱好，还写得一手漂亮的毛笔字。

方和谦，男，汉族，1923 年 12 月出生于山东烟台，首都医科大学附属北京朝阳医院主任医师、教授，1948 年 8 月起从事中医临床工作，全国老中医药专家学术经验继承工作指导老师、“首都国医名师”。

医术精湛堪为大医。方和谦坚持弘扬仲景学术、辨证论治和整体观念。提出“和为扶正，解为散邪”的精辟见解，并独创“滋补汤”、“和肝汤”等。倡导中西医结合，优势互补。

法宗仲景不泥其方。1957 年，方和谦主编了《北京市流行性乙型脑炎治疗纪实》手册，书中收集了 200 多个病案。之后他又主编了《燕山夜话》等书。2003 年 3 月非典暴发，方和谦积极向国家中医药管理局建方献策，为战胜非典立下了汗马功劳。

父亲方伯屏是京城十大名医之一。方和谦在接受了两年私塾教育之后，从初中起，参加了父亲在家开办的三期中医讲习班，学习了《医学三字经》、《内经》、《伤寒论》等医学专著。1942 年，19 岁的方和谦参加了北京市卫生局中医考试，获得了执业资格，“方和谦诊所”随之挂牌，开始了独立行医的生涯。

1949 年新中国成立，中医药也揭开了新的历史篇章。在北京西四附近有一个中医学习西医的进修班，方和谦是第九班的学员。他从此接触了西医生理、病理等基础课及传染病、内科、妇科、儿科等临床课程。还有了西医职业资格，为今后的中西医结合工作打下了坚实的基础。

桃李芬芳诲人不倦。1954 年方和谦调入北京市卫生局中医科工作，两年后调入北京中医医院，兼任北京中医进修学校伤寒教研组组长。从1968年到北京朝阳医院任中医科主任起，方和谦同时承担了首都医科大学的教学工作。1991年至2008年，方和谦先后担任了第一、二、三、四批全国老中医药专家学术经验继承工作指导老师；2007年11月，北京市中医管理局批准建设“方和谦名老中医工作室”。

方和谦小传

1923年生于中医世家，12岁随父行医，19岁取得医师资格。

1954年~1958年在北京市卫生局工作。

1958年调入北京市中医医院任内科医师、教研组组长，兼任北京中医进修学校伤寒教研室组长。

1968年~1999年任北京朝阳医院中医科主任、主任医师，兼任首都医科大学教授。

1993年享受国务院颁发的政府特殊津贴。

1991年~2008年，先后担任第一、二、三、四批全国老中医药专家学术经验继承工作指导老师。

1998年起任中华中医药学会理事、中华中医药学会内科分会学术委员会委员、中华中医药学会仲景学说分会副主委、北京市中医药学会理事长、北京市科协常委、北京市红十字会理事等职务。

2009年被评为“国医大师”。

邓铁涛：为中医奔走呐喊

◆他治疗重症肌无力屡获良效。

◆他重视脾胃提出了五脏相关学说。

◆他每每在中医药事业发展的关键时刻亮剑。

邓铁涛，男，汉族，1916年11月出生，广州中医药大学主任医师、教授，1938年9月起从事中医临床工作，为全国老中医药专家学术经验继承工作指导老师、广东省名老中医，国家级非物质文化遗产传统医药项目代表性传承人。

1937年，20岁的邓铁涛从广东中医药学校毕业。投身民族医药事业……

四处呐喊为中医。邓铁涛始终考虑着“中医出路何在”，一直为中医学的继承与发展呕心沥血，魂断梦系，奔走呐喊。一直在跟中医萎缩的趋势做着抗争，终于到了1985年的49次国务院会议，决定成立国家中医药管理局。1986年12月，国家中医药管理局正式成立。1990年，国家进行机构改革，邓铁涛听说中医药管理局要被精简，他立即牵头我国各地名老中医再次上书中央。非典流行期间，邓铁涛四次上书。随后，吴仪在当年5月8日召开的中医座谈会上，强调中医对非典有防治的办法，然后中医才介入到防治非典中。

邓铁涛将个人命运与我国中医学事业命运紧紧相连，他把中医药问题写成论文《中医学之前途》，提出了20世纪80年代中医事业的发展方向、中医药学往哪里发展等令人深思的问题。

生命不能言弃。作为医者，他有着一颗仁爱为怀的心，他说：“每一个生命都是宝贵的，我们不能轻言放弃。”

重症肌无力治疗至今仍然是世界性的难题，针对重症肌无力危象，邓铁涛参与抢救过数百次。他从脾胃论治，挑战重症肌无力，益气除痰治冠心病，提出五脏相关学说。主持“重症肌无力的临床和实验研究”的国家“七五”攻关项目，1990年通过国家技术鉴定，初步揭示了重症肌无力的中医辨证论治规律。该成果获1991年度国家中医药管理局科技进步一等奖、1992年度国家科技进步二等奖。又继续深入研究重症肌无力危象的救治。邓铁涛从1994年研制强肌健力口服液制剂，解决给药途径、容量、通道等临床难题，从而提高疗效。对于冠心病，提出了“痰瘀相关”理论，拟定“益气除痰”的治疗方法。

1988年，邓铁涛发表了“略论五脏相关代替五行学说”。2005年，他申报的《中医五脏相关理论继承与创新研究》课题已纳入国家科技部的重点基础研究发展计划（973计划）中。

邓铁涛小传

1916年10月出生于中医家庭。

1932年~1937年就读于广东中医药专科学校。

1962年、1979年两次获广东省政府授予“广东省名老中医”称号。

1990年被国家中医药管理局遴选为“全国老中医药专家学术经验继承工作指导老师”。

2003年获中国科学技术协会授予全国防治非典型肺炎优秀科技工作者。

2005年6月被科技部聘为国家重点基础研究发展计划（973计划）“中医基础理论整理与创新研究”项目首席科学家。

2006年12月获中华中医药学会首届中医药传承特别贡献奖。

2008年1月被国家中医药管理局聘为“治未病”工作顾问。

2009年被评为“国医大师”。

朱良春：神仙手眼　菩萨心肠

◆他使上海淋巴癌患者拳头大的肿瘤逐渐消失，使几近残疾的骨病患者重获新生。

◆他动员浪迹江湖的蛇花子将祖传治蛇毒绝技献给国家，挖掘不识字的民间散医成专家。

◆他90高龄还四处看病讲学，使中医薪火相传。他常说，世上只有“不知”之症，没有“不治”之症。

朱良春，男，汉族，1917年8月出生，南通市中医院主任医师、教授，1939年1月起从事中医临床工作，为全国老中医药专家学术经验继承工作指导老师、江苏省名中医。

偏于一隅而名闻天下者，朱良春也。他老师章次公送他一方印章“神仙手眼，菩萨心肠”，是朱良春一生的真实写照。

朱良春经验方“益肾蠲痹丸”是目前唯一能修复骨膜破坏的中药制剂。用虫药如神，善除肿瘤、骨病顽疾。朱良春首创的“复肝丸”，以扶正化瘀立法，开中医药抗肝纤维化先河。2003年国家科技进步二等奖内容之一就有“扶正化瘀在抗肝纤维化的作用”；1963年朱良春在杂志上连载《虫类药的临床应用》文章，这对后来以虫类药为主治疗冠心病心绞痛的思路和方药，深有启迪。《朱良春医集》一书出版后短短8个月就再版，《朱良春用药经验集》已再版了14次。

深邃高远，引领学术，启迪后学。他是我国最早撰文提出辨证与辨病相结合的医生。他倾囊相授诊治疑难病的诀窍。对急性热病的诊治，提出“先发制病，发于机先”，采用表里双解或通下泄热。2003年非典期间，他参与广东、香港的远程会诊，取得显效，荣获抗击非典特殊贡献奖。

对于中医发展，朱良春一语中的：“一个是保持中医特色，一个是要有信心。”“经典是基础，师传是关键，实践是根本”。

海襟江志，大道源自平常心。季德胜是旧社会流浪江湖的蛇花子，陈照和成云龙也是治疗瘰疬、肺脓疡的土医生。朱良春多次前去拜访，使他们自愿将独门秘术捐献给国家。朱良春与有关同仁还帮助三者申报成果。朱良春早年在南通办过中医学校，解放初期并把合办的联合中医院全部设备无偿捐献给国家。

布道神州，纵行南北，遍洒甘露。倡导并积极参与名师与高徒的学术传承工作。朱良春的病人遍天下，弟子遍天下，朋友遍天下。朱良春，一位心似佛而术近仙的中医长者！

朱良春小传

1917 年生，江苏镇江丹徒人，后迁居南通市。

1923 年～1928 年读私塾 6 年，后转入学校学习。

1935 年至武进孟河拜御医世家马惠卿先生为师，学习中医。

1936 年转至苏州国医专科学校学习。

1937 年因抗战，转入上海中国医学院，跟随章次公先生侍诊实习。1938 年毕业。

1939 年 2 月至南通设立诊所开业行医。

1945 年～1948 年除诊病外，并创办南通中医专科学校，任副校长。

1952 年参与创办中西医联合会诊所，任所长。后改为联合中医院，任院长。

1956 年无偿将医院全部设备捐给政府，成立市级中医院，任院长。

1987 年国务院批准他为“杰出高级专家，暂缓退休”。

1990 年被国家确认为首批全国继承老中医药专家学术经验导师。

2009 年被评为“国医大师”。

任继学：中医急症开拓者

◆他敢为天下先，用中医药治疗中风，见血不止血，主张破血化瘀、醒神开窍，开中风治疗之新风。

◆他是中医急诊学的开拓者之一，创建了中医急证医学体系，主编了第一部《中医急诊学》教材。

◆他为人师表、悉心育人，培养了一批人，带出了一个团队，创建了一个学科，影响了一代人。

任继学，男，汉族，1926年1月出生，长春中医药大学附属医院主任医师，1945年4月起从事中医临床工作，为全国老中医药专家学术经验继承工作指导老师、吉林省名老中医。

创中医急证，开中风治疗之新风。任继学是中医急诊学的开拓者之一，他创建了较为完善的中医急证医学体系，主编了第一部《中医急诊学》教材。对于内科学的学科建设，任继学首次明确提出了中医内科学的特点，他认为病、证、症、候、理、法、方、药、调、防为内科学的核心独特体系。

妙手回春，慈心仁术。任继学医术精良，屡起沉疴。任继学在上世纪50年代就主张心、脑分论，分治。故任继学治中风依据他的脑髓理论和对脑病的深入认识，疗效甚佳。

一片丹心，慈言俱浓。任继学在担任原长春中医学院中医内科教研室主任时，曾亲自带领当时的科室骨干、他的弟子等先后6次奔赴长白山区采药，研制出返魂草系列中药，仅此一项就为吉林省中药企业创造产值5.6亿元。

任继学在SARS期间不顾78岁高龄，整理出近10万字资料，亲自承担吉林省中医药防治SARS首席专家，24小时应诊，并带领他的弟子去定点医院会诊，同时率先在国内制定出地方性防治方案《吉林省中医药防治SARS型肺炎方案》，组织弟子编辑《中国瘟疫大全》，他配制的院内制剂“扶正除疫汤”，3万余人服用，无1例患病。

1998年，任继学首先发起全国名老中医高级讲习班，号召全国的名老中医到各地聚集讲学，备受欢迎，现在已举办了13期。

任继学对中医爱之深，痛之切。曾于1990年参与八老上书江泽民总书记，1998年参与八老上书朱镕基总理，2000年参与十老上书李岚清副总理，2004年12月参与七老上书温家宝总理，可见任继学对中医的一片丹心。

中医活字典，岐黄国宝。任继学有“中医活字典”的美誉。任继学在中医药界声望之高，可以从其他国医大师对其评价中窥豹一斑。

任继学小传

1926年生于吉林省扶余县。

1939年~1945年，师从吉林省名医宋景峰先生学习中医。

1945年~1955年，先后在吉林省扶余县解放军第七区、第十六区、第十八区卫生所任所长，从事中医医疗工作。

1955年~1956年，在吉林省中医进修学校学习。

1958年~1960年，在北京中医学院全国教学研究班学习。

1956年起，在长春中医药大学任教，现为该校终身教授，主任医师，博士生导师。

2004年，获得“白求恩奖章”。

2008年，获得“王定一”杯中医临床国际贡献奖。

2009年被评为“国医大师”。

李玉奇：以痈论治　脾胃名家

◆他提出“萎缩性胃炎以痈论治”，打破胃癌不可逆的说法。

◆他潜心研究舌象，舌诊堪称一绝，被誉为“当代扁鹊”。

◆他在湖北义诊，群众夹道欢迎，患者扛着铺盖带着干粮，排队看病。

李玉奇，男，汉族，1917年8月出生，辽宁中医药大学附属医院主任医师，1939年3月起从事中医临床工作，为全国老中医药专家学术经验继承工作指导老师。

恪守医德，悬壶济世，解苍生疾苦。1917年，李玉奇出生在辽宁银州（今之铁岭）。1932年他进入银州中西医学校学习，先后拜银州名医明星垣、丁乙青、姜弼臣三位先贤为师。1939年，李玉奇毕业留校任教，22岁登上讲台为学生讲授《温病条辨》。1944年，李玉奇开始在银州天和堂独立应诊。1947年，李玉奇被推选为奉天省西安县（现吉林省辽源市）中西医师联合会会长。1952年在北京中医进修学校举办的师资班学习，毕业后领取了中央人民政府卫生部颁发的中医师合格证书。李玉奇行医60余载，被誉为“北国杏林泰斗，辽沈中医柱石”，多次被卫生部授予“文明工作者”，“医德高尚医务工作者”。

精研脾胃，潜心舌诊，成一方大家。李玉奇功擅内科，尤其精研脾胃病30多年，先后主持了国家“六五”、“七五”、“八五”攻关课题，研制出胃福冲剂、养阴清胃冲剂等部批三类新药。在国内首先提出了著名的“萎缩性胃炎以痈论治”的崭新学术观点。李玉奇潜心研究舌象。他提出的“观舌识病”及“排斥脉象”的诊疗技法丰富了中医舌诊的内容，取得了观舌识病的重大进展。

李玉奇精通百家学说，著书立说颇丰，有《中医验方》、《医门心境》、《中国百年百名中医临床家丛书》李玉奇分册、《萎缩性胃炎以痈论治与研究》、《脾胃病与胃癌癌前病变研究》、《胃脘痛的临床研究》、《冠心病临床刍议》、《荨麻疹治则探究》、《小品话温病》、《望诊的宏观作用》、《脑中风论治》、《黄疸病从证锁谈》、《肾炎临床辨证施治一求》等。

传道授业，呕心沥血，为国医发展。李玉奇亲手创办了辽宁省中医进修学校和省中医院，后又被任命为辽宁省卫生厅中医处第一任处长，筹建了辽宁中医学院及其附属医院。文革之后受命为辽宁中医学院副院长兼附属医院院长。“非典”期间，他上书中央献出“抗非”秘方。在对待中医学术上，他大声疾呼继承和发扬两者不可偏废，倡导应用先进科学技术为我所用。

走出国门，扬名海外，展中医魅力。李玉奇被斯里兰卡政府授予“红宝石”勋章，并获“传统医学博士”学位。这是中国中医界首次在世界医学大会上获此殊荣，也是中医迈出国门为世界所承认的第一步。

李玉奇小传

1917 年生于辽宁铁岭。

1944 年在铁岭考取中医师资格，并悬壶行医。

1952 年到北京中医进修学校学习。

1955 年任辽宁省卫生厅中医处处长。

1957 年策划组建辽宁省中医院、辽宁省中医学院。

1975 年承担“七五”课题“萎缩性胃炎”的研究工作。

1978 年任辽宁省中医学院副院长、辽宁省中医学院附属医院院长。

1994 年被聘为辽宁中医学院教授、硕士生导师，沈阳药科大学中药系兼职教授。

1991 年享受第一批国务院特殊津贴待遇，入选人事部、卫生部遴选的全国五百名老中医。

2009 年被评为“国医大师”。

李济仁：新安医学研究奠基人

◆他带领学生还原了668位新安医家和400余部新安医籍的原貌。

◆他提出“痹痿统一论”等系列学说，制定辨治顽痹四法，创立效方验方。

◆他突破家传囿规，进行开放式的医学传承，培养了一个博士团队。

李济仁，男，汉族，1931年1月出生，皖南医学院附属弋矶山医院主任医师、教授，1948年11月起从事中医临床工作，为全国老中医药专家学术经验继承工作指导老师、安徽省名老中医。

李济仁，人如其名，注重立德，以仁心仁术济人济世，他倡立“痹痿统一论”等系列学说，成为新安医学研究奠基人。

志存高远，仁心济世，从乡医到全国名老中医。1943年，跟随当地名医汪润身学医，3年苦读出师后，他毛遂自荐拜张根桂为师。从1949年起，李济仁在歙县小川开业行医。解放后，他两度被选派到安徽中医进修学校（安徽中医学院前身）师资班学习，还参与安徽中医学院和附属医院的筹建工作，并担任内经教研组组长、大基础教研室主任等职。随后在歙县人民医院、安徽中医学院、安徽医科大学附属医院、皖南医学院等单位工作。李济仁先后获得首批名老中医学术经验继承人指导老师、首批国务院政府特殊津贴获得者等一系列荣誉。

杏林伉俪，风雨同行，从徒弟、女婿到“张一帖”传人。夫妻共同继承“张一帖”家传，同被遴选为“中国百年百名中医临床家”。

独创新解，学文并茂，从传统医学到现代科学研究。他注重融会新安医学学术思想以及《内经》理论与诊治方法，建新说、立新法、研新方；提出“痹痿统一论”，制定辨治顽痹四法，创立“归芎参芪麦味方”。

对于疑难病证，李济仁主张辨证与辨病相结合。治疗胃病倡导“和、降、温、清、养、消”六法，等，并创立了治疗冠心病的“归芎参芪麦味方”、治疗痹证的“清络通痹饮”、治疗慢性肾炎蛋白尿的“固本益肾汤”、治疗乳糜尿的“苦参消浊汤”等效方验方。李济仁身体力行于新安医著的校注整理工作中，潜心提炼新安医学诊治之特色规律，成为研究新安医学的奠基人。他独著、主编《济仁医录》、《痹证通论》、《大医精要——新安医学研究》等学术著作14部，发表论文112篇。”

不囿家规，培养后学，从名医世家到博士团队。培养指导了一批研究生作为“张一帖”世医传人。

以和处世，快乐人生，从“三高”患者到健康老人。在承续新安医学千年血脉的同时，也谱写自己的灿烂人生。

李济仁小传

1931年，出生于安徽省歙县。

1943～1948年，师从新安名医张根桂、汪润身等，并临证随诊。

1949年，在歙县小川开业行医，任所长。

1955年、1958年两度被选派到安徽中医进修学校（安徽中医学院前身）师资班学习。

1959年，参与筹建安徽中医学院附属医院。

1970年，转入安徽医学院（现安徽医科大学）工作。

1972年，调至皖南医学院弋矶山医院工作。

1990年，成为首批名老中医学术经验继承人指导老师。

2009年被评为“国医大师”。

李振华：脾胃病国手

◆他幼承家训，23岁悬壶豫西乡里，为父老乡亲察病疗疾，德医双馨。

◆他善治内科杂病，又在救治急性热性传染病中脱颖而出。

◆他临床尤重脾胃，丰富和发展了中医脾胃学说，为当今卓有建树的脾胃病大家。

李振华，男，汉族，1924年11月出生于河南省西部的洛宁县，河南中医学院主任医师、教授，1943年3月起从事中医临床工作，为全国老中医药专家学术经验继承工作指导老师。

医路漫漫，从一名乡医成长为国医大师。他幼承家训，23岁悬壶乡里，1950年全省中医统考，获得中医师开业执照。1953年，县人民医院成立，李振华成为唯一的中医医师。1954年到洛阳地区中医师进修班学习。1956年被评为河南省唯一的卫生部西学中甲等模范教师。1957年，被调往省卫生厅中医处工作。河南中医学院院长又以对调的方式“换来了”李振华。此后，他历任河南中医学院中医内科教研室主任兼附院医教部主任、附属医院副院长、中医系副主任、学院副院长、院长等职。李振华由一名乡医成长为著名中医药专家、国医大师。

医术高超，“五字真经”，练成治疗外感内伤“真功”。1956年底到次年初，洛阳地区发生流脑。1970年夏秋季节，河南禹县流行乙脑。李振华及其医疗小组共治疗了132个乙脑患者，对于25个患儿的偏瘫等后遗症状，他又针药并用全部治愈。此项研究获得河南省重大科技奖。

医德昭昭，仁心仁术，感动患者无数。非典流行，为中医药防治非典献计献策。2004年参与国家中医药管理局组织的中医专家制定防治甲流预案，提出重要建议。

他临床注重保护脾胃，形成了治病重视脾胃的学术思想。他主编了《中国传统脾胃病学》，获多项重大科技成果进步奖。创立了香砂温中汤和沙参养胃汤。此研究获河南省科技进步二等奖、河南省教委科技成果一等奖。

医教合一，辛勤耕耘，迎来桃李芬芳。1982年担任卫生部高等医学院校教材编审委员会委员，合编全国高等医药院校第五版《中医内科学》教材、教参。1986年担任中南五省协编的八种中医教材副主编。2004年12月，承担的“十五”国家科技攻关计划“名老中医学术思想经验传承研究”项目，2007年被评为“河南省中医药科技成果一等奖”。

医心赤诚，以中医药振兴为己任。1982年，李振华倡议中南五省五所中医学院每年轮流主持召开教学和管理经验交流会。1980年，他呼吁解决中医后继乏人问题，并写了内参报告。1991年第七届全国人大会时，提议对其中的“中西医工作要有计划按比例地发展”进行修改，后来《政府工作报告》将这句话改为“要把中西医工作摆在同等重要的地位”。1991年以来，多次向党中央、国务院上书发展中医药事业。

李振华小传

1954年洛阳地区中医师进修班学习。

1958年河南省卫生厅中医处工作。

1960年调河南中医学院，历任教研室主任、附院医教部主任、附院副院长、中医系副主任、学院副院长、院长等职。

1988年当选第七届全国人大代表。

1990年成为全国首批老中医药专家学术经验继承工作指导老师。

1992年享受国务院政府特殊津贴。

2006年获全国首届中医药传承特别贡献奖。

2009年被评为“国医大师”。

李辅仁：京城御医　安老扶康

◆他长期负责党和国家领导人的医疗保健，总结了独特的诊治老年顽症的规律，屡起沉疴，被称赞“用药得当，可以通神”。

◆他门下桃李芬芳，耄耋之年仍言传身教，为中医药事业培养了大批优秀人才。

◆他本着“人之痛，己之痛”的精神，以丰富的人生阅历疏导患者，使其能得到精神上的抚慰。

李辅仁，男，汉族，1919 年 6 月出生，卫生部北京医院主任医师，1941 年起从事中医临床工作，为全国老中医药专家学术经验继承工作指导老师、“首都国医名师”。

作为中央保健委员会保健专家小组中唯一的中医专家，国医大师、北京医院中医科李辅仁教授积 60 多年经验，总结出一套独特的治疗老年顽症的诊治方法和规律，且用药中正，杂而不乱，被称赞“用药得当，可以通神”。李辅仁因在党和国家领导人的长期医疗保健和重大医疗抢救工作中做出了优异成绩，多次获“中央保健杰出专家”称号。

家学渊源，师从泰斗。李辅仁出生于中医世家，家中开有诊所，父亲、兄长皆以行医为生。少年时期，在父亲、胞兄的指导下系统学习中医典籍，如《医学三字经》、《药性赋》、《汤头歌诀》等。1939 年，李辅仁拜名医施今墨为师。1944 年，25 岁的李辅仁在北京建立辅仁诊所，正式开始以自己所学济世救人的独立行医生涯，不久就声名远播。

顾护正气，攻老年病。1954 年，李辅仁开始在卫生部北京医院中医科从事保健医疗和老年病中医防治工作，同时担任党和国家领导人的专职中医保健医师，从此他的主治方向也转为以诊治老年病为主。

兼容并蓄，中西合璧。李辅仁主张在医疗实践中发挥中医优势，学习西医长处，缩短疗程，提高疗效，将辨证与辨病相结合。

养生有道，美意延年。他告诫，心胸坦荡，上不愧天，下不愧人，保持平和的心态是老年人保健的一大秘诀。形不动则精不流，精不流则气郁。适当的体力活动或体育锻炼，可以调畅气机，疏通血脉，增强体质，从而保证灵活、协调的肢体功能。

抚慰病患，推己及人。他一直本着“人之痛，己之痛”，“己所不欲，勿施于人”的精神，尊敬和爱护就诊者。著名书法家赵朴初曾题赠李辅仁：“白衣之慈，青囊之术，安老扶康，德音遐布”，这也是对李辅仁品格的真实写照。

李辅仁小传

1919 年，出身中医世家，幼年随先父、先兄学习中医。

1939 年拜名医施今墨为师，成为施派之嫡传弟子。

1942 年至 1944 年代理施今墨诊所诊务。

1944 年在北京建立辅仁诊所。

1954 年至今，于卫生部北京医院中医科从事保健医疗和老年病中医防治工作。

1991 年 10 月 1 日，获国务院颁发的“表彰发展祖国医疗卫生事业做出突出贡献”荣誉证书，享受政府特殊津贴。

2009 年被评为“国医大师”。

吴咸中：中西医结合“擎旗人”

◆上世纪60年代初，他建立了中西医结合治疗急腹症的新体系。

◆上世纪70年代中，他创建了全国第一个中西医结合急腹症研究所。

◆21世纪初，他被确认为国家级非物质文化遗产（中医药）学术传承人。

吴咸中，男，满族，1925年8月出生，天津医科大学、天津市南开医院主任医师、教授，中国工程院院士，1951年起即用中医药治疗常见病症，全国老中医药专家学术经验继承工作指导老师。

满族家庭，三兄弟成医学泰斗。20世纪50年代末，吴咸中和他的兄长吴执中、吴英恺一起被誉为医学界的“北三吴”。皆为中国医学泰斗。

吴咸中于1925年8月28日（农历）生于辽宁省新民县的一个满族家庭。1943年，考取满洲医科大学。1948年，他从沈阳医学院毕业后，在天津中央医院（后改为天津市立总医院）外科开始了从医生涯，从主治医师到副主任、副教授。1956年，31岁的吴咸中即被任命为外科副主任，并被称为天津市医务界“三把刀”之一。

响应号召，古方破解急腹症。20世纪60年代初，吴咸中形成和完善了我国中西医结合治疗急腹症的新体系。从1971年春至1976年，吴咸中先后举办了11期全国中西医结合治疗急腹症学习班。1972年吴咸中主编的第一部专著《中西医结合治疗急腹症》出版。1973年他主持出版了《急腹症通讯》，用以推广中西医结合治疗急腹症经验。1975年5月，他创办了天津市中西医结合急腹症研究所。

起死回生，他最崇敬周总理。1976年周总理医疗组里，吴咸中是唯一一个中西医结合专业的医生。

三支力量，“海陆空”协同作战。吴咸中认为，中医、西医、中西医结合三支力量应该搞成海陆空协同作战。吴咸中被誉为我国中西医结合事业的擎旗人。1978年~1994年吴咸中任天津医学院（现天津医科大学）副院长、院长、名誉院长。1984 年，他被批准为中西医结合临床（急腹症）博士研究生导师。1989 年，他领衔的中西医结合临床学科获批国家级重点学科。

2003 年，吴咸中对通里攻下法的研究获得了国家科技进步二等奖。主持参与国家多项科技攻关项目和省市重大科研课题，共获 20 余项市级以上科技成果奖，发表论文 300 余篇，主编专著 15 部。

大家风范，鞠躬尽瘁忘暮年。“殚心竭力半世纪，中西结合一目标”是吴咸中坚持中西医结合方向的真实写照。

吴咸中小传

1925 年 8 月 28 日（农历）出生于辽宁省新民县。

1948 年毕业于满州医科大学（沈阳医学院前身），同年分配在天津市中央医院（天津医科大学总医院前身）外科工作。

1959 年 2 月—1961 年 9 月在天津市第二届西医离职学习中医班学习。

1964 年调任天津市南开医院院长兼外科主任，创建了全国第一个中西医结合临床研究基地。

1975 年创建了天津市中西医结合急腹症研究所，任所长。

1984 年 6 月任天津医学院院长。

1998 年创建天津市中西医结合研究院。

2009 年被评为“国医大师”。

何任：金匮研究第一人

◆他26岁创办中国医学函授社，主编的《金匮要略校注》成为现代校注《金匮要略》的最权威版本。

◆他创立的“不断扶正，适时祛邪，随证治之”治疗肿瘤12字原则，指导临床遣方用药，屡获奇效。

◆他是“十老上书”的领头人、“八老上书”的参与者，为中医药事业发展奔走呼吁。

何任，男，汉族，1921年1月出生，浙江中医药大学主任医师、教授，1941年1月起从事中医临床工作，为全国老中医药专家学术经验继承工作指导老师、浙江省名中医。

立志，选择中医我无悔。何任，出生于一个富庶的中医之家。1938年，何任立志学医，拟赴上海学习。不久成绩下来，何任接到了西医院校的备取通知，同时也顺利考取了上海新中国医学院二年级的插班生。1941年，实习结束后的何任到浙江永康盐务局当医生，随后，何任以一篇《中医诊治急性传染病之实践》的论文顺利拿到毕业证书。

教学，传承中医尽全力。他是中医教育家，1947年在杭州创办了中国医学函授社；他成为杭州市中医协会第一届主任委员；他先后担任浙江中医进修学校副校长、浙江中医学院副院长、院长等职；1958年，何任奉命筹建浙江中医学院（现浙江中医药大学）。1982年，何任出席卫生部第一次“中日《伤寒论》学术讨论会”，代表中国学者作“《伤寒论》的博涉知病、多诊识脉、屡用达药”之学术报告。1985年应日本汉方医界和东京医校邀请，去日本讲学。1990年，何任被确定为首批全国中医药专家学术经验指导老师。1993年，何任拿出自己多年的积蓄成立了“何任中医基金会”，以奖励在中医药教学、科研中取得突出成绩的教师、学生。

学术，“研究《金匮要略》第一人”。1958年，他编撰出版了解放后我国第一部《金匮》读物《金匮要略通俗讲话》。1985年，他编撰《金匮要略提要便读》、《金匮要略讲义》两书，为《金匮要略》的教材编撰探索出了一种沿用至今的范式。1991年，何任主编的《金匮要略校注》、《金匮要略语译》两书由人民卫生出版社正式出版，其中《金匮要略校注》获国家中医药管理局科技进步二等奖（部级），并被翻译成日文版，成为日本医生学习中医的教材，他本人也被日本汉方界誉为“中国研究《金匮要略》第一人”。如今，该书成为现代校注《金匮要略》的最权威版本。他被称为经方大师，和刘渡舟先生一起被称为“南何北刘”。

医术，疑难杂症疗效佳。何任擅长治疗时病内科、妇科、肿瘤、疑难杂症等，在治疗肿瘤时，强调应遵循“不断扶正，适时祛邪，随证治之”的十二字法则。

做人，社会责任重如山。他是“十老上书”的领头人，亦是“八老上书”的参与者；他对中医药事业奔走呼吁，赤胆忠心。

何任小传

1921年生于浙江杭州，为中医世家。

1938年~1941年，上海新中国医学院学习。

1947年，创办中国医学函授社。

1949年~1955年，创办庆春中医联合诊所，任浙江中医进修学校副校长。

1958年~1983年，任浙江中医学院副院长、院长。

1983年至今，任浙江中医药大学终身教授、主任中医师、博士生导师。

2009年被评为“国医大师”。

张琪：肾病大家

◆他钻研肾病40多年，临床科研硕果累累，是当之无愧的肾病权威。

◆他对复杂肾病或各类疑难重症都辨证精准，生死边缘救人无数。

◆他性情温和，但为中医之兴衰，曾多次致信总理，医之大者天下为公。

张琪，男，汉族，1922年12月出生，黑龙江省中医研究院主任医师，1942年1月起从事中医临床工作，为全国老中医药专家学术经验继承工作指导老师、黑龙江省名老中医。

真心：不尚空谈重疗效。张琪没拜过什么名师，靠自己临床多琢磨，不到40岁就成为“黑龙江省四大名医”之一。张琪治法多尊仲景，常在古方基础上加减化裁，创制出许多行之有效的新方剂，如治疗淋巴腺结核、甲状腺囊肿的瘿瘤内消饮，治疗静脉炎的活血解毒饮，治疗慢性肾病日久、尿蛋白不消失的利湿解毒饮等。经他研制的“宁神灵”，获得布鲁塞尔尤里卡国际发明博览会银奖。

专攻疑难重症是张琪临证一大特点，他在胸痹、痹病、肝病、血液病、精神疾病方面有丰富的临床经验。

1962年，张琪与西学中的主治医师单翠华开始研究慢性肾炎的治疗。张琪古方新用，摸索出治疗慢性肾炎的良方“加味清心莲子饮”。

1986年国家科委和卫生部确定“七五”攻关计划，张琪关于“中医治疗劳淋”的课题中标。之后他组建肾病研究室和专科门诊，先后开展了“中医药治疗慢性肾小球肾炎的临床研究”、“中医药治疗慢性泌尿系感染的临床与实验研究”、“血尿的中医治疗研究”以及“中医药延缓慢性肾功能衰竭进展的临床及基础研究”等，亲自审定研制出治疗肾病的系列中药，所在的黑龙江省中医研究院成为全国中医肾病治疗中心之一，多项课题获得国家及省部级奖项。

热心：钟爱临床志不移。42岁撰写的《脉学刍议》揭示了脉学在辨证中的重要地位，一版再版，在国内颇有影响。

公心：牵挂事业广带徒。为培养更多人才，张琪不顾年事已高，坚持带研究生。他说：“自己还能干几年？带徒才有意义。”他亲手培养了50多名博士和硕士，8位继承人，现在还有2个第四批继承人和5名博士。

张琪小传

1922年，出生于河北省乐亭县。

1938年，由吉林省长春市辗转至黑龙江省哈尔滨市，在天育堂学医。

1942年，毕业于哈尔滨汉医讲习所，正式行医。

1951年，在哈尔滨中医进修学校学习，组建哈尔滨第四联合诊所。

1955年，调黑龙江省进修学校（黑龙江中医药大学前身）任教。

1957年，调黑龙江祖国医药研究所（黑龙江中医研究院前身）参与筹建。

1978年，任黑龙江省祖国医药研究所副所长。

1986年，聘为黑龙江中医学院内科博士研究生导师。

全国第五、六届全国人大代表。

2009年被评为“国医大师”。

张学文：中医急症高手

◆他自创中药“绿豆甘草解毒汤”，使患者起死回生。

◆他创立“颅脑水瘀论”，开辟我国中医治疗多种脑病的新途径。

◆他培养百余名研究生、高徒和众多学生，已成为中医药事业发展的生力军。

张学文，男，汉族，1935年10月出生，陕西中医学院主任医师、教授，1953年5月起从事中医临床工作，为全国老中医药专家学术经验继承工作指导老师。

勤奋好学，熟谙经典，三次进修奠定学术坚实基础。张学文出生于陕西汉中的一个中医世家。年幼时，背诵《医学三字经》、《濒湖脉学》、《药性赋》、《汤头歌诀》等，很快跨进了中医药的神秘之门。

18岁，张学文参加原汉中南郑县统一考试。1953年，到该县武乡镇父亲创办的“致和堂”诊所应诊。1956年，考入“汉中中医进修班”学习，1958年，张学文又考入陕西省中医进修学校（陕西中医学院前身）中医师资班学习，毕业后留校任教。1959年，他参加卫生部委托南京中医学院举办的“全国首届温病师资班”学习，师从全国著名中医内科专家孟澍江教授。

妙手施治，屡起沉疴；把千人生命从死神手中夺回。他自拟“绿豆甘草解毒汤”，使许多急性中毒患者起死回生；他采用中药汤冲服安宫牛黄丸方法，使乙脑学生3天清醒；他运用“益肾、活血、退疸”手段治疗急性黄疸型重症肝炎，患者7天后病情减轻。

恪尽职守，有求必应，将“万事德为先”作为人生准则。从医50余载，始终坚持“对病人似亲人”的祖训，把治病救人当成自己的日常工作。

师古不泥，大胆创新，新观点、新方药、新成果接连不断。他提出“颅脑水瘀证”新观点，将瘀、水、热、毒四大病因有机结合为一个整体，从而开辟了我国中医治疗多种脑病的新途径；参与制订《中风病中医诊断、疗效评定标准》等。由他主持研究的这项课题荣获

1986年度国家中医管理局重大科技成果乙等奖。他发表的学术论文有70余篇，先后出版的《张学文中医世家经验辑要》、《医学求索集》、《疑难病论治》及《中风病》等10余部专著。

言传身教，弘扬岐黄，时时履行中医传承使命。他执教40余载，很多学生已成为享誉全国、闻名海外的高级中医药专家。

张学文小传

1935年，生于陕西汉中一中医世家。

1949年至1953年，随父学习，参加原汉中南郑县统一考试，以优异成绩出师。

1953年，进入原南郑县武乡镇“致和堂”诊所应诊。

1956年~1959年，先后在“汉中中医进修班”、陕西省中医进修学校（陕西中医学院前身）中医师资班学习，毕业后留校任教；又进入“全国首届温病师资班”学习，师从孟澍江教授。

1963年~1987年，先后担任陕西中医学院附属医院内科主任，陕西中医学院医疗系主任、副院长、院长等。

1990年，成为首批全国名老中医学术经验继承指导老师。

2008年，被评为陕西省首届名老中医。

2009年，被评为“国医大师”。

张镜人：沪上中医旗帜

◆他是上海张氏内科第十二代传人，幼承家学，医文兼修，18岁悬壶沪上，民国中医考试一榜成名。

◆他于新中国建立之初，关闭私人诊所，投身中医工作管理公务，为当代上海中医医教研事业“开业奠基”。

◆他行医60余年，疗效卓然，擅长内科杂病诊治，尤于热病和脾胃病甚有建树，曾获多项国家级重大科研成果奖。

张镜人，男，汉族，1923年6月出生，上海市第一人民医院主任医师、教授，1942年6月起从事中医临床工作，是全国老中医药专家学术经验继承工作指导老师、上海市名中医。

张氏医学的一代宗师。张氏医学代代相传，以治疗伤寒热病著称。因家族中立有长子必继祖业的规矩，张镜人童年时便被长辈寄予继承家族医学的厚望。1945年，张镜人独立应诊，医名鹊起。1946年，他以家传医师身份参加民国政府举办的抗战胜利后首届全国中医考试，在上海中医界崭露头角。20世纪60年代初，先后撰写《上海张氏医学经验》、《张骧云医学成就》等文章，系统阐述了张氏治疗伤寒热病的学术观点。

沪上中医的旗帜。作为上海市中医工作领导者，他主持成立了上海市中医学会，首次开设了公费医疗中医门诊部和中医专科医院，筹建了上海中医学院，在全市综合医院普遍设立了中医科室，并为中医师承教育改革开创了先河。1954年，张镜人担任市卫生局医疗预防处中医科副科长。他毅然关闭自己的私人诊所，成为沪上中医界加入公共医疗机构第一人。此后，他历任上海市卫生局中医处副处长、副局长。1982年退休后，他仍被上海市政府委任为市卫生局顾问，任中央保健委员会保健会诊专家，继续为上海中医药事业贡献才智。

五勤治学的内科大家。他主编、参编了近20部学术专著，如《辞海》中医部分、《中医症状鉴别诊断学》、《中医证候鉴别诊断学》、《中医诊断学》以及《中国中医鉴别》等。先后发表的论文有

100 余篇。

厚德仁心的传道人。他热忱培养岐黄传人，授之以术，育之以德；流风遗泽，润物无声。

张镜人的国学功底深厚，2006 年结集出版有《张镜人诗集》。

张镜人小传

1923 年，出生于上海中医世家，为张氏内科第十二代传人。

1945 年，独立挂牌应诊。

1954 年，出任上海市卫生局医疗预防处中医科副科长。

1990 年，成为全国首届老中医药专家学术经验继承工作指导老师。

1991 年，首批享受国务院特殊津贴。

1994 年，获“上海市名中医”。

2004 年，成立张镜人首席名老中医工作室。

2009 年，被评为“国医大师”。

陆广莘：中医哲学家

◆他对中医原旨的独到见解常不易被人接受，自称少数派。

◆他致力于中医学理论探索和实践创新，呼吁中医要卓然自立。

◆他在西医院临床26年，56岁归队研究中医，倡导“中医研究”。

◆他中西汇通，诊疗思想独树一帜，治疗疑难杂病得心应手。

陆广莘，男，汉族，1927年1月出生，中国中医科学院主任医师，1948年10月起从事中医临床工作，为全国老中医药专家学术经验继承工作指导老师。

师出名门，继承创新。自18岁在上海开始学习中医后，陆广莘先后师从陆渊雷、章次公、徐衡之3位名师的教导、西医名校的系统学习、综合性大医院坚持中医特色的实践，使他中西汇通，学验俱丰。他遵循中医学原旨，执着探寻中医精髓，真知灼见别具一格，是当代发皇古义、融会新知而卓然自立的代表人物。

观点独到，超凡脱俗。陆广莘是我国第一批“中学西”人员，受过正规的中西医教育，曾在中医、西医权威机构临床、科研和教学。在当今中医界中，因为敢于提出尖锐问题、善于逻辑思辩和观点独具创见，而被誉为“中医界的哲学家”。2001年，人民卫生出版社将其学术论文80篇汇集为《陆广莘论医集－中医学之道》一书。

中西汇通，医术不凡。他在国内一流西医院坚守中医26年并崭露头角，大量疑难危重病症用中西医治疗取得显著疗效。1976年，陆广莘在长期治疗高血压病中观察到，改善高血压病人的血流供求不平衡是治疗的关键，辨证论治可助机体的自稳调节能力，比单纯的减压治疗更有意义。1987年，陆广莘作为我国首批中医治疗艾滋病专家组成员被派赴坦桑尼亚。

肩负使命，建言献策。他是第八、九届全国政协委员，为中医药发展建言献策；1983年，陆广莘56岁时被调到中国中医研究院（现中国中医科学院），在中心实验室的基础上筹建中医基础理论研究所。

他先后组织了北京首届"中医证的研究"全国会议和国际会议，对"证"研究中的基本问题等进行论述，在中医"证"的认识上进行从辨证到求本的认识论分析。他带领同事们在原来工作的基础上，主持"肝血风（郁）瘀"和"脾津痰湿"两大系列"七五"攻关课题，先后获部级一、二、三等奖。

陆广莘小传

1945年在上海拜师学医。

1952年入北京医学院医疗系学习。

1957年入中央人民医院中医科（现北京大学人民医院）从事医、教、研。

1980年被中国中医研究院（现中国中医科学院）聘为客座研究员。

1983年调入中国中医研究院任中心实验室副主任。

1985年组建中医基础理论研究所并任副所长。

1992年获国务院政府特殊津贴。

1993年任第八届全国政协委员。

1998年任第九届全国政协委员。

2007年成为中国中医科学院著名中医药专家学术经验传承博士后合作导师。

2009年获中华中医药学会终身成就奖。

2009年被评为"国医大师"。

周仲瑛：构建中医内科学体系

◆他主持编写《中医内科学》等多部教材，创建内科学总论，确立以脏腑为辨证核心、内科疾病系统分类的基础，首倡“脏腑病机证素辨治”新论。

◆他深入到出血热疫区10余年，首倡“病理中心在气营”、“三毒”等新理论，并形成“瘀热”病机学说。

◆他擅长复合立法，组方选药，临床疗效显著。

周仲瑛，男，汉族，1928年6月出生，南京中医药大学主任医师、教授，1948年1月起从事中医临床工作，为全国老中医药专家学术经验继承工作指导老师、国家级非物质文化遗产传统医药项目代表性传承人、江苏省名中医。

成长：中医世家，循循善诱；幼承庭训，耳濡目染。1928年，周仲瑛出生于江苏省南通市如东县马塘镇，祖辈几代以医为业。13岁时小学毕业便正式随父亲研习中医。1945年，17岁开始跟随父亲出诊。1947年，考入上海新中国医学院中医师进修班学习。1949年，周仲瑛回到家乡马塘开始独立行诊。1955年，江苏省中医进修学校招募学员，周仲瑛参加了选拔考试，并顺利入选。1956年开始，周仲瑛留在江苏省中医院担任住院医师。

医术：传统绝学，实效为凭；复法组方，显示奇功。复法组方治疗疑难病是周仲瑛最具特色的学术经验之一。周仲瑛认为，中医急症、疑难重症是最能彰显中医优势特色的领域，“继承发展中医急症医学是振兴中医药学的关键。”

医德：仁心仁术，济世救人；不顾风险，深入疫区。20世纪70年代末，欧亚大陆出血热病开始肆虐。周仲瑛临危受命，开始了流行性出血热的临床研究。总结出了流行性出血热的发病机理，提出区别各病期特点，分别采用清气凉营、开闭固脱、泻下通瘀、凉血化瘀、滋阴生津和补肾固摄等治法。

学术：与时俱进，业贵专精；继承创新，发展理论。周仲瑛中医理论功底深厚，善于综合应用各家学说之长，从实践运用中提出新的论点和治法。

传承：青胜于蓝，春满杏林；桃李无言，下自成蹊。周仲瑛于1988年即在全国率先开设了中医内科急症学课程，并主编《中医内科急症学》教材，他还在南京中医药大学组建了中医急难症研究室，创建了中医内科急症学科。该学科成为省级重点学科。

生活：饮食有节，起居有常；朴实淡泊，养生之道。分析解决问题时，精力集中，思维活跃，能够拿得起；闲暇休息时，则心境平和，杂念全无，能够放得下。

周仲瑛小传

1928年，出生于江苏省如东县马塘镇。

1941年，随父周筱斋教授学习中医。

1947年，考入上海新中国医学院中医师进修班学习。

1948年～1955年，在家乡开业行医。

1955年，考取江苏省中医进修学校。

1956年，任江苏省中医院住院医师。

1983年，任南京中医学院院长。

1990年，成为首批全国500名老中医药专家之一。

2007年，成为第一批国家级非物质文化遗产项目“中医诊法”代表性传承人。

2009年，被评为“国医大师”。

贺普仁：神针妙法　武医丹修

◆他以三通理论、快速无痛针刺手法、火针技术，并将武术、气功融于针灸，疗效卓著，有“天下第一针”美誉。

◆他使失明孩子有了视觉，使精神分裂症患者恢复正常生活，使帕金森病患者能站起来去旅游……。

◆他拓展应用了几近失传的火针疗法，将针灸治病的病种扩大到内外妇儿五官皮科等各疾病领域，擅治疑难杂症。

贺普仁，男，汉族，1926年5月出生，首都医科大学附属北京中医医院主任医师、教授，1948年起从事中医临床工作，全国老中医药专家学术经验继承工作指导老师、“首都国医名师”，国家级非物质文化遗产传统医药项目代表性传承人。

贺普仁不仅完善了一整套独特的针灸理论体系，在当代，火针的应用基本上是从贺普仁开始的，也正因为此，他将针灸治病的病种从传统的头痛、面瘫、中风后遗症、关节炎扩大到内外妇儿五官皮科等各种疾病的领域，且擅治乳腺癌、帕金森病、小儿痴呆等疑难病症，是一位既有实践又能上升到理论体系的针灸大家。

成才：玉经雕琢方成器。贺普仁14岁到北京当时最负盛名的针灸名家牛则华门下学习。而后在1947年的医师资格考试中，他名列前茅，且初出茅庐就小有名气，33岁当上北京中医医院针灸科主任。

理论：病多气滞，法用三通。“贺氏三通法”是贺普仁经50余年的临床实践而提出的针灸思想，是他对针灸界巨大的贡献，影响深远。三通法即微通法（用普通毫针针刺）、温通法（用火针或艾灸）和强通法（用三棱针放血）。

临床：火针疗效不是一般的好。当代火针的使用基本上是从贺普仁开始的。贺普仁认为，火针的疗效不是一般的好，它治病效果很快，其作用不是毫针所能代替的，应大力推广使用。

风格：融武术气功于中医。结合了气功与武术的针法能更快速取效，较之一般针法更具振动荡击力，更能激发人体的自然潜能和免疫能力，所谓“刺之要，气至而有效”也。

医德：普天同心，仁心济世。普天同心，仁义为怀，神针妙法，武医丹修，一指回春，这就是国医大师、针灸大家贺普仁。

贺普仁小传

1926 年，生于河北省涞水县。

1940 年，投在北京针灸名医牛泽华门下学习。

1948 年，开设贺普仁中医诊所。

1956 年，调入北京中医医院针灸科，任针灸科主任。

1971 年，发表《火针治疗 30 例坐骨神经痛的临床观察等》火针研究的相关论文。

1982 年，任八卦掌研究会副会长。

1988 年，任北京市针灸学会会长。

1989 年，出版著作《针具针法》第 1 版。

1991 年，成立贺氏针灸三通法研究会。

2003 年，重开“贺普仁中医诊所”。

2006 年，被聘为中国中医科学院学术委员会委员。

2009 年，被评为“国医大师”。

徐景藩：衷中参西　创新脾胃学科

◆他潜心脾胃病诊治研究60余年，对食管、胃肠、肝、胆、胰腺等脏腑病证形成自己独特见解和辨证方法。

◆他引领学科建设，使江苏省中医院消化科成为全国唯一的脾胃病研究基地。

◆他悉心培养高水平中医人才，使中医药事业生生不息，薪火相传。

徐景藩，男，汉族，1928年1月出生，江苏省中医院主任医师、教授，1946年6月起从事中医临床工作，为全国老中医药专家学术经验继承工作指导老师、江苏省名中医。

13年前，他在平凡岗位上做出不平凡业绩，被授予白求恩奖章，13年后，他仍以朴实无华、无私奉献的人格被评为全国首届国医大师。他，就是江苏省中医院主任医师徐景藩。

大医精诚，奉献病人；始终把患者利益放在第一位。当患者和家人都需要照顾时，他往往把患者的利益放在第一位。

衷中参西，开拓创新；在传统与现代医学间走自己之路。潜心脾胃病诊治研究60余年，首创“糊剂方卧位服药法”，解决食道炎中药附着难题，对胃肠、肝、胆、胰腺等脏腑病证形成了自己独特见解和辨证方法，一些成果先后获省部级多项奖励。

精研典籍，勤于临床；源于家学渊源和济世救人的远大志向。北上求学5年，系统学习了西医学，兼收中医各家之长，成为建国以后最早的中医高层次人才。

1927年，徐景藩出生在江苏省吴江县盛泽镇的一个中医世家，他幼时就熟读《药性赋》、《汤头歌诀》等启蒙医籍，对中医产生浓厚兴趣。1940年，徐景藩随父徐省三学习中医。4年后，徐景藩又拜当地名医朱春庐为师。1947年，徐景藩开始独自行医。系统学习了西医学。1957年到江苏省中医院工作后，徐景藩虚心向当时院内孟河、吴门诸多名家学习，兼收各家之长，医术续有提高，成为建国以后最早的中医高层次人才。

尽心尽责，注重特色；为医院快速发展奠定坚实基础。四处奔波，争取政府支持，改善就医条件。在制订医院发展规划、抓中医人才梯队培养和专科专病建设等方面，事必躬亲。

言传身教，桃李成圃；一代代中医人薪火相传。他严谨治学、诲人不倦，贯穿在一言一行之中；他毫无保留地将自己的学术经验传给后学。

恬淡随缘，修心养性；知足常乐者生活得自在舒畅。饮食有节、防怒戒满、愉悦为贵、劳逸适度、丝竹琴声、体育强身是养生之道。

徐景藩小传

1927 年，出生于江苏省吴江县盛泽镇的一个中医世家。

1940 年，随父亲徐省三学习中医，4 年后拜当地名医朱春庐为师。

1947 年，开始悬壶乡里。

1952 年，在北京大学医学院学习。

1957 年，在江苏省中医院工作。

1983 年，担任江苏省中医院院长兼江苏省中医研究所所长。

1990 年，被遴选为首批全国老中医药专家学术经验继承工作指导老师。

1992 年，享受国务院特殊津贴。

1994 年，被评为全国卫生系统先进个人。

1996 年，被授予“白求恩奖章”。

2009 年，被评为“国医大师”。

郭子光：伤寒达人　奇症克星

◆他精研伤寒，创新理论学说，力倡“病证结合”，一生痴迷中医，醉心治学。

◆他是位传统老中医，6岁随父诵读汤头歌诀，至今信手拈来、倒背如流。

◆他是位现代老中医，77岁熟练使用QQ、短信、网络视频，充满生活乐趣、阳光气息。

郭子光，男，汉族，1932年12月出生，成都中医药大学主任医师、教授，1951年4月起从事中医临床工作，为全国老中医药专家学术经验继承工作指导老师。

郭子光学问广博，除在伤寒方面卓有成绩、提出“病理反应层次”学说以外，还率先开掘中医康复学科领域，提出创立“现代中医康复医学”的框架，指出“病证结合”论治的四种形式、治疗慢性病的8个步骤。

学术：广博精深。日本伤寒界，郭子光的名字无人不知、无人不晓，这源于他的一篇论文和一次公开辩论。郭子光在学术上影响较大的著作，如《伤寒论汤证新编》、《日本汉方医学精华》、《中医各家学说》等。在郭子光的学术道路上，有一篇里程碑式的文章，那是1979年《中医杂志》首页上发表的《伤寒论证治规律的探讨》。上世纪八九十年代，是郭子光学术的鼎盛时期，他集中发表大量论文，受邀在国内外四处讲学。郭子光在诸多领域有所创新。比如提出“攻邪已病”治癌症的学术思想，肝主疏泄治血液病，比如在《肺结核病》一书中提出“三因鼎立”学说，形成发病公式：原因＋诱因＋素因→疾病，被认为是对中医病因发病学的创新。

临床：善治奇症。他擅长治疗内科疾病，尤其对冠心病心绞痛、难治性血小板减少症、慢性肾炎蛋白尿、某些癌症等疑难病症疗效卓著，在病人和同行中声望很高。

成才：天道酬勤。在巴蜀地区，郭子光有“多产作家”的美誉，发表医学论文130余篇，主编医学专著11种。尤其可贵的是，无论出名前后，他的文章“从不假人手”，决不挂名。200多万字的《现代中医治疗学》，是郭子光在70多岁的年龄，逐字逐句亲自修改、补充完成的。

育人：爱徒如子。子女没能继承父业，郭子光深以为憾，他把学生当成自己的孩子。

郭子光小传

1932年12月，生于重庆市荣昌县郭氏中医世家。

1947年~1951年，亲仁中学肄业后读私塾1年，后师从舅父廖济安习医3年。

1952年~1955年，悬壶乡里，后任县城关医院主任。1953年，西南军政委员会卫生部中医进修学校专修班进修1年。

1956年，成都中医学院（现成都中医药大学）医学系本科。

1960年，毕业后留校任教，从事中医内科、伤寒、各家学说、养生康复等课程的教学、临床及科研工作。

2002年，被确定为全国第三批老中医药专家学术经验继承工作指导老师。

2009年，被评为“国医大师”。

裘沛然：鸿儒大医

◆他总结疑难病证治疗八法，持论伤寒温病学说于一体。

◆他以“人学”至理，倡“文化大道”，展一代鸿儒大医风范。

裘沛然，男，汉族，1916年1月出生，上海中医药大学主任医师、教授，1934年9月起从事中医临床工作，为全国老中医药专家学术经验继承工作指导老师、上海市名中医。

丰厚扎实的理论学养、活人无数的方药实践、博学多识的儒学功底、能诗善文的艺文才情、高德大义的济世仁心，是对一代鸿儒大医裘沛然的真实写照。

人生苦短，学问无穷。他酷爱读书，医儒并修；他涉猎广泛，博采众长；他勤求古训，融会新知。裘沛然出生于浙江慈溪，7岁始入私塾，11岁就读国学专修馆。13岁时，裘沛然于念书之余跟叔父裘汝根（广西名医罗哲初弟子）学习针灸。1931年他来到上海，求学于一代名医丁甘仁先生创办的上海中医学院。1934年，裘沛然毕业后自开诊所，先后在慈溪、宁波、上海等地悬壶。1958年，应聘入上海中医学院从事中医教育和研究。

诊治难症，独出机杼。他总结疑难病证治疗八法，力倡伤寒温病一体论，提出养生“一花四叶汤”。裘沛然临床经验丰富，对疑难杂症的治疗尤多心得。他总结的疑难病证治疗八法，可谓融哲理、医理为一炉，在医学界引起热烈反响。

传承学术，传播文化。他教书育人，强调德才兼备；他建言献策，为中医发展鼓与呼；他勤于著述，著作等身，主编撰写出版中医论著42部。裘沛然1958年进入上海中医学院，历任针灸、经络、内经、中医基础理论和各家学说诸教研室主任。学院开创伊始，无现成教材，他就带头编写各种教材以应教学急需。在短短的四年中主持编写出了《针灸学概要》、《经络学说》、《针灸学讲义》、《刺灸法》、《腧穴学》、《针灸治疗学》等6部针灸学著作。裘沛然数次受命卫生部参加和主持全国高等中医院校统编教材编审工作，出色完成了10

门教材的审改任务。

诗文佳作，道德文章。他工诗善弈，技惊里手；他以“文化大道”引“医学小道”；特撰《人学散墨》，以治疗心灵疾患。

裘沛然小传

1916 年 1 月，出生于浙江省慈溪县。

1928 年 ~ 1930 年，随叔父裘汝根学针灸。

1930 年 ~ 1934 年，上海中医专门学校学习。

1934 年 ~ 1958 年，在浙江慈溪、宁波及上海市行医。

1958 年 ~ 1977 年，在上海中医学院任教。先后担任针灸学教研室副主任，经络学、内经、基础理论、各家学说等教研室主任。

1978 年，任上海中医学院基础部主任。

1979 年，任上海中医学院教授，博士研究生导师。

1980 年，任上海中医药大学、上海市中医药研究院专家委员会主任。

1990 年，任上海中医药大学终身教授。

2009 年，被评为“国医大师”。

路志正：杂病圣手

◆他以崇高的医德、精湛的医术，救治了数以万计的患者，获得广泛赞誉。

◆他崇尚脾胃学说和温病学说，师古而不泥古，大胆探索，推进学术，继承创新。

◆他治学严谨，精心育人，关注中医药的命运，多次上书献策。他是国医大师路志正。

路志正，男，汉族，1920 年 12 月出生，中国中医科学院主任医师，1939 年 2 月起从事中医临床工作，为全国老中医药专家学术经验继承工作指导老师、“首都国医名师”、国家级非物质文化遗产传统医药项目代表性传承人。

医术：发挥中医综合疗法优势，内外合用，针药并施，食药配合，身心同治。药不在多而在精，量不在大而在中病，贵在轻灵活泼，恰中病机。不要被西医病名束缚了自己的中医思路和辨证论治方法。路志正还多次远涉重洋为海外患者诊治疾病或参加国外学术交流活动，足迹遍及欧、美、东南亚等 10 余个国家和地区。每到一地，他都为弘扬中医药学而竭尽全力。

学术：发展调理脾胃治疗心痹的理论，为治疗冠心病开辟新的诊疗思路。提出“燥痹”、“产后痹”等病名和辨证论治等内容，推动风湿病学科建设。首创穴位编码法，为针灸走向世界奠定基础。路志正崇尚脾胃学说和温病学说，在他的主持下，“路志正调理脾胃法治疗胸痹经验的继承整理研究”课题，获国家中医药管理局中医药基础研究二等奖；他参与编著的《中医心病学》一书也已出版。

传承：树仁爱为怀之心，立济世救人之志，切忌骄傲自满、浮躁、浅尝辄止。对前人经验，先借鉴，后验证，才能有所收获。必须熟练掌握中药，才能成竹在胸，灵活运用。

责任：建议成立国家中医药局，尽快建立各省、市中医药管理机构。呼吁按照中医药规律管理中药，真正做到“药为医用，医知药用”。提出中医参与非典临床救治以及突发和疑难疾病防治工作。1955年，河北省石家庄地区乙脑流行，一位叫郭可明的老大夫采用中医药治疗，效果很好。既是政府官员、又是临床大夫的路老通过实地考察，认为郭可明的白虎汤确实对证，其中主药石膏的解热、退烧作用对该病的治疗起了关键作用。正是因为有了路老的坚持，卫生部才第2次、第3次去石家庄调研。后来该方法在全国推广应用，乙脑疫情很快得到控制。

路志正小传

1942年，经河北省中医考试取得中医师资格后，悬壶乡里。

1950年，在北京行医。

1951年~1952年，在北京中医进修学校进修。

1952年~1973年，在卫生部中医司技术指导科工作，并定期在医务室出诊。

1973年至今，在中国中医科学院广安门医院，从事中医医、教、研工作。

2003年获中医研究院广安门医院抗“非典”勇士称号，并获中国科学技术协会颁发的全国防治非典型肺炎优秀科技工作者荣誉证书。

2009年，被评为“国医大师”。

颜正华：奠基中药学科

◆他主编新中国第一部《中药学》讲义，构建了《中药学》教材理论框架。

◆他是孟河学派第四代传人，谙熟本草，医药兼通。

颜正华，男，汉族，1920年2月出生，北京中医药大学主任医师、教授，1940年7月起从事中医临床工作，为全国老中医药专家学术经验继承工作指导老师、“首都国医名师”、国家级非物质文化遗产传统医药项目代表性传承人。

熟读经典，师从名医。他14岁步入岐黄，是孟河学派第四代传人。20岁悬壶应诊，27岁中县中医状元。生于江苏省丹阳县的颜正华，14岁拜同邑著名儒医戴雨三学习中医。颜正华17岁师从江苏省名医杨博良，得“孟河学派”真传，成为孟河学派第四代传人。颜正华20岁师满归里，悬壶应诊。1947年参加丹阳县中医统考，名列榜首。

创业两校，创建学科。他开创了两所中医院校的中药学科建设；主编了新中国第一部《中药学》讲义，主持编写了我国中医药高校第一版《中药学》教材，主编了第一部《高等中医院校教学参考丛书·中药学》。1955年3月，考入刚刚成立的南京中医进修学校（南京中医学院前身）师资进修班深造。1956年他在南京中医进修学校毕业后留校任教，担任中药教研组组长。主编了中医本科学习的第一版《中药学讲义》。1957年调入北京中医学院任教，并负责组建中药学教研组，是教研组第一任组长。1958年，颜正华负责组建中药系，该中药系两年后发展成为北京中医药大学中药学院。颜正华任中药教研室主任；1985年成立了中药研究所，颜正华任中药研究所名誉所长。

从教53年，颜正华始终是我国编写、修改、充实、提高《中药学》教材的领军人物。1986年，他主编的《临床实用中药学》出版，1991年，他主编的《高等中医院校教学参考丛书·中药学》出版。2008年，他主编的《颜正华中药学讲稿》出版，现今，新世纪全国高等中医药院校“‘十一五’国家级本科规划教材”版本的《中药学》教科书，也是由颜正华主审的。

济世育人，繁茂杏林。执教53年，1990年被国家人事部、中医药管理局确定为“继承名老中医学术经验的指导老师”；2007年获国家中医药管理局“全国老中医药专家学术经验继承工作优秀指导老师”称号。

勤于临证，医药兼通。他精通药性，勤于临证。用药主张四两拨千斤，不投猛剂，不用大剂，平中见奇，处方可见孟河医风。

谦和精诚，德艺双馨。他为人仁和真诚，言必信行必果。“德近于佛，术近于仙，品术俱端，德艺双馨。”颜正华曾3次出国考察与讲学，去过朝鲜、柬埔寨、日本。

颜正华小传

1920年，生于江苏丹阳县。

1940年，悬壶济世。

1956年，在南京中医学院任教。

1957年，调入北京中医学院任教。

1990年，被国家人事部、中医药管理局确定为继承名老中医学术经验的指导老师。

2008年，被评为国家级非物质文化遗产项目代表性传承人。

2009年，被评为“国医大师”。

颜德馨：衡法之父

◆他继承家学，又入科班学习，在综合医院率先开辟中医病区。

◆他提出白血病中医证治分型和有效药物，提升了中医急性热病的诊疗能力。

◆他发展气血学说，创立“衡法”，丰富了中医治则学，揭示了人体衰老奥秘，开拓疑难杂症治疗和养生长寿新途径。

颜德馨，男，汉族，1920年11月出生，同济大学附属第十人民医院主任医师，1939年8月起从事中医临床工作，为全国老中医药专家学术经验继承工作指导老师、上海市名中医、国家级非物质文化遗产传统医药项目代表性传承人。

在中医界，颜德馨最为人称道的是创立了调气活血的“衡法”治则，把传统气血学说发展到一个新高度，为治疗各科疑难杂病、老年病开拓出新途径。

学业：兼得家传与院校教育之泽。颜德馨祖籍山东，系孔子的弟子颜回的后裔。其父颜亦鲁师从江南孟和医派名家何季衡学医，颜德馨7岁开始读书习字，12岁开始学习中医学著作，16岁时考取上海中国医学院，得以跟着沪上不同流派、不同科别的中医名家学习，使学业跃升到一个新境界。

医业：70年临床实践多建树。他妙手仁心，口碑载道，在综合医院率先开辟中医病区；他首先提出白血病的中医分型证治，发现疗效显著的中药药物；抗击“非典”建功，增强了中医急性热病诊治能力。2003年，非典来袭，颜德馨受命担任上海市中医防治专家组顾问、上海市中医治疗指导组组长及华东地区防治非典首席科学家。

学术：发展气血学说，首倡“衡法”。他认为气血是临床辨证的基础，提出“久病必有瘀，怪病必有瘀”的学术观点，他首倡中医治病“八法”之外的“衡法”，揭示人体衰老的奥秘，为疑难杂症和老年病诊治开拓了新途径。他主持的课题“瘀血与衰老的关系——衡法II号抗衰老的临床和实验研究”，提出了瘀血实邪乃人体衰老之主因的新观点，荣获国家中医药管理局科技进步二等奖，相关课题列入国家“973”计划专项之中。

传承：惟愿中医学术代代传。他上书陈情，为中医事业发展呼吁；他讲学授徒，为人才培养倾注心血；他著书立说，为学术传承添砖加瓦。于1992年发起创办了在香港注册的中医药研究中心，为沪、台、港建立了首个中医药学术联盟。他在1999年2月行医60周年之际，捐资20余万元，设立“颜德馨中医药人才奖励基金”，此后又追加资金，2005年扩展为“上海颜德馨中医药基金会”，致力于鼓励青年中医药人才脱颖而出。

颜德馨小传

1920年，出生于江苏省丹阳县城北草巷。

1939年，上海中国医学院毕业。

1950年，调入上海铁路局中心医院，任中医科主任。

1990年，成为首批全国老中医药专家学术经验继承工作指导老师。

1992年，发起创办了在香港注册的中医药研究中心。

1999年，设立颜德馨中医药人才奖励基金，后扩展为上海颜德馨中医药基金会。

2000年代，发起举办中医大师传承班。

2009年，被评为“国医大师”。

国医大师临证用药精华

一、心脑血管

（一）概论

冠状动脉性心脏病（coronary artery heart disease，CHD）简称冠心病，是一种最常见的心脏病，是指因冠状动脉狭窄、供血不足而引起的心肌机能障碍和（或）器质性病变，故又称缺血性心肌病（IHD）。CHD是多种冠状动脉病的结果，但冠状动脉粥样硬化占冠状动脉性心脏病的绝大多数（95%～99%）。因此，习惯上把冠状动脉性心脏病视为冠状动脉粥样硬化性心脏病（coronary atherosclerotic heart disease）同义词。冠心病症状表现为胸腔中央发生一种压榨性的疼痛，并可迁延至颈、颔、手臂、后背及胃部。它跟心绞痛不一样，即使你停止运动，或在紧张情绪消失后，它还会存在。冠状动脉性心脏病发作的其他可能症状有眩晕、气促、出汗、寒颤、恶心及昏厥。严重患者可能因为心力衰竭而死亡。多在活动时出现胸痛、胸闷，休息或含化硝酸甘油可缓解，多持续几分钟至十几分钟。

心绞痛（angina pectoris）是冠状动脉供血不足，心肌急剧的、暂时缺血与缺氧所引起的以发作性胸痛或胸部不适为主要表现的临床综合征。其特点为阵发性的前胸压榨性疼痛感觉，可伴有其他症状，疼痛主要位于胸骨后部，可放射至心前区与左上肢，常发生于劳动或情绪激动时，每次发作3～5min，可数日一次，也可一日数次，休息或用硝酸酯制剂后消失。本病多见于男性，多数病人在40岁以上，劳累、情绪激动、饱食、受寒、阴雨天气、急性循环衰竭等为常见的诱因。

心肌梗塞（心肌梗死）是指心肌的缺血性坏死，为在冠状动脉病变的基础上，冠状动脉的血流急剧减少或中断，使相应的心肌出现严重而持久地急性缺血，最终导致心肌的缺血性坏死。发生急性心肌梗死的病人，在临床上常有持久的胸骨后剧烈疼痛、发热、白细胞计数增高、血清心肌酶升高以及心电图反映心肌急性损伤、缺血和坏死的一系列特征性演变，并可出现心律失常、休克或心力衰竭，属冠心病的严重类型。心肌梗死的原因，多数是冠状动脉粥样硬化斑块或在此基础上血栓形成，造成血管管腔堵塞所致。按照病因、病理、心电图和临床症状等不同，心肌梗死可分为各种不同的类型。除上述共有的表现外，各有其特殊性。

正常心律起源于窦房结，成人频率60次~100次/min，比较规则。窦房结冲动经正常房室传导系统顺序激动心房和心室，传导时间恒定（成人0.12~1.21秒）；冲动经束支及其分支以及浦肯野纤维到达心室肌的传导时间也恒定（<0.10秒）。心律失常（cardiacarrhythmia）指心律起源部位、心搏频率与节律以及冲动传导等任一项异常。“心律紊乱”或“心律不齐”等词的含义偏重于表示节律的失常，心律失常既包括节律又包括频率的异常，更为确切和恰当。

心力衰竭，又称“心肌衰竭”，是指心脏当时不能搏出同静脉回流及身体组织代谢所需相称的血液供应。往往由各种疾病引起心肌收缩能力减弱，从而使心脏的血液输出量减少，不足以满足机体的需要，并由此产生一系列症状和体征。心瓣膜疾病、冠状动脉硬化、高血压、内分泌疾患、细菌毒素、急性肺梗塞、肺气肿或其他慢性肺脏疾患等均可引起心脏病而产生心力衰竭的表现。妊娠、劳累、静脉内迅速大量补液等均可加重有病心脏的负担，而诱发心力衰竭。心力衰竭分为左心衰竭和右心衰竭。左心衰竭主要表现为疲倦乏力，呼吸困难，初起为劳力性呼吸困难，终而演变为休息时呼吸困难，只能端坐呼吸。阵发性呼吸困难是左心衰竭的典型表现，多于熟睡之中发作，有胸闷、气急、咳嗽、哮鸣，特别严重的可演变为急性肺水肿而表现剧烈的气喘、端坐呼吸、极度焦虑和咳吐含泡沫的黏液痰（典型为粉红色泡沫样痰）、紫绀等肺部瘀血症状。右心衰竭主要表现为下肢水肿，颈静脉怒张，食欲不振，恶心呕吐，尿少，夜尿，饮水与排尿分离现象等。主要体征是肺底湿性罗音或全肺湿性罗音，肺动脉瓣第二音亢进，奔马律，肝肿大，肝-颈静脉回流征阳性，X线检查以左心室或左心房增大为主。实验室检查则左心衰竭有臂舌时间延长，飘浮导管测定肺动脉毛细血管楔嵌压增高；右心衰竭有臂肺时间延长、静脉压明显增高。现代医学对本病发生的基本原理尚缺乏明确的全面认识。左心衰竭多因左心受到损害，负荷过度，阻力增加；右心衰竭最常见的发病原因是左心衰竭时所产生的肺阻性充血和肺动脉高压。右心衰竭较少单独出现。

脑出血，又称脑溢血。系指非外伤性脑实质内的出血。起病急骤，病情凶险，死亡率非常高，是急性脑血管病中最严重的一种，为目前中老年人致死性疾病之一。中老年人是脑出血发生的主要人群，以40~70岁为最主要的发病年龄。脑出血的原因主要与脑血管的病变、硬化有关。血管的病变与高血脂、糖尿病、高血压、血管的老化、吸烟等密切相关。脑溢血发病主要原因是长期高血压、动脉硬化。绝大多数患者发病当时血压明显升高，导致血管破裂，引起脑出血。通常所说的脑溢血是指自发性原发性脑出血。患者往往由于情绪激动、费劲用力时突然发病，表现为失语、偏瘫，重者意识不清，半数以上患者伴有头痛、呕吐。绝大多数是高血压病伴发的脑小动脉病变在血压骤升时破裂所致，称为高血压性脑出血。

（二）论治

【方名】温胆汤加党参（邓铁涛）

【药物组成】竹茹9g，枳壳4.5g，橘红4g，法半夏9g，茯苓12g，党参15g，甘草4.5g。

【功效主治】主治证见胸闷，心悸，气虚，面色苍白或黯滞少华，畏寒，肢冷，睡眠不宁，自汗，小便清长，大便稀薄，舌质胖嫩，苔白润，脉虚或缓滑或结代，甚则四肢厥冷，脉微细或脉微欲绝。此方对于期前收缩而舌苔白厚、脉结者，也有一定效果。

【加减应用】邓老每随患者的体质、疾病程度而灵活加减、选药，将温胆汤中以枳壳易枳实行气而不破气，橘红易陈皮以化痰而不伤阴，且药物用量考究，党参多不超过18g，以免中焦气机壅滞，反碍化痰活血。

【出处】魏辉．邓铁涛运用温胆汤治疗心脏病的经验探析（J）．上海中医药杂志，2005，39（2）：6~7

【方名】冠心病自拟方（邓铁涛）

【加减应用】若心阳虚而兼瘀者，用四君子汤加失笑散1.5~3g冲服。

若阳虚而心动过缓者，用补中益气汤或黄芪桂枝五物汤加减。

若阳气虚衰，四肢厥冷，脉微细或脉微欲绝者，选用独参汤、参附汤或四逆加人参汤（参用吉林参、高丽参或西洋参），选加除痰和祛瘀药；脾虚合四君子汤；气虚明显加五爪龙、吉林参或嚼服人参；阴虚合生脉散；心痛明显合失笑散；血压高加石决明、珍珠母；肾阳虚加淫羊藿；血虚加黄精、桑寄生、鸡血藤；风心病每有风寒湿邪留伏，加威灵仙、防己、桃仁、红花以祛风除湿；肺心病可合三子养亲汤；冠心病多见气虚夹瘀，可加人参、白术、豨莶草等益气祛痰、温阳通脉。

【出处】张健，王磊．邓铁涛辨治冠心病经验介绍（J）．中医药信息杂志，2006，23（12）：82

【方名】生脉散（邓铁涛）

【药物组成】太子参18g，麦冬9g，五味子9g。

【功效主治】主治证见心悸、心痛憋气或夜间较显著，夜尿多，腰痛腿软，舌质嫩红，苔薄白或无苔，脉细数而促，或细涩而结。

【加减应用】心动过速可加玉竹、柏子仁、丹参；期前收缩脉促者加珍珠层粉（冲服）1.5g；心阴虚兼痰者，宜用生脉散加瓜蒌、薤白；兼瘀者加毛冬青或三七末（冲服）1.5g。

【出处】张健，王磊．邓铁涛辨治冠心病经验介绍（J）．中医药信息杂志，2006，23（12）：82

【方名】温胆汤去生姜加党参（邓铁涛）

【药物组成】橘红6g，法半夏10g，茯苓12g，甘草5g，枳壳6g，竹茹10g，党参24g，丹参12g，珍珠层粉10g。

【功效主治】益气安心，化痰行瘀。主治心律失常属气虚痰瘀者，证见：心悸动，气短，胸闷，善太息，精神差，舌质胖嫩，舌边见齿印，脉弱或虚大，或同时兼有舌苔浊腻、脉滑或弦。

【方义】方中用党参补气扶正，半夏降逆化痰为君；竹茹化痰除烦宁心为臣；橘红理气化痰、降逆消痞，茯苓健脾渗湿，丹参活血化瘀，枳壳宽中又不破气伤正，珍珠层粉安神宁心，共为佐；使以甘草调和诸药，共奏益气安心、化痰行瘀之功。

【加减应用】气虚甚，加黄芪、白术或吉林参；偏虚寒，去竹茹，加桂枝或桂心；兼瘀，加失笑散或三七末；心阴虚兼痰，以生脉散合温胆汤；兼瘀，加红花或三七末之类；兼有高血压者，选加草决明、钩藤、牛膝或川芎、赭石、杜仲；兼高脂血症者，酌加草决明、山楂、何首乌、布楂叶之属；若心阴阳虚兼瘀或痰者，酌情合并使用上述方剂加减化裁；心梗合并心律失常者，多属痰瘀闭阻而兼虚，当以治标为主，加养心安神之品随证加减。

【出处】周文斌，尹克春，蒋丽媛．邓铁涛调脾护心法治疗心悸的经验（J）．辽宁中医杂志，2005，32（8）：758~760

【方名】炙甘草汤加减（邓铁涛）

【药物组成】炙甘草12g，党参15g，干地黄30g，桂枝9g，阿胶6g，麦冬、胡麻仁各10g，大枣5g，珍珠层粉、蒲黄、五灵脂各10g。

【功效主治】双补气血，养心安神，化瘀通脉。主治风心病阴阳俱虚夹瘀之心悸，证见：心悸动，体羸气短，面色黧黑，精神差，舌质胖嫩，舌边见齿印，脉弱或虚大或结代。

【方义】炙甘草、党参、大枣益气以补心脾，调脾护心，地黄、麦冬、阿胶、胡麻仁甘润滋阴养心补血，桂枝通阳复脉，珍珠层粉养心安神，蒲黄、五灵脂化瘀通脉。共奏双补气血，养心安神，化瘀通脉之功。

【出处】周文斌，尹克春，蒋丽媛．邓铁涛调脾护心法治疗心悸的经验（J）．辽宁中医杂志，2005，32（8）：758~760

【方名】邓氏冠心胶囊（邓铁涛）

【药物组成】党参15g，五爪龙15~30g，白术9g，法半夏9g，茯苓12g，橘红5g，竹茹9g，枳壳9g，甘草5g，三七5g，川芎9g。

【功效主治】本方以益气健脾为主，兼以化痰、活血。主治冠心病。

【方义】本方以四君子汤、温胆汤为主，加入五爪龙益气，三七、川芎活血。五爪龙即五指毛桃根，又名南芪，相比北芪而言，补气力稍逊，但补不助火、不伤阴，大剂量应用亦较安全，更适于两广地区使用；三七活血且不峻，化瘀而不伤正；川芎宽胸活血，止痛较好。

【加减应用】（1）若瘀血明显，胸闷痛频作，舌紫暗、舌下脉络迂曲怒张者，合邓老家传“五灵止痛散”（蒲黄2份，五灵脂2份，冰片1份）1.5~3g冲服；

（2）若阳虚而心动过缓者，合补中益气汤或黄芪桂枝五物汤加减；

（3）若阳气虚衰，四肢厥冷，脉微细或脉微欲绝者，选用独参汤、参附汤或四逆加人参（参用吉林参、高丽参或西洋参）。邓老常以吉林参或高丽参，配合西洋参，根据阳气虚程度调整二种参的比例，并选加少量除痰和祛瘀药如三七、陈皮（一般1~3g），一同炖服；

（4）心阴虚则以温胆汤合生脉散加减：太子参18g，麦冬9g，五味子9g，法半夏9g，茯苓12g，橘红5g，竹茹9g，枳壳9g，甘草5g，三七5g，丹参9g。心动过速可加玉竹，柏子仁，珍珠层粉1.5g（冲服）。

【出处】杨利．邓铁涛教授“冠心三论”（J）．湖南中医药导报，2004，10（6）：8~10

【方名】温胆汤加参（邓铁涛）

【药物组成】橘红6g，法半夏10g，茯苓12g，甘草5g，枳壳6g，竹茹10g，党参15g，丹参12g，豨莶草10g。

【功效主治】健脾益气活血。主治冠心病。

【方义】党参补气扶正；丹参苦主降泄，寒能清热，有清心安神之功，并能活血化瘀；温胆汤除痰利气，条达气机。邓老使用该方时，喜用橘红代陈皮以加强开胸之力；轻用竹茹，不在清热，意在除烦宁心，降逆消痞；用枳壳代枳实，意在宽中又防枳实破气伤正。因为病是标实本虚之证，只顾通阳，并非久宜，故加党参益气固本，标本同治，不但补益了心气，而且可使“气顺则一身津液亦随气而顺矣”。该方用党参一般不超过15~18g，多用反致补滞，不利于豁痰通瘀。

【加减应用】若脾气虚弱可合四君子汤；气虚明显加黄芪、五爪龙，或吉林参6g（另炖），或嚼服人参5分；兼阴虚不足可合生脉散；如心痛明显，可合失笑散或三七末冲服；兼高血压加草决明、珍珠母；兼高脂血症加山楂、首乌、麦芽；兼肾阳虚加淫羊藿；兼血虚者加黄精、桑寄生、鸡血藤。

【出处】林晓忠，吴焕林，严夏．邓铁涛教授论治冠心病规律探要（J）．中医药学刊，2001，19：412~415

【方名】归芎参芪麦味汤（李济仁）

【药物组成】当归、潞党参、紫丹参各15g，川芎、五味子各10g，黄芪20g，麦冬12g。

【功效主治】益气温阳，滋阴活血。主治冠心病。

【方义】方中当归专擅补血，又能行血，养血而实寓活血之力，与川芎配伍，益增活血祛瘀，养血和血之功，故推为主药。党参、黄芪益气补中，实为治本求源之施，辅主药以共同扶正。丹参长于治瘀治血，麦冬养阴益肾、润肺清心，于冠心病确有佳效。又取五味子益气生津，以改善血液循环。

【加减应用】气虚甚者，加大黄芪用量，潞党参易为红参；阳虚证象明显者，则加肉桂、附子；气滞者加金铃子散、广郁金、枳实调治；痰凝者，以基本方合瓜蒌薤白汤加枳实调治；肝肾阴虚者，早晚分服柏子养心丸；瘀血阻滞，当活血祛瘀，通络止痛，以基本方加失笑散及红花、甘松；若见结代脉则加苦参、甘松调治。

【出处】李济仁，李梢，李艳．冠心病诊治经验（J）．中医杂志，1994：465~466

【方名】益心汤（李辅仁）

【药物组成】党参20g，丹参20g，麦冬15g，五味子10g，龙眼肉10g，郁金10g，炒远志10g，菖蒲10g，柏子仁10g，瓜蒌15g，薤白10g，葛根10g，生黄芪20g。

【功效主治】养心安神，化瘀通痹。本方治疗早搏、多发性早搏、心房纤颤、冠心病，属于气虚血瘀型者疗效颇为显著。

【方义】方中党参、丹参自拟为二参汤，益气化瘀活血。配生脉散、黄芪益气强心，调整改善气血不足并益元气以扶正；炒远志，菖蒲为远志汤专治久心痛；配龙眼肉、柏子仁，奏健脾宁心启闭之功；葛根配丹参共奏滋润筋脉、活血化瘀、行血止痛之效。

【加减应用】大便干燥者加肉苁蓉30g；心火偏旺者加炒山栀

10g；口干者加玄参10g，石斛10g；多梦者加夜交藤30g；下肢浮肿者加泽泻20g。

【出处】刘毅．李辅仁学术特点（J）．山东中医学院学报，1993，17（5）：22~25

【方名】心绞痛自拟方（郭子光）

【药物组成】黄芪、制首乌、川芎、丹参、葛根。

【功效主治】益气活血通络。主要用于气虚运血无力，血行瘀滞，心脉痹阻不通而发的心绞痛。

【方义】方中以黄芪益气，"血为气母"故用制首乌养血，旨在益气；川芎、丹参行血活血；妙在葛根的升散、性动，用之以减弱经络中阴血凝聚属静的性质，达到通经活血的目的。

【加减应用】若兼阳虚者，加桂枝、良姜，甚则附片以温通心阳；兼阴虚者，酌加牡丹皮、麦冬、生地黄之类；夹痰湿气郁者，酌加全瓜蒌、薤白、法半夏、郁金、香橼、枳壳之类；若疼痛较剧或以刺痛为主者，是血瘀重，酌加三七粉、延胡索、桃仁、红花、蒲黄、五灵脂之类以加重活血化瘀力量。临时缓解绞痛可用速效救心丸、麝香保心丸、复方丹参滴丸之类。若腑气不通，大便秘结，务必使大便通畅，腑气通行则血脉畅利，酌加瓜蒌仁、决明子、鸡血藤等以润肠通便。有心绞痛反复发作，经久不愈者，或一般活血化瘀药治疗不效者，此为气血久不行，瘀血入络也。当配合应用虫类通络药物，如全蝎、蜈蚣、僵蚕、水蛭等以搜剔络脉，或用通心络、活血通脉胶囊等含有虫类药物的中成药。

【附注】郭教授通过大量的临床观察认为气虚血瘀、虚实夹杂是本病的基本病机。心主血，若气虚运血无力，血行瘀滞，心脉痹阻不通，遂发生心绞痛。患者常常有心累、气短、稍活动则心悸、气急、自汗，甚则诱发心绞痛等气虚见症，以及胸痛而有定处，舌紫暗或有瘀点。血液检查可见高凝状态和血黏度升高等血瘀表现。气虚和血瘀常合而为病，单纯的气虚或血瘀少见，这是因为气虚多能致运血无力，血行瘀滞而生血瘀。故治疗上主要以益气活血，遣方用药。同时郭老认为冠心病心绞痛的发生、发展和预后受多种因素的影响，恣食肥甘、食逸少劳、烟酒嗜好、情绪激动、环境污染、社会压力等皆可增加本病的易患性。所以郭教授认为冠心病的治疗是医生、患者、患者家属共同的责任，需三方紧密合作才能取得良好的疗效，并总结出了冠心病心绞痛治疗的7个宜忌：①绝对禁止吸烟。因烟毒能使血脉凝滞，易诱发、加重心绞痛。②心情放松，避免紧张激动。中医认为忧思郁怒，可使肝失条达，肝气郁结，致心血运行滞涩，从而引起心绞痛发作。这需要患者积极的自我调节和其家属的谅解与配合。③饮食宜清淡。过食肥甘，损伤脾胃，痰浊内生；饮食偏咸，咸入于心，损伤心气，皆可加重气虚血瘀。饮食亦不可过饱，因食入于胃，血流于肠，心血不足，可诱发心绞痛。④坚持适度运动。除不稳定型心绞痛或心功能不全者外，一般都要鼓励运动，但运动的方式以轻柔为宜，如散步、太极拳等，运动量不宜过大，以不感觉心累、气喘为度，长期坚持可促进血液循环，减轻瘀血留滞。⑤血压、血脂要保持在正常范围内。⑥保持血黏度在正常围内。因为血黏稠度是血瘀的一个客观指标，若偏高可于方中酌加水蛭、桃仁、红花之类。⑦中药汤剂结合中成药治疗不稳定型冠心病心绞痛的疗效是肯定的，对不稳定型心绞痛配中药治疗也比单纯应用西药的疗效好，在心绞痛缓解期积极运用上述“杂合以治”可达到治愈的目的。郭教授用这种综合治疗的方法治疗了大量的冠心病心绞痛的病人，实践证明只要辨证正确，守法守方，均可收到良好的效果，并能有效减少复发，提高病人生活质量。

【出处】江望，张少波．郭子光教授“杂合以治”冠心病心绞痛（J）．河南中医，2006，26（7）：27~28

【方名】肾心痛方（路志正）

【药物组成】淡附子（先煎）6g，仙灵脾15g，肉苁蓉10g，熟地（先煎）12g，紫丹参15g，太子参12g，白术12g，茯苓20g，芍药12g，麦冬10g，五味子4g，生牡蛎（先煎）20g。

【功效主治】温肾阳，益心气。适用于肾阳虚衰导致的心痛。

【方义】方中取淡附子味辛大热，专走命门，以纯阳之味补先天命门真火；仙灵脾温补肾阳，共为君。熟地养血滋阴，以制附子之刚而济其勇；生脉饮合芍药以益心养阴为臣。此时不忘扶脾，以白术、茯苓益气健脾利湿，泄水寒之气为佐。生牡蛎宁心安神，敛阴潜阳为使。使顽症得愈。

【附注】根据“命门者，精神之所舍，元气之所系也”、“生化之权皆由阳气……天之大宝，只此一丸红日，人之大宝，只此一息真阳”等理论，路老从肾论治心痛证，积累了丰富的经验。

【出处】杨丽苏．路志正从肾论治心痛的经验（J）．安徽中医临床杂志，1998，10（5）：299～300

【方名】黄连温胆汤合小陷胸汤（路志正）

【药物组成】半夏、陈皮、茯苓、菖蒲、郁金、瓜蒌、枳实、黄连、竹茹、旋覆花、甘草。

【功效主治】清热化痰，宽胸散结。适用于痰浊壅塞所致的胸痹心痛。临床主证为胸部窒闷而痛，或胸痛彻背，兼见胸满咳喘、心下痛闷、恶心欲呕、肢体沉困酸楚、形体丰满，舌淡红略暗、苔厚腻，脉弦滑，或沉伏。

【方义】方中黄连清热泻火，竹茹清化热痰，夏、陈、苓、草是二陈汤，有燥湿化痰、利气和胃之功，治一切痰饮。以上化痰清热药合用，辛开苦降，善治痰热内阻。更以瓜蒌、枳实荡热涤痰，宽胸散结，菖蒲、郁金开窍通痹，诸药共奏清热化痰，宽胸散结之功。

【加减应用】如证见口干苦，心烦，苔黄，痰热较甚者，加黄芩、栀子；大便秘结，属痰热者，重用瓜蒌，加生大黄；属痰湿者，加皂角子，重用菖蒲；面苍肢凉，脉细数无力，或脉微而迟，见心阳虚衰者，去黄连、竹茹，加附片、仙灵脾。

【出处】高荣林，李连成．路志正调理脾胃法治疗胸痹的经验（J）．中国医药学报，1996，11（3）：33～34

【方名】三仁汤、藿朴夏苓汤、茯苓杏仁甘草汤加减（路志正）

【药物组成】杏仁、薏苡仁、白蔻仁、藿梗、荷梗、川厚朴、菖蒲、半夏、茯苓、枳壳、黄连、六一散，白通草、竹叶。

【功效主治】健脾化湿。适用于湿浊痹阻所致的胸痹心痛。临床主证为胸憋心窒，或闷痛，或不痛，阴雨天加重，兼见脘闷纳呆，口黏不欲饮水，恶心欲呕，肢体沉重，头昏如蒙，大便不爽，小便混浊，舌胖齿痕、苔厚腻，脉濡细。

【方义】方中杏仁苦辛，宣利上焦肺气，气化则湿化。白蔻仁芳香化湿，行气，调中。生薏仁甘淡，渗利下焦湿热，健脾。三仁合用，能宣上、畅中、渗下而具清利湿热，宣畅三焦气机之功。半夏、厚朴辛开苦降，化湿行气，散满消痞。滑石、竹叶、通草甘寒淡渗，利湿清热。再合藿梗、荷梗、菖蒲，芳香化浊通窍，开胃止呕，发表解暑。共奏化湿止痹痛之功。

【加减应用】如证见口干黏苦，苔黄腻，脉濡数，湿热明显者，加茵陈、黄芩；寒湿明显，腹冷便溏，苔腻，脉濡缓者，去黄连、六一散，加干姜、苍术、炒苡仁；兼有瘀血，刺痛时作，舌有瘀点者，加红花、丹参、白檀香。

【出处】高荣林，李连成．路志正调理脾胃法治疗胸痹的经验〔J〕．中国医药学报，1996，11（3）：33~34

【方名】芳香化浊治疗心绞痛方（路志正）

【药物组成】藿香、苏梗、半夏、瓜蒌、石菖蒲、竹茹各10g，丹参12g，郁金9g，旋覆花、枳壳、泽泻各6g。

【功效主治】化浊通痹。用于痰湿瘀阻所导致的痹痛。

【方义】方中选用藿香、苏梗芳香化浊；半夏、瓜蒌开胸化痰；菖蒲、竹茹和胃化痰；丹参、郁金理气活血；旋覆花、枳壳理气化浊；泽泻佐使利小便，使湿有去路。

【加减应用】气血阴阳两虚者，加生脉散，或加黄芪15g，当归10g；阴寒胜者，加制附子、桂枝各10g；高血压阳亢者，加钩藤10g，草决明20g，白蒺藜12g；下肢水肿者，加猪苓12g，大腹皮、大腹子各10g；大便干结者，加火麻仁15g，川厚朴、桃仁、杏仁各10g；妇人伴肝郁者，加绿萼梅12g，玫瑰花10g。

【附注】冠心病心绞痛以中老年多发，年愈半百，气血不足，阴阳失衡，痰瘀互结，心脉痹阻，致使本病发生。路志正老中医提出此类病人应以芳香化浊为主，涤痰祛瘀为辅，以达胃和心安。

【出处】杜少华，张敏，赵艳萍．路志正老中医芳香化浊治疗心绞痛经验〔J〕．新疆中医药，2003，21（2）：38

【方名】温运阳气方（颜德馨）

【药物组成】熟附子6g，炙麻黄9g，细辛4.5g，生蒲黄9g（包煎)，丹参15g，葛根15g。

【功效主治】温运阳气。主治心气阳虚为主的胸痹心痛、心衰等。

【方义】方中附子辛热，有大毒，其性走而不守，功能助阳补火，散寒除湿。附子为百药之长，为通十二纯阳要药，专能振奋阳气，可突破正邪相峙的局面，有退阴回阳之力，起死回生之功。麻黄作用在肺，其效甚短，必与附子配伍，肺肾同治，内外衔调，振奋已衰之肾阳。细辛入肺、肾二经，功能温饮定喘，其辛散有余，但合以附子，攻补兼顾，有相得益彰之功。佐以蒲黄、丹参活血化瘀，葛根升发清阳，共奏温运阳气之功。诸药合用，中病既止，以平为期。

【附注】阳为一生之主宰，得之则明，失之则不彰。心体阴而用阳，心之气阳衰弱即心的正常功能衰退，往往出现虚寒证候；心主血脉，心气不足，推动乏力，必然表现为瘀血证候。因此，颜德馨教授认为心衰是本虚标实之证，与气血失常关系密切，心衰的病机关键点是心气阳虚，心血瘀阻，提出“有一分阳气，便有一分生机”、“瘀血乃一身之大敌”的观点。因此，在临床上将心衰分为心气阳虚、心血瘀阻，可以基本把握心衰的辨治规律。心气阳虚为主者，温运阳气是重要法则：心血瘀阻为主者，行气活血是关键。衡法的组成，以活血化瘀、行气益气等药味为主，畅利气机，净化血液，具扶正祛邪、固本清源的作用，具备多方面的双向调节功能的作用，正是其攻克心衰病证的原因所在。

【出处】严夏，周文斌，杨志敏．颜德馨教授治疗心衰经验摭拾(J)．实用中医内科杂志，2003，17（6）：447

【方名】益心汤（颜德馨）

【药物组成】黄芪15克，党参9克，葛根9克，川芎6克，丹参12克，赤芍9克，山楂9克，菖蒲6克，决明子30克，降香4.5克。

【功效主治】益气养心、活血化瘀。主治胸痛隐隐，遇劳则作，频繁复发，心悸怔忡，胸闷气短，神疲乏力，动则自汗，舌质胖紫，苔薄白，脉弦细乏力，或脉结代。

【方义】方中重用党参、黄芪益气养心为君，以培补中气、宗气；辅以丹参、山楂、赤芍药活血通脉为臣；葛根、川芎升发清阳；降香、决明子降浊止痛；升降相因，加入菖蒲一味引药入心经，兼有化痰开窍之力。其中川芎为血中之气药，既可活血祛瘀，又可行气通滞；黄芪为补气虚之要药，与党参配伍，则补气升阳之效增强；山楂消食导滞，且有降脂化痰之力。诸药相配，共奏益气养心、活血通脉、化痰祛瘀止痛之功。此方一药多效，选药精当，以调气和血为法，“调和”与“通阳”为特点，充分体现了颜老治疗冠心病的学术观点。

【加减应用】气虚阴盛，胸痛甚者，加肉桂 3 克，三七末（冲服）3 克；气虚甚者，党参改人参粉（冲服）3 克；气虚及阳，脉迟肢冷者，加附子 6 克或桂枝 6 克；阳虚欲脱，面色苍白，四肢厥冷者，加别直参 9 克，附子 6 克，龙骨（先煎）15 克，牡蛎（先煎）15 克。

【附注】胸痹心痛重症或真心痛，症见阳微阴弦，胸痛剧烈，气短乏力，形寒肢冷汗出，面色苍白，舌淡脉微。须重用益心汤中黄芪量至 30～60g，改党参为人参 15g（炖），降香为 9～12g，以加强行气止痛之功。并重用附子温通心阳、祛寒解凝，临床用量为 15～20g，且先煎。附子大辛大热，为补命门真火第一要药，其性雄剽悍，力宏效捷，走窜十二经脉，既行气分，又入血分，既能通阳，又能温阳，还可祛寒燥湿、回阳救逆，上温心阳以通脉，中助脾阳以健运，下补命火以复阳，外固卫阳以止汗，内驱寒凝以止痛，辨证使用常可应手起效。若伴有低血压者，可用药对黄芪与升麻，以加强升发清阳之功。胸痹重且急、四肢逆冷、血压低者，可先予参附注射液静脉推注以回阳救逆，再予益心汤按上法加减服用。

【出处】严夏，李俊，王大伟，等．益心汤调气和血治疗冠心病探析（J）．上海中医药杂志，2006，40（10）：6～7

【方名】桂枝甘草汤（颜德馨）

【药物组成】桂枝、甘草。

【方义】桂枝辛温，主入心经，少用则通阳，多用则温阳，兼有活血定悸功效；配以炙甘草辛甘化阳，更有益于心阳的恢复。

【加减应用】对脉迟、脉结等属阳虚夹瘀痰纠缠者，注重通阳祛邪之用，或配以麻黄附子细辛汤温阳通阳，或取瓜蒌薤白汤化痰通阳，或用血府逐瘀汤祛瘀通阳，以求通阳宁心之效。

对脉代、脉微等属阳气衰微者，则合用通脉四逆汤以温阳通脉，此方为治疗少阴虚寒重证，故干姜较四逆汤增一倍，附子也选大者，温阳散寒通脉力宏。

对脉促、脉数按之无力，或兼见沉细脉者，则按“实宜凉泄虚温补”之说，在温阳诸方中加入安神定悸之品；兼有神疲气短、心气不足者，则配以茯苓、茯神、酸枣仁、柏子仁等养心安神；兼有头晕头痛、肝阳上亢者，则佐以龙齿、龙骨、牡蛎、琥珀等平肝安神，或配以珍珠粉0.3g，琥珀粉1g，生晒参粉2g和匀吞服，既可安神定悸，又能制约附子辛热上亢之弊，有一举两得之功。

【出处】颜乾麟．颜德馨审机论治冠心病经验（J）．中国中医药信息杂志，2009，16（2）：88～89

【方名】四妙勇安汤（任继学）

【药物组成】金银花、玄参、当归、甘草。

【功效主治】活络行瘀，清心解毒。用于心梗初期证候：卒然心刺痛，左胸背肩胛酸闷痛，气短，脘腹痞痛或恶心，呕吐涎或酸涎，恐惧不安，汗出，3～5天发热，颜面两颧红，四肢厥冷，口唇黯红，舌赤、苔白，脉多数疾或三五不调。

【加减应用】此病初期是治疗关键阶段，因为病情易变，合并症多，医者必须勤观察，发现病情有变，及时治疗才能转危为安，所以要整体综合治疗，除口服四妙勇安汤6h 1次外（金银花用100g以上），还要以参麦注射液60～120ml，加于5%葡萄糖注射液100ml中静脉滴注；有消渴病者，用生理盐水注射液，同时配合用血塞通注射液；若脉迟者用丹参注射液。症见四肢厥冷，汗出，脉见虚数无力或沉伏之象者，用参附注射液静点，加服生脉附子汤(《医宗粹言》方：生晒人参、附子、大麦冬、五味子、甘草)，服药后病情未见改善者，加干姜再服之。

症见心动悸，脉结代者，加服炙甘草汤(《伤寒论》)，药用：炙甘草、生姜、红参、生地黄、桂枝、阿胶、麦冬、火麻仁、大枣。症见心动悸，口燥咽干，神倦欲眠，舌红、苔黄，脉结代。

甚者则两至者，加服加减复脉汤(《温病条辨》)，药用：炙甘草、干地黄、生白芍、麦冬、阿胶、火麻仁。症见腹泻者，前方去火麻仁加牡蛎。症见脉细促，心中大动，甚则痛者，前方加生龟版、生牡蛎、生鳖甲治之。

见心痛不解者，内服止痛散（五灵脂、生蒲黄、延胡索、乳香、没药、樟树皮、川芎），外用止痛膏（炙川乌、乳香、五灵脂、冰片、没药、生蒲黄、细辛、川椒、麻油、黄丹），贴乳根穴、心俞穴。

症见便秘不解者，药用四妙勇安汤，重用玄参，加黑芝麻、桃仁、柏子仁、煨皂角治之。

症见呃逆者，是心之脏真受伤，需防止心衰发生。急投炒刀豆子、青皮、枳壳、清半夏、生姜、莱菔子、枇杷叶、党参，水煎服。不效时急用硫黄、雄黄，白酒煎之，用酒药热气熏鼻，疗效可信。

症见呕吐者于四妙勇安汤内加清半夏、生姜、枇杷叶、竹茹、芦根治之。

【出处】郑大为，栾杰男．任继学教授治疗急性心肌梗塞经验（J）．中华中医药学刊，2007，25（8）：1562～1563

【方名】滋阴生脉散（任继学）

【药物组成】大麦冬、生地、全当归、甘草（生）、赤芍、五味子、生晒人参、阿胶。

【功效主治】益气养阴，活络和营。用于心梗中期证候：病程已逾15日，症见心胸隐痛，时作时止，或胸中灼热，心悸烦热，气息短促，语声低短，乏力汗出，夜间显著，手足心热，口舌少津、干而不润，小便色黄，舌红、苔薄黄，脉多虚数或结、代、促。

【加减应用】症见心烦少寐者，于滋阴生脉散内加酒黄连、肉桂、莲子心；心胸隐痛者加延胡索、生蒲黄、没药治之。

症见四肢乏力，言语无力，动则气短，身热，自汗，纳呆，头痛，起则头晕，舌淡红、苔薄白，脉多沉虚无力者，用生脉补中汤（《伤寒大白》），药用生晒人参、炙黄芪、麦冬、白术、陈皮、当归、五味子、升麻、柴胡、炙甘草、生姜、大枣。

症见胸中热痛，痛有定处，头痛，失眠，心悸烦闷，舌红赤有瘀斑，脉弦涩或沉弦者，用血府逐瘀汤治之。药用当归、桃仁、红花、川芎、赤芍、生地、牛膝、柴胡、桔梗、枳壳、甘草。

【出处】郑大为，栾杰男．任继学教授治疗急性心肌梗塞经验

(J). 中华中医药学刊, 2007, 25 (8): 1562~1563

【方名】生脉建中汤（任继学）

【药物组成】生晒人参、大麦冬、五味子、赤芍、桂枝、生甘草

【功效主治】益气和中，养心和营。用于心梗恢复期证候：多在发病第35日以后，症见全身倦怠，动则气短胸闷，心动悸，纳呆，心胸时有隐痛，自汗，颜面多见黄红白3色外现，舌淡红隐青、苔薄白，脉多见虚弦或沉虚、结、代之象。

【加减应用】此期应随证施治，嘱病人防过劳，调情志，节饮食，避风寒，继续服药，定期复查。

【出处】郑大为，栾杰男．任继学教授治疗急性心肌梗塞经验(J). 中华中医药学刊, 2007, 25 (8): 1562~1563

【方名】三化汤（任继学）

【药物组成】厚朴、大黄、枳实、羌活。

【功效主治】清热解毒，活络化瘀。主治中风急性期。

【加减应用】此方加生蒲黄、桃仁、煨皂角水煎服之，得利停服。用于中风急性期。中风后3~7天之内，瘀血痰毒，风热在脑，必然引起神气郁而不伸，阳气不能宣发于外，郁积于内，而生瘀血热，瘀散痰消，毒自解，不药热自解。

但也有部分病人因正气不支，邪气失约，复感外邪，内外合邪而发热，治宜清热解毒，活络化瘀。同时用清开灵注射液、醒脑静注射液、血塞通注射液，选而用之，静滴，1天2次，疗程28天。同时口服抵当汤，6小时1次。神昏病人鼻饲或肛门高位灌肠。

除汤剂而外，亦可用醒神健脑胶丸，每次4~6粒，6小时1次，疗程为14天。

病至15天，汤剂改用补阳还五汤减黄芪，加生蒲黄、苏木、土鳖虫、豨莶草。水煎服，8小时1次。亦可选用中风脑得平，每次7~8粒，8小时1次，疗程14天。

本病在急救过程中，症见神志不清，重则昏迷者加服安宫牛黄丸，每次1丸，8小时1次。

症见烦躁不安者加服黄连解毒汤，送服局方牛黄至宝丹1丸，6

小时1次。

症见风头旋者（血压高），于汤剂加羚羊角、玳瑁、莱菔子；再用吴茱萸、附子、怀牛膝、茺蔚子为面，蜂蜜调和，敷足心涌泉穴24小时。

症见脱证，血压低者，加用参麦注射液，或参附注射液，静滴。

症见头痛如破者，药用透顶止痛散嗅鼻。药用川芎、辛夷、冰片、白芷、硼砂、真麝香，共为细面。

症见呕血便血者，加服大黄黄连泻心汤加白及、马灯草，水煎服，6小时1次。

症见真心痛即急性心肌梗死者，加用参麦注射液，静滴，1天2次。汤剂加服四妙勇安汤治之，药用金银花、当归、玄参、生甘草，水煎服，6小时1次。

症见喉间痰鸣，如拽锯者，药用鲜竹沥水1汤匙，兑入猴枣散一并灌之。

症见呃逆者，以防合并心衰、真心痛之患，此为“心主噫”，噫者心气伤之象。加服平逆止呃汤，药用炒刀豆、青皮、枳壳、旋覆花、半夏、鲜姜、枇杷叶、莱菔子，水煎服，8小时1次。气虚者加生晒参。

症见肺热病，即肺部感染，发热者加服清肺汤，药用羚羊角、玳瑁、金荞麦、虎杖、黄芩、杏仁、生石膏、金莲花、七叶一枝花，水煎服。6小时1次，同时兑服西瓜霜退热灵7粒服之。

症见心衰者，加服白通加猪胆汁汤治之，6小时1次。

症见神昏、不省人事者，加用醒脑静注射液，静滴，1天2次。汤剂用任老自拟宣窍醒神汤，药用水牛角、羚羊角、玳瑁、石菖蒲、郁金、细芽茶、白薇、栀子仁、清夏，水煎服；同时送服醒脑散，药用真牛黄、真麝香、龙涎香、安息香、冰片、西红花、猴枣、石菖蒲、莲子心、胆星、煨皂角共为细面，每次2~3g，6小时1次。再用此散纱布包好放入两耳孔中12小时取出。

症见吞咽困难、饮水即呛者，药用会厌逐辨汤(《医林改错》)。再配合针刺疗法，取天突、金津与玉液（此二穴点刺）、翳风穴治之。

病至5~7天，症见患肢肿胀者，药用透骨草、三棱、莪术、片姜黄、防己、急性子，水煎熏洗。

【出处】 卓一．任继学教授治疗中风急性期临床经验（J）．中国

社区医师，2006（2）：40

【方名】通窍活血汤（任继学）

【药物组成】赤芍、川芎、红花、蒲黄、灵脂、麝香、黄酒。

【功效主治】活血化瘀，通络止痛。用于心血瘀阻之厥心痛。证见膻中部或左胸膺部刺痛，痛处固定，面晦唇青，心悸怔忡，兼有爪甲青紫，发枯肤糙，舌紫暗，或有瘀斑，或舌下脉络紫胀，脉涩或结代。

【方义】方中赤芍、川芎、红花养血活血；蒲黄、灵脂活血通络祛瘀而止痛；麝香、黄酒通窍活血。全方共奏活血化瘀、通络止痛之功。

【加减应用】若兼胸胁胀满，嗳气等症，可合用冠心Ⅱ；若心悸不宁者，加琥珀粉以宁心安神；胸闷者加枳壳、藿梗；痛甚者加鸡血藤、楂片以通络止痛。

【出处】任继学．厥心痛的病因病机及其辨证论治（J）．中医药学刊：2002，20（2）：135～136

【方名】枳实薤白桂枝汤合金铃子散（任继学）

【药物组成】枳实、薤白、桂枝、瓜蒌、厚朴、金铃子、延胡。

【功效主治】温阳理气。用于寒凝气滞之厥心痛。证见遇寒则痛，彻背掣肩，四肢厥冷，兼有肋胀，急躁，畏寒口淡，苔白质淡，脉沉迟，或弦紧，或代。

【方义】枳实薤白桂枝汤(《金匮要略》) 合金铃子散(《素问·病机气宜保命集》)。方中枳实下气破结，消痞除满；薤白辛温通阳，宽胸散结，桂枝通阳散寒；瓜蒌、厚朴化痰散结，祛痰下气，使胸阳振，痰浊除，再配以金铃子、延胡理气活络止痛。

【加减应用】若形寒肢冷，阳虚较重者，加附子、干姜，以辛温通阳，散寒止痛。若痛剧而见四肢不温，冷汗出，可含化苏合香丸以温通开窍。

【出处】任继学．厥心痛的病因病机及其辨证论治（J）．中医药学刊：2002，20（2）：135～136

【方名】四参安心汤（张学文）

【药物组成】苦参10～12g，西洋参或太子参10g，麦冬15g，玄参10g，丹参15g，生山楂10g，炒枣仁10g，桂枝6g，炙甘草10g。

【功效主治】专治病毒性心肌炎导致的心动悸不安，胸闷心慌，疲乏无力，头昏自汗，或有轻度浮肿，舌红少苔，脉虚大而数或结代

【方义】方中苦参所含的活性成分苦参碱和氧化苦参碱能显著对抗实验性大鼠心律失常；配伍西洋参或太子参、麦冬、玄参以补气养阴；丹参、生山楂活血，炒枣仁养心安神，桂枝温通经脉，炙甘草益心气。

【加减应用】胸闷加全瓜蒌；气短汗出加炙黄芪、五味子；身微热加白薇或地骨皮；胸痛加赤芍、桃仁、三七；轻度浮肿加茯苓、益母草。

【出处】邵文彬，朱丽红．张学文教授临床用药经验拾萃（J）．中医药学刊，2005，23（11）：1947

【方名】脑窍通方（张学文）

【药物组成】丹参15～30g，川芎10～12g，赤芍10～12g，桃仁10～15g，红花10～15g，益母草15～30g，川牛膝10～15g，茯苓15～24g，麝香0.1～0.2g（冲服），血琥珀6～10g。缺麝香时可用白芷10～12g，冰片0.1～0.2g（冲服）代替之。

【功效主治】通窍活血利水。主治脑溢血或其他脑外伤、热病所致之颅脑水肿、颅内高压、神志昏迷或小儿脑积水以及脑肿瘤等颅脑水瘀证。

【方义】此方在通窍活血汤基础上，加入丹参以增强活血化瘀之功；加茯苓、益母草以利水活血化浊；加川牛膝以补肾、活血利水，且引血下行。诸药借麝香走窜之力，共奏醒脑通窍、活血利水、升清降浊之功。

【加减应用】对于出血性中风病急性期或伴有脑水肿者，宜将麝香易为石菖蒲10～12g，以防麝香辛香走窜迫血太过，再加三七粉0.1～0.2g（冲服），水蛭6～9g以行血止血，祛瘀生新。

兼阴亏者加白茅根10～50g，利水而不伤阴，且有益肾止血之功；痰涎壅盛者加竹沥水20～40ml，胆南星10～12g，天竺黄10～15g以涤痰开窍；血压增高且见躁扰不宁、面色红赤者，加灵磁石30～40g（先煎），钩藤10～15g（后下），天麻10～15g，羚羊角3～6g（另煎

兑取）以平肝潜阳；脑水肿严重者加大益母草、茯苓、川牛膝用量以增强活血利水之功效。如有便滞或便秘者加适量生大黄，以加强泄下排毒、活血止血作用。

该方药引用白、黄酒，生姜，大枣，不可忽视。

对于缺血性中风病，无论是急性期或康复期均可用本方稍事加减。若脉象沉缓无力者，兼有气血虚弱之象，宜加黄芪 20～40g，鸡血藤 15～30g 以益气养血通络。

对于中风后遗症伴有脑萎缩、脑积水或老年性痴呆者，因其水瘀互阻脑窍日久，已使脑髓不足，宜酌加益肾填补精髓之品，如鹿角胶 6～9g（烊化），桑寄生 15～30g，山茱萸肉 10～15g，鹿衔草 30g 等。

小儿解颅（脑积水），如因其先天禀赋不足，水瘀互阻脑窍发病，原方宜加鹿角胶 6～9g（烊化），桂枝 6～10g，石菖蒲 6～10g。淡黄酒 30～50ml 为引，以增强化瘀利水、通阳开窍之效。

对于颅脑外伤所致的颅内血肿或继发性颅内高压症，以及脑外伤所致的脑积水，原方宜加三七 3～4g（冲服），水蛭粉 0.5～1g（冲服），苏木 10～12g，炮山甲 6～10g，以增强活血破瘀之效。

对于顽固性头痛、癫痫、脑肿瘤等症，均可由此方随证加僵蚕、全蝎、蜈蚣等虫类药物以入络剔邪、祛风化痰、散结止痛，常能取得较好效果。

【出处】孙景波，华荣，符文彬．张学文教授从颅脑水瘀论治疑难脑病经验（J）．中国中医急症，2006，15（6）：628～631

【方名】清脑通络汤（张学文）

【药物组成】草决明、磁石（先煎）、豨莶草各 30g，川芎、菊花各 12g，赤芍、地龙各 10g，山楂、丹参、葛根、川牛膝各 15g，水蛭 6g。

【功效主治】清脑降压，活血通络。主治中风先兆，症见头痛、头昏、眩晕、耳鸣、肢体麻木、手足逐渐不利、疲乏无力，舌质淡紫、舌下静脉瘀阻，脉弦细等。

【方义】方中草决明、菊花专清肝脑之热；水蛭、川芎、赤芍、山楂、丹参化心脑之瘀；磁石平肝阳之亢；川牛膝补肝肾之虚；地龙、豨莶草通络降压；同时草决明、山楂兼降血脂，软化血管。

【加减应用】如见肝肾不足加山茱萸、杜仲、桑寄生；语言迟钝加胆南星、菖蒲、郁金、天竺黄；胸闷胸痛加瓜蒌、薤白、三七；肢体不利加鸡血藤、威灵仙等；高血压导致的心脏病也可应用此方，在原方基础上加瓜蒌、薤白、三七等。

【出处】符文彬，孙景波．张学文教授从肝论治脑病经验介绍（J）．新中医，2004，36（5）：14～15

【方名】通脉舒络汤（张学文）

【药物组成】黄芪30g，红花、川芎各10g，地龙、川牛膝各15g，丹参30g，桂枝6g，山楂30g。

【功效主治】益气活血、通脉舒络、排滞荡邪、祛瘀生新。主治中风、痹证等偏于气虚血瘀者。

【方义】本方是由清代王清任之补阳还五汤加减而成。方中重用黄芪补气；川芎为血中气药，通行血海；红花活血祛瘀行滞；地龙咸寒走窜，入络剔邪，熄风止痉；川牛膝活血通络，引血下行，走而能补，兼滋肝肾；丹参功似“四物”，善活血凉血、养血益心、祛瘀生新、安神定志；桂枝通阳化气；山楂入血分。该方能补能攻，能上能下，且寒温并施，可防辛温走窜之品伤及阴血。共奏益气活血、通脉舒络、祛瘀生新之功。特别是山楂，既可活血散瘀，又可消解诸药之腻，健脾和胃。

【加减应用】意识、语言障碍明显，属气郁或痰湿内阻者，加郁金12g，菖蒲、法半夏各10g，茯苓15g；语言障碍，吞咽困难者，原方去桂枝，加胆南星、郁金、天竺黄各10g；头痛甚者去桂枝、红花，加僵蚕10g，菊花15g；眩晕明显，属肝阳上亢者去桂枝、川芎、黄芪，加珍珠母（先煎）30g，茺蔚子、天麻各10g；纳呆胸闷、舌苔白腻、湿浊明显者，加白术、茯苓各10g，薏苡仁20g，或藿香、佩兰各10g；呕吐者加竹茹、姜半夏各10g；便秘、口臭者加大黄（后下）12g；抽搐者去桂枝，加僵蚕、钩藤各10g。

【出处】邵文彬，朱丽红，张学文．张学文教授脑病验方集锦（J）．中医药学刊，2005，23（10）：1767～1768

【方名】通窍活血利水汤（张学文）

【药物组成】丹参30g，桃仁、红花各10g，茯苓20g，川牛膝

15g，白茅根30g，川芎、赤芍各10g，水蛭6g，麝香0.1g，黄酒30～90g，葱白3寸。

【煎服方法】先将黄酒洒在干药上，用纸或布封紧器口，20min左右，使黄酒渗入药中，而后除麝香外，余药清水煎，取药汁或温开水冲服麝香粉。

【功效主治】通窍活血，利水化浊。主治中风、颅脑外伤、脑积水、顽固性头痛、脑肿瘤，辨证属于颅脑水瘀或颅脑积血者。

【方义】本方由王清任通窍活血汤化裁而来。麝香一味通窍活血，通阴达阳，香窜走络，用于颅脑积血积水之证最宜，为方中主药。如缺此药，常影响疗效。临床缺之，可用冰片0.2g冲服代之，或用白芷6～9g试代之。川芎、桃仁、红花、赤芍、丹参、水蛭共为活血化瘀通络之品，直接针对瘀阻脑络之病机关键，共为辅药。茯苓、白茅根利水化浊，川牛膝滋益肝肾，又能活血通络，引水下行，共为佐药。黄酒辛散，疏通经脉，为药引。诸药合用，使滞者通，浊者清。临床使用中发现，黄酒用量可酌情，少则20g，多则90g，服药后如有面色微红、微醉之象，效果更好。

【加减应用】对于单纯的颅脑瘀血证，如顽固性头痛，当在原方基础上去掉白茅根、茯苓等利水化浊之品。

【出处】邵文彬，朱丽红，张学文．张学文教授脑病验方集锦（J）．中医药学刊，2005，23（10）：1767～1768

【方名】脑清通汤（张学文）

【药物组成】天麻，钩藤，决明子，菊花，川芎，地龙，赤芍，红花，三七粉（冲），生地，桑寄生，生杜仲，川牛膝，豨莶草，生山楂。

【功效主治】清肝活血。主治肝热血瘀证之中风。

【方义】天麻、钩藤、决明子、菊花清热平肝；川芎、地龙、赤芍、红花、三七化瘀通络；生地滋阴，“壮水之主以制阳光”；桑寄生、生杜仲补肝肾、强筋骨；川牛膝引肝热、瘀血下行；豨莶草清热兼通络；生山楂活血散瘀。诸药合用，共奏清肝热，通经络之效。

【出处】张华丽，黄英莉．张学文教授清肝活血法治疗中风的经验介绍（J）．现代中医药，2007，27（1）：23～24

【方名】消水圣愈汤（朱良春）

【药物组成】桂枝、甘草、干姜、大枣、麻黄、杏仁、附子、知母。

【功效主治】温阳益气，活血利水。主治风心病。

【方义】方中麻黄能通心气，发舒心阳，破坚积，并有利尿作用；桂枝通阳利水：附子强心；细辛散陈寒：知母育阴化气；干姜温中，守而不走；杏仁开宣心肺之气。遂成阴阳既济之功。

【出处】朱良春．风心病证治初探（J）．湖南中医学院学报，1985，1：18～20

【方名】心痹汤（朱良春）

【药物组成】生黄芪、党参、炒白术、茯苓各15g，当归尾、丹参、桃仁、红花各9g，水蛭粉1.2g（分吞），虻虫1.5g，炙甘草10g。

【功效主治】益气扶正，化瘀利水。主治心衰属心气不足，心脉瘀阻，心下痞坚，足肿者。

【方义】水蛭粉治此证效著，盖化瘀即所以利水也，配合益气扶正之品，遂无耗伤气血之弊。

【出处】朱良春．风心病证治初探（J）．湖南中医学院学报，1985，1：18～20

【方名】银翘白虎汤（朱良春）

【药物组成】连翘20g，银花、防己、木瓜、知母、粳米各25g，生石膏10g，甘草10g。

【功效主治】清热解毒，通络利痹。用于风湿性心肌炎阶段。

【加减应用】湿重者加苍术25g，苡仁40g，厚朴10g；热重者加栀子、黄柏各15g，黄连5g；心前区闷痛者加全瓜蒌、薤白各25g，桃仁、丹参各15g；心悸者加茯神、枣仁、远志各15g，柏子仁25g。

【出处】朱良春．风心病证治初探（J）．湖南中医学院学报，1985，1：18～20

二、消化系统

（一）概论

浅表性胃炎，是一种慢性胃黏膜浅表性炎症，它是慢性胃炎中最多见的一种类型，在胃镜检查中约占全部慢性胃炎的50%～85%。本病的发病高峰年龄为31～50岁，男性发病多于女性。慢性浅表性胃炎的基本病变是上皮细胞变性，小凹上皮增生与固有膜内炎性细胞浸润，有时可见到表面上皮及小凹上皮的肠上皮化生，不伴固有腺体的减少。病变部位常以胃窦明显，多为弥漫性，胃镜检查为胃黏膜充血、水肿及点状出血与糜烂或伴有黄白色黏液性渗出物。目前国内按炎性细胞浸润黏膜层的深浅将本病分为轻、中、重三度。凡浸润黏膜浅层1/3者为轻度；涉及中1/3者为中度；超过黏膜层2/3者为重度。大多数浅表性胃炎患者缺乏临床症状，部分患者常有上腹部胀闷、嗳气、吐酸、食欲减退，或无规律上腹隐痛、食后加重等诸多表现。慢性浅表性胃炎经治疗多能痊愈；若失于治疗，则可进一步发展，固有腺体因炎症破坏而减少，可以转化为萎缩性胃炎。饮食要有规律，多吃碳水化合物、蛋白质和维生素，微量元素要合理搭配，加强体育锻炼，多和同龄朋友交流，保持身心愉快都是非常重要的。

慢性萎缩性胃炎，也称萎缩性胃炎。是指胃黏膜表面反复受到损害后导致的黏膜固有腺体萎缩，甚至消失，黏膜肌层常见增厚的病理改变。由于腺体萎缩或消失，胃黏膜有不同程度的变薄，并常伴有肠上皮化生、炎性反应及不典型增生。该病是消化系统常见疾病之一，在我国一般人群中，慢性胃炎的发病率甚高，其中萎缩性胃炎占受检人数的13.8%。慢性萎缩性胃炎多由慢性浅表性胃炎失治或误治转化而成，少数萎缩性胃炎可演变为胃癌，据报道，我国萎缩性胃炎的癌变率为2.55%。慢性萎缩性胃炎以病情迁延、长期消化不良为特征。主要表现为腹胀，稍微多食则腹胀更明显，口淡无味，胃脘部隐痛不适，疲乏，消瘦，纳差，贫血等，属中医学“痞满”、“胃脘痛”等范畴。慢性萎缩性胃炎的发病原因至今尚未完全阐明，一般认为与免疫因素、胆汁反流、生物因素、药物因素以及相关疾病的影响相关连，中医认为与情志失调、饮食不节、脾胃虚弱、先天不足等有关。在本病的治疗上，目前中西医都无特效的治疗药物和方法，中医主要从整体出发，根据辨证论治的原则进行治疗。近年来，中医药治疗慢性萎缩性胃炎的报道甚多，有不少好的方药与方法，对改善症状、促进病体康复大有帮助。慢性萎缩性胃炎病程较长，进展缓慢，在其病变过程中常出现胃出血、胃溃疡、贫血、胃癌等并发症，应引起医务工作者及患者的重视。

反流性胃炎——食道炎，是由于食道下端括约肌功能失调，或幽门括约肌关闭功能不全，胃液或十二指肠内容物反流入胃或食道，引起局部黏膜充血、水肿，甚至糜烂的病理过程。本病可见于青、中、老年各阶段，是消化系统常见病，以胃脘和剑突下疼痛、烧灼感、打呃、反酸、胀闷为主要症状。中医学无反流性胃炎——食道炎病名，根据其临床特征，应归属于胃脘痛、反酸、胸痛、呕吐等范畴。反流性胃炎——食道炎的病因主要为胃大部切除胃空肠吻合术后，以及幽门功能失常和慢性胆道疾病等。临床表现为胃部饱胀感或不适，往往饭后加重，或有胃痛，或胃部发凉，可伴腹胀、嗳气、反酸、烧心、恶心、呕吐、胃振水音、肠鸣、排便不畅、食欲减退和消瘦等；严重的还可有胃出血，表现为呕血或排黑便（柏油样便）以及大便潜血试验呈阳性等。胃镜检查：可直接看到胃液较多，呈草绿色，胃黏膜充血、水肿，或呈糜烂；幽门口开放，胆汁从十二指肠通过幽门反流至胃；病理活组织检查提示胃炎。

食管贲门失弛缓症，由食管神经功能障碍所引起，特征是食管缺乏蠕动，食管下端括约肌高压，吞咽时不能正常松弛，使食物不能顺利入胃。初期多表现为吞咽时胸骨下部有梗阻、噎塞、灼热感，随即出现吞咽困难，噎塞不下行，反流呕吐，可间歇反复发作，有时咯出少量痰涎，食物稍能下移，大便多秘结如羊矢状。

消化道溃疡，主要指发生在胃和十二指肠的慢性溃疡，亦可发生于食管下段、胃空肠吻合口周围及含有异位胃黏膜的美克尔（MECK-EL）憩室。这些溃疡的形成与胃酸和胃蛋白酶的消化作用有关，故称消化性溃疡。近年研究发现溃疡的形成与幽门螺旋杆菌（HP）的存在有关。本病绝大多数（95%以上）位于胃和十二指肠，故又称胃十二指肠球部溃疡。深入研究表明，胃溃疡病和十二指肠球部溃疡病在病因和发病机制方面有明显的区别，并非同一种疾病，但因两者的流行病学、临床表现和药物治疗反应有相似之处，所以习惯上还是把它们归并在一起。本病的总发病率占人口的5%～10%，十二指肠球部溃疡较胃溃疡多见，以青壮年多发，男多于女，儿童亦可发病，老年患者所占比例亦逐年有所增加。胃溃疡患者的平均年龄高于十二指肠球部溃疡患者约10年。

胰腺炎，是胰腺因胰蛋白酶的自身消化作用而引起的疾病。可分为急性及慢性二种。急性胰腺炎是临床上常见的引发急性腹痛的病症（急腹症），是胰腺中的消化酶发生自身消化的急性化学性炎症。可分为普通型和坏死出血型。坏死出血型较少见，但病情严重，死亡率高。慢性胰腺炎是由于急性胰腺炎反复发作造成的一种胰腺慢性进行性破坏的疾病。有的病例急性期不明显，症状隐匿，发现时即属慢性。临床上常伴有胆道系统疾患，患者有上腹痛、脂性泻，有时并发糖尿病。慢性酒精中毒时也常引起本病。

细菌性痢疾，简称菌痢。是志贺菌属（痢疾杆菌）引起的肠道传染病。临床表现主要有发冷、发热、腹痛、腹泻、里急后重、排黏液脓血样大便。中毒型菌痢起病急骤、突然高热、反复惊厥、嗜睡、昏迷、迅速发生循环衰竭和呼吸衰竭，而肠道症状轻或缺如，病情凶险。菌痢常年散发，夏秋多见，是我国的常见病、多发病。本病有有效的抗菌药治疗，治愈率高。疗效欠佳或慢性变多是因为未经正规治疗、未及时治疗、使用药物不当或耐药菌株感染。因此，早期诊断、早期治疗是治愈的关键。中医认为湿热蕴结肠腑，腑气不畅所致。

便秘，是排便次数明显减少，每2～3天或更长时间一次，无规律，粪质干硬，常伴有排便困难感的病理现象。便秘可区分为急性与慢性两类。急性便秘由肠梗阻、肠麻痹、急性腹膜炎、脑血管意外等急性疾病引起；慢性便秘病因较复杂，一般可无明显症状。按发病部位分类，可分为两种：①结肠性便秘。由于结肠内、外的机械性梗阻引起的便秘称之为机械性便秘。由于结肠蠕动功能减弱或丧失引起的便秘称之为无力性便秘。由于肠平滑肌痉挛引起的便秘称之为痉挛性便秘。②直肠性便秘。由于直肠黏膜感受器敏感性减弱导致粪块在直肠堆积。见于直肠癌、肛周疾病等。习惯性便秘多见于中老年和经产妇女。顽固便秘病因复杂，中医古有“阳结”、“阴结”之分。阳结为热证、实证；阴结为寒证、虚证，可因多种疾病引起，究其病机多责之枢机不转、运传失常所致。有中气不足、推运无力或寒邪痼闭而秘；有津伤血耗、肠燥失润而秘；有胃失和降、腑气不通而秘；有湿热阻滞或食积气滞而秘；更有肝郁、肝失疏泄条达致秘等。

溃疡性结肠炎，是一种病变主要在大肠黏膜和黏膜下层，可形成糜烂、溃疡，原因不明的弥漫性非特异性炎症。病变多在直肠及乙状结肠，向上呈连续性非跳跃式蔓延，累及部分、大部分或全结肠。主要临床表现是腹泻、黏液脓血便、腹痛和里急后重。病情轻重不等，多反复发作或长期迁延呈慢性经过。精神刺激、劳累、饮食失调常为本病发病的诱因。临床有轻型、重型、爆发型，后两型较少见。本病属中医学“大瘕泄”（病名首见于《难经》五十七难）或“下利”、“脏毒”、“肠澼”、“肠风”等范畴。多为慢性非特异性肠病。临床有急慢性之分。慢性者缠绵难愈，反复发作，甚至多年不愈，故亦称久泻。主证为腹泻伴黏液或脓血便，有似痢非痢、似泻非泻之说，有轻度里急后重腹痛或无里急后重者，亦有久泻黏液无脓血者。

呕吐，是胃内容物反入食管、经口吐出的一种反射动作。可分为三个阶段，即恶心、干呕和呕吐，但有些呕吐可无恶心或干呕的先兆。呕吐可将咽入胃内的有害物质吐出，是机体的一种防御反射，有一定的保护作用，但大多数并非由此引起，且频繁而剧烈地呕吐可引起脱水、电解质紊乱等并发症。呕吐病名可追溯到《内经》，《素问·至真要大论》、《灵枢·经脉》中称“呕”、“呕逆”。汉代张仲景最早提出“呕吐”之名，其《金匮要略》有《呕吐哕下利病脉证治》专篇论述，并首次提出“干呕”之名。金代李东垣认为“声物兼出谓之呕”（即有声有物），“物出而无声谓之吐”（即有物无声），“声出而无物谓之干呕”（即有声无物）。其实呕与吐多同时发生很难分开，后世一般并称为“呕吐”。

吐血，病证名。血由胃和食道而来，经口吐出，血色红或紫黯，常夹有食物残渣，称为吐血，也称为呕血。常见于西医的消化性溃疡、慢性胃炎、肝硬化、胃癌等病所致的上消化道出血。多因嗜食酒热辛肥、郁怒忧思、劳欲体虚等，致胃热壅盛，肝郁化火，或心脾气虚，血失统御而成。亦有因外感引动者。吐血分为外感吐血、内伤吐血、阴虚吐血、劳心吐血、劳伤吐血、气郁吐血、蓄热吐血、伤胃吐血、伤酒吐血等。

便血，血从肛门而出，或随大便挟杂而下，或下纯血。一般认为消化道出血量在50毫升以上即可出现黑便。由于血红蛋白中的铁在肠管内与硫化物相结合而生成硫化铁，故大便呈柏油样黑色。呕血者多有黑便。便血的原因较多，几乎全消化道出血均可引起便血，但常见原因有：①上消化道出血。②小肠出血，如肠结核、局限性肠炎、急性出血性坏死性肠炎、小肠肿瘤、肠套叠等。③结肠出血，如痢疾、溃疡性结肠炎、局限性肠炎、结肠癌等。④直肠出血，如直肠癌、直肠损害、痔、肛裂等。⑤其他疾病，如各种血液病、流行性出血热、伤寒与副伤寒、钩虫病、维生素缺乏症等。

慢性胃痛、腹痛，是指无器质性病变，而成缠绵难愈之痛。中医认为多有气滞、血瘀、阴虚、热邪等原因所致。

（二）论治

【方名】浅表性胃炎自拟方1（何任）

【药物组成】柴胡9g，枳壳9g，九香虫6g，绿萼梅6g，陈皮6g，白芍15g，炙甘草9g，蒲公英15～30g。

【功效主治】理气和胃止痛。主治胃病因情志不舒，肝郁气滞，逆而犯胃，致胃气不和，通降失常而发者。症见胃脘疼痛，胀闷，嗳气，大便不畅，苔白或白厚，脉弦等。

【方义】方中柴胡、炒枳壳、九香虫疏肝解郁；陈皮、绿萼梅理气和胃；芍药、甘草缓急止痛；蒲公英清肝胃郁热而消炎止痛。诸药合用，共奏理气和胃止痛之功效，凡胃病以上述脉症为主者投之多能显效。

【加减应用】恶心加姜竹茹12g；泛酸加煅瓦楞子12g；纳滞加神曲9g，鸡内金9g；便闭加生大黄3g；便黑加炒地榆9g，仙鹤草20g；口干加石斛15g；疼痛剧烈者可酌加五灵脂9～15g，炙刺猬皮9g。

【附注】肝主疏泄，性喜条达，五行属木，易克土犯胃。若情志不舒，肝气郁结，不得疏泄条达而横逆犯胃，致胃气失于和降顺达，则郁而为痛。气机不利，肝胃气逆，则脘胀、嗳气。肝失和降，气滞肠道，传导失常，则大便不畅等。此类病人，常可因心情不畅而易发或加重。治宜理气和胃。

【出处】金国梁，何若苹．何任教授学术经验及临证特色撷英．

浙江中医学院学报，1997，21（3）：1～3

【方名】浅表性胃炎自拟方2（何任）

【药物组成】姜半夏9g，干姜6～9g，黄芩9g，黄连3g，太子参15g，厚朴9g，陈皮6g，白芍15g，蒲公英15～30g。

【功效主治】调和胃气，复其升降，散痞和胃。适用于胃病因误治或饮食等伤及脾胃之气，邪热乘虚内犯，使脾胃不和，寒热错杂，虚实互见，升降失常，气机痞结中焦；脾胃气虚，和降失常，气机痞滞所致之胃脘胀满不舒，或如物塞滞，噫嗳不爽，干呕时作，纳滞，大便干稀不调，苔白，脉弦或濡等症。胀满而不痛是本法之主要适应证。

【方义】是方以半夏、干姜、陈皮、厚朴辛开温散和胃降逆以消痞；佐黄芩、黄连、蒲公英，苦寒降火以清热；辅以太子参、甘草、白芍等补中益气，以扶正祛邪。全方辛苦并用以顺其升降，寒热并进以和其阴阳，补泻同施以调虚热。立意周全而旨在调和胃气，复其升降，达到散痞和胃除病之目的，凡胃病以胀满不适为主者，加减治之，屡用达效。

【加减应用】便闭者黄连减量，加生大黄3g，或麻仁15～20g；便溏次数多，加苍术12～15g；干呕频作加沉香曲9g；纳滞加神曲9g，鸡内金9g；伴隐痛者，加延胡索9g。

【附注】何老用散痞和胃法，系效法仲景“半夏泻心汤”法而设。盖仲景于《伤寒论·辨太阳病脉症并治》及《金匮·呕吐哕下利病脉证治》中有论“心下痞”之证治。夫“心下”者，胃也。而心下痞，乃指胃脘部胀满，按之柔软而不痛之症状。仲景本意“心下痞”，多由伤寒表邪未解，误用下法，而邪气乘虚内陷，结于心下，以致阴阳不和，寒热错杂，升降失常，上下不通，虚实夹杂，气机痞塞中焦所致。故仲景以半夏泻心汤，辛开苦降，寒热并调，补泻同施，以和胃降逆，散结消痞。

何老认为，临床所见此证甚多，非多由伤寒表邪误下所致，而内伤杂病之心下痞亦常见，此病多因忧郁气结而致心下痞，或饮食伤胃而致心下痞，亦可因由其他疾病治疗伤及胃气而成痞，或久病脾胃气虚而成痞等等。慢性胃炎、胃与十二指肠球部溃疡、幽门不完全性梗阻、贲门松弛症、贲门癌、胃癌、胃下垂、胃神经官能症等多种疾病，均可出现胃脘胀满不舒等心下痞症状，常可用泻心汤类方加减治疗而获效。

【出处】金国梁，何若苹．何任教授学术经验及临证特色撷英．浙江中医学院学报，1997，21（3）：1～3

【方名】浅表性胃炎自拟方3（何任）

【药物组成】北沙参15g，麦冬15g，当归12g，生地黄15g，枸杞子15g，白芍15g，炙甘草9g，蒲公英15～30g。

【功效主治】养阴和胃止痛。适用于郁热伤阴，胃失濡养，和降失常而致胃痛隐隐，口干咽燥，大便干结，舌红少津，脉细。

【方义】是方以“一贯煎”养阴和胃，佐白芍、甘草，既可酸甘育阴又能缓急止痛。辅以蒲公英，止痛清郁热。合用共达养阴和胃止痛之功效。

【加减应用】大便闭结，加火麻仁15～20g；泛酸加煅瓦楞子12g；便黑加炒地榆9～15g，仙鹤草20～30g。

【附注】凡胃病以脘痛隐隐，伴口干咽燥，舌红，便干等为主症者，用之常获佳效。

【出处】金国梁，何若苹．何任教授学术经验及临证特色撷英．浙江中医学院学报，1997，21（3）：1～3

【方名】浅表性胃炎自拟方4（何任）

【药物组成】黄芪15～30g，白芍15g，炙甘草9g，干姜6～9g，乌药6g，党参15～20g，茯苓15g，九香虫6g，蒲公英20～30g。

【功效主治】健中和胃止痛。适用于胃病因脾胃虚弱，和降乏力，或中阳不足，脾胃虚寒，升降失和所致之胃脘隐痛，缠绵不已，喜温喜按，空腹痛甚，得食痛减，神疲乏力，或泛吐清水，大便溏，苔白，脉弱等症。凡胃病见上症者，加减治之多获良效。

【方义】是方以黄芪、党参、茯苓健中益气；佐干姜、乌药温中散寒；辅以白芍、炙甘草、九香虫、蒲公英缓急止痛，合之有健中和胃止痛之功效。

【加减应用】泛吐清水较多，加姜半夏9g；泛酸加吴茱萸4g，煅瓦楞子12g；纳差加炒谷芽30g，鸡内金9g；便溏加苍术15g。

【出处】金国梁，何若苹．何任教授学术经验及临证特色撷英．浙江中医学院学报，1997，21（3）：1~3

【方名】开泄法（徐景藩）

【药物组成】黄连、黄芩、杏仁、桔梗、枳壳、竹茹、贝母、半夏、干姜（或生姜）、吴萸、紫苏、蔻仁、橘皮、砂仁、佛手、薤白。

【功效主治】流通气机、宣肺降胃。主治慢性浅表性胃炎患者，主症胸闷脘痞，胸闷明显而善太息，脘痞如塞而不知饥，饮食减少，食而无味，口干不渴，舌有薄苔，经一般理气和胃药治疗效果不著。

【方义】“开”意即宣畅气机，“泄”意即通降下泄。开泄药用苦辛，辛苦相合，藉宣畅气机而达到通降之目的。故在一般概念上也属于“苦辛通降”这一治法范畴。但“开泄“法兼宣通上焦，这是“开泄”法有异于“苦辛通降”以治中焦为主的不同点。“开泄”法亦即苦辛通降之变通法，药及上、中二焦，药味轻灵，反映中医治疗学的不断丰富。

“杏蔻橘桔”，苦辛各二味，唯其微苦微辛，具有流通气机、宣肺降胃之功而不若黄连、干姜之苦寒辛温。且具有轻清之性，轻可去实，宣通肺胃而不伤脾胃，所以，治效良而流弊少，适应较广。

【加减应用】一般用杏仁、蔻仁、橘皮、桔梗，配用微苦之竹茹、石见穿，微辛之佛手片、半夏、石菖蒲等。病久脾胃运化不力者，配以炙鸡金、谷麦芽、茯苓、甘草，或添麦门冬以顾护胃津。若胸闷痹阻不畅，可加薤白、瓜蒌皮。脘痞而痛者，佐以木香、陈香橼等。这些都是开泄法的常配伍药物，据证选用，灵活变通。

【附注】“开泄”治法的运用，原系叶桂治疗外感温热病的医疗经验之一。《温热经纬》卷三，“叶香岩外感温热篇”载“脘在腹上，其地位处于中，按之痛或自痛，或痞胀……有外邪未解，里先结者，或邪郁未伸，或素属中冷者。虽有脘中痞闷，宜从开泄，宣通气滞以达归于肺。如近俗之杏蔻橘桔等，是轻若微辛，具流动之品可耳”。

【出处】徐景藩，徐丹华．开泄法与慢性胃炎．1994，35（2）：121

【方名】泄泻自拟外用方（徐景藩）

【药物组成】葱白、车前草、苏叶、皮硝等。

（1）葱白1把，捣烂，加生姜汁适量，外敷脐部（或脐下2寸），盖以塑料膜，加覆纱布固定。每日1～2次。适用于急、慢性泄泻患者。

（2）车前草100g，苏叶15g，煎水，每日1～2次，清洗双足，保持一定的水温。适用于慢性寒湿泄泻。

（3）皮硝（或芒硝）敷脐，用量每次30g，用法同前。适用于因食滞而引起的泄泻。如食滞兼寒者，加肉桂粉2g，拌匀后外敷。适用于因食滞而引起的泄泻。如食滞兼寒者，加肉桂粉2g，拌匀后外敷。

【功效主治】用于泄泻。

【出处】刘沈林．消化道疾病的外治法经验——徐景藩教授用药经验拾零．中国中医急症．1996，6：269～270

【方名】胃病外用方（徐景藩）

【药物组成】生姜、皮硝、丁香、肉桂等。

（1）姜汁棉兜：夏日用鲜生姜0.5kg，洗净去皮，切片，加水少许，取汁，或加水煎煮取其浓汁，均匀滴洒于平铺的丝棉（或棉花）上，烈日下晒干，包以薄布，缝成约25cm×20cm的兜肚。3个角上缝细绳，上角挂于项部，左右2个角围系于后腰，下端垂下。一般在秋后即可应用，适用于各种慢性胃痛，尤以受寒后胃痛易发者为佳。

（2）丁桂散：公丁香、肉桂等量研成极细粉末。令病人仰卧，先用热毛巾擦上腹胃脘部。候皮肤已干，将药粉少许擦于中脘穴或痛处皮肤上，外贴约4cm×4cm白胶布1～2层。至翌日揭去胶布，清洁皮肤，隔半小时许再敷药贴胶布。如胃痛较著者，还可在所贴胶布处加艾条灸或热水袋贴熨，以助药力内行，但应注意艾灸勿烧焦胶布，热水不必过烫。适用胃寒或气滞胃痛。

（3）用皮硝（或芒硝）30g，以薄纸包成方形，外加一层纱布，敷于胃痛部，再用布带围裹固定，时加盖衣被。翌晨取下，清洁皮肤，如法再敷。如属卧床患者，不分昼夜均可外敷。凡得温而使皮硝（或芒硝）潮解者效果尤佳。潮解后取下，再如法外敷，直至疼痛控制后再用药1～2次，适用于胃病消化不良，因食滞内停而诱发疼痛者，或胃中郁热，脘痛有灼热感的患者。

【功效主治】胃十二指肠溃疡、炎症、胃下垂等疾患，具有上腹胃脘部疼痛症状者，可选用。

【出处】刘沈林．消化道疾病的外治法经验——徐景藩教授用药经验拾零．中国中医急症．1996，6：269～270

【方名】抑肝健脾方（徐景藩）

【药物组成】白芍、白术、防风、陈皮、蝉衣、炙乌梅、木瓜炭、合欢皮、炙僵蚕等。

【功效主治】抑肝，敛肝，健脾，温肾。主治下利腹痛。

【方义】本病病位涉及肝、脾、肾及大肠。肝合胆，脾合胃，肺与大肠相表里，各有侧重，在病程中也可能有变化。病理因素有湿，有热，有湿热并重，有热重于湿，有湿重于热。初发或症状显著时腹痛，里急后重，下利有血，病及气滞、热损阴络，或兼肠腑积滞，当按痢证论治。逐渐缓解以后，一般以脾虚肝郁为主。久则及肾，治当抑肝、敛肝、健脾并佐温肾之法。

至于抑肝健脾，痛泻药方抑肝不足，健脾亦不足，故选加蝉衣、炙乌梅、木瓜炭、合欢皮、炙僵蚕，利于改善症状，利于防止反复发作。本病下利病久食少，肝脾不和而属于疏泄太过者占多，肝气疏泄不及者极少或较轻。既有疏泄太过，应予敛柔治之，故用乌梅、木瓜与白芍、甘草相伍，酸甘相伍。蝉衣与僵蚕均可祛风而抗过敏，猝然发作（或复发）而腹鸣、腹痛、下利有血，肠中有“风”，故可用之。痛泻要方中的防风亦是祛风药，三药共投，作用更著。《千金要方》黄昏汤，用一味合欢皮，治疗肺痈脓已尽时，可以促使肺部病灶的愈合。肺与大肠相合，本病肠有溃疡，故便血减少后用合欢皮，颇有雷同之功。

【附注】有的病人对某些食品具有过敏性，须使病人回忆、记录，并加以防范。少食生冷、水果，注意保暖，以腹部为要，情绪稳定，勿过紧张等等，均甚重要。

剂型可以汤、散选择运用，如缓解期以散剂调服为主，辅以汤剂。汤剂内服与保留灌肠并进，灌肠次数频疏不等。急性、初发、症状显著时汤剂内服日2次或3～4次，灌肠连续7～10日。缓解期可以隔日1剂或3日1剂，每剂2次煎服，灌肠每周2次。散剂相辅，药食相兼，巩固用药，一旦有所反复，及时加以调整。

【出处】徐景藩．溃疡性结肠炎反复发作的防治对策．江苏中医药．2006，27（1）：14～15

【方名】腹痛下利自拟方（徐景藩）

【药物组成】地榆、侧柏叶、槐花、丹皮、仙鹤草、紫草。

【功效主治】清肠凉血行瘀。主治腹痛下利，大便常有血，血色初为鲜红，渐为暗红，痛位亦较固定。

【方义】腹痛下利，大便常有血，血色初为鲜红，渐为暗红，痛位亦较固定，故病及于血，血热、血瘀为两大病理因素。在治法中必须参以凉血、行瘀之方药应贯彻始终。凉血如地榆、侧柏叶、槐花、丹皮等，均为常用之品。仙鹤草亦名泻痢草，既能凉血止血，又擅行瘀补虚，对本病急性期和缓解期均可适量运用，症著时每日30g，症渐向愈时一日15g。紫草凉血行瘀，用常规凉血药效欠著者，加入紫草，常获良效。病情好转后，仍间断用之，可以防复发，利于肠黏膜组织溃疡病变的愈合。总之，不忘治血相机参用血药，实属要法之一。

【加减应用】大便解而不畅时，可参用桃仁、当归；发作症重，腹痛显著者，可在辨证基础上加用红藤、丹皮、败酱草，清肠凉血行瘀。另如白槿花、大红鸡冠花炭，治下利便血也有良效。

【出处】徐景藩．溃疡性结肠炎反复发作的防治对策．江苏中医药．2006，27（1）：14～15

【方名】黄连加减方（徐景藩）

【药物组成】黄连等

【功效主治】主治下利

【方义】黄连苦寒，苦能燥湿，寒能胜热，千百年来被公认为治痢要药，溃疡性结肠炎亦常用之，为医家所熟知。

【加减应用】舌有黄腻之苔，湿热并重，黄连配厚朴。本病一般以湿热为多，但持久大便异常，脾虚及肾，本虚标实。两药配用，一寒一温，使下利止而不致恋邪，坚阴而不致过温。白多黄少之苔，黄连配加炒苍术、炒陈皮。

缓解而大便无血，次多而溏者，黄连配补骨脂。补骨脂辛温入肾温肾助阳，可治肾虚冷泻。用量为10g。症状显著改善后，补骨脂减为5g，遂与益智仁交互使用，利于防止反复发作。

【附注】黄连用量，急性发作时，每日最多5g；缓解后渐减量为一日3g；巩固期每日1.5g，每周用药3日，避免一成不变，持续日久，产生耐药性，亦可避免苦寒过度的弊病。

【出处】徐景藩．溃疡性结肠炎反复发作的防治对策．江苏中医药．2006，27（1）：14~15

【方名】白及三七糊剂（徐景藩）

【药物组成】白及粉1.5~3g，参三七粉1.5~2g。

【功效主治】护膜生肌、清热止血。主治上消化道出血。

【方义】临床及实验研究证实，白及对胃、十二指肠溃疡合并上消化道出血有显著疗效，已为多数医家所乐用。《本草经疏》谓白及"入血分以泄热，散结逐腐"。《本草正义》谓白及"本清肺胃，又能补伤"。足见前人的经验甚为可贵。白及治上述食管、胃、肠疾病的机理，可归纳为护膜、生肌、清热、止血，值得引起重视，加以深入研究。

【附注】1日3次或6小时1次，温开水调成糊状内服（按1g粉剂加8ml水的比例）。服后半小时内不饮水。血止后续服3日，酌减其量后再服3日。

【出处】徐景藩．白及三七糊剂治疗上消化道出血．1998，（10）：33

【方名】吐血胃热自拟方（徐景藩）

【药物组成】黄芩、黄连、大黄、生甘草、赤芍、丹皮等。

【煎服方法】汤剂应浓煎，每次服量以100~150ml为宜。

【功效主治】清热凉血，导热下行。主治吐血胃热证。

【方义】黄芩、黄连清热凉血；赤芍、丹皮凉血止血；大黄导热下行。

【加减应用】配用地榆、侧柏叶以加强止血作用。夹湿者常加陈皮、法半夏；气滞者酌加煨木香、炒枳壳。

气虚证，当以益气摄血为要，药如党参、焦白术、炒山药、炙甘草、白芍等；如气虚显著加炙黄芪、当归。山药甘而不温，补而不滞，与黄芪相伍，补气止血而兼“护膜”，有利于胃及十二指肠溃疡的愈合。

【附注】吐血胃热证，如出血过多，常随之而见气血两虚，病机亦每由实转虚，故血热证常为早期证候。多数病人仅见便血，在一定意义上说，脾虚是本，胃热是标。如不谙此要领，对脾虚之证，过用苦寒清热，使脾气更伤，血亦能止。反之，若一见出血，泥于脾虚当补之见，动辄参芪甘温升阳，则尤增血热，亦可致吐血不止。

【出处】徐景藩．白及三七糊剂治疗上消化道出血．1998，（10）：33

【方名】柴胡疏肝散加减（徐景藩）

【药物组成】陈皮、柴胡、川芎、香附、枳壳、芍药、甘草。

【功效主治】行气疏肝，和血止痛。主治肝郁气滞诸证。如妇女更年期由于生理、心理上的因素，在慢性胃脘痛的病因、诊疗方面有其一定的特点，临床表现为胃脘痞胀、隐痛，痛及胁、背，胸闷不畅，得嗳气则舒，嗳气不遂则脘痛腹胀加重，症状的发作或加重常与情志不畅呈平行关系。舌苔薄白，脉象细弦或细。一般在上腹胃脘部压痛不著，常无固定的痛点，心下（剑突部）及上脘疼痛多于中、下脘，右胁胀满不适或疼痛者多于左胁。

【方义】本方重用柴胡，轻用甘草，并选用枳壳，再配伍香附、川芎、陈皮等药，主在行气疏肝，并能和血止痛，为治疗肝郁气滞诸证的代表方。

柴胡疏肝散中有白芍、甘草，寓芍药甘草汤意，酸甘相合，入肝入胃。张山雷《藏府药式补正·肝部》谓白芍能“收敛耗散之阴气，摄纳而涵藏之……实是肝胆气浮，恐肆横逆必需之品。”对更年期妇女胃病脘痛，肝胃不和之证而无湿阻兼夹者，白芍可以重用，柔敛和阴，缓急定痛，实为常用要药。

【加减应用】在柴胡疏肝散的基础上常需加强理气开郁，常需酌加合欢花、广郁金、佛手片、绿萼梅、白蒺藜等。凡脘胁痛而兼胸闷不畅、胸隔不利者，苏梗为必需之品。此药温性极微，其色白，其味不辛。苏梗疏肝和胃而宽胸隔、开郁气，实为肝胃气滞证之良药，不必以“辛温”而畏避之。

若嗳气频多者，可用沉香或白檀香、刀豆壳、青皮等降逆顺气；嗳气不遂而脘痞胀痛加重者，可加木蝴蝶、桔梗与枳壳相配，调升降气机。麦芽健胃消滞，又能疏肝，配炙鸡内金、陈皮、六曲等调和胃气，增进食欲。

在疏肝理气和胃药中参用百合，有助于舒调心肝气郁而兼益胃柔肝，善为配用，可以提高疗效。

【附注】此类患者，虽经纤维内窥镜查谓萎缩性胃炎，若无明显口干、舌质光红之症，胃阴不虚，胃中气滞，不必妄用麦冬、石斛、生地等滋阴之剂。虽有神倦乏力、大便易溏、面色不华、脉细等脾虚之证，却不宜擅用黄芪、党参、白术等甘温滞气之品。

【出处】徐景藩．妇女更年期慢性胃脘痛的诊疗特点．江苏中医．1992，(12)：1

【方名】更年期胃痛自拟方（徐景藩）

【药物组成】枳壳、青皮、陈皮、广郁金、法半夏、砂仁、刀豆壳、柿蒂、煅赭石、制军等。

【功效主治】降胃气，有利于改善胆汁返流。主治更年期妇女患慢性胃脘痛的同时，常伴有胆病。由于肝胆疏泄失常，气机不畅，湿热互蕴，久则导致结石。在缓解期及慢性胆囊炎而兼有慢性胃、十二指肠炎症、溃疡者，疼痛位于心下、上脘，痛及右胁、背部，多表现为肝胃气滞证候，有口苦症状。

【方义】据《素问》所载，口苦由于胆热。又按《灵枢·四时篇》谓“邪在胆，逆在胃。”此“邪”可能包含气滞、湿热等病理因素。胆与胃俱属腑，腑宜通。“胆随胃降”，胃病和降失司，甚易影响胆府，胆府有病，邪逆于胃，胃胆同病，故胆与胃疾互为因果，互相助长。因而治疗时据证而参用降与和，取微辛微苦之枳壳、青皮、陈皮、广郁金、法半夏、砂仁、刀豆壳、柿蒂、煅赭石、制军，降胃气而有利于改善胆汁返流。

【加减应用】胆经湿热者可酌加茵陈、青蒿、黄芩、金钱草、海金沙、苡仁、芦根、玉米须等。

【附注】人在卧位时胆液容易经幽门而返流入胃，故应嘱患者取头位略高之卧位。适当的卧位，结合药治，有利于改善症状与胃黏膜病损。怡悦情怀，戒躁怒，避免过度烦劳，以制肝气之调畅，注意饮食起居等，均需善自调摄，其重要性自不待言。

【出处】徐景藩．妇女更年期慢性胃脘痛的诊疗特点．江苏中医．1992，（12）：1

【方名】石菖蒲加减方（徐景藩）

【药物组成】石菖蒲等

【功效主治】温胃肠，止疼痛，通利心脾二经。主治胃脘痛。

【方义】《别录》提出石菖蒲能“温胃肠”；《滇南本草》载其“治九种胃气，止疼痛”；缪希雍《本草经疏》曰：“其味苦辛，其气大温”，“此通利心脾二经之要药也”，“气味辛温，气厚发热，故温胃肠。”现代研究证明石菖蒲水提液对胃肠肌电活动呈抑制作用，其作用是通过阻断胆碱能 M 受体及迷走神经非胆碱能受体实现的，而与肾上腺素能 α 受体和 β 受体无关。此实验结果为石菖蒲在临床上对胃脘胀痛的治疗作用提供了一定的药理学依据。

【加减应用】徐景藩教授认为湿浊内盛，舌苔白腻，经久难化，口中黏，可在平胃散、不换金正气散等方中配用本品，以增其效；寒湿中阻，舌苔白腻或薄白，胃脘胀痛而受寒加重者，一般用温中化湿药后见效尚不快者，用石菖蒲与薤白、肉桂配伍，颇有良效，为治胃痛之变法；寒湿甚者，石菖蒲还可酌配草豆蔻、荜茇；湿浊郁而化热者，可与黄连、黄芩配用，化湿清热而兼苦辛通降之功。有的因情志不畅而诱发胃痛，心情抑郁，气滞不解，气郁津凝，成为湿浊者，也可用石菖蒲，或配用合欢花、郁金等，每可奏效。

胃炎兼有食管炎症，脘痞，胸骨后不适，胸膈胀闷，善太息，于辨证方中加用石菖蒲，颇有良效。贲门失弛缓症，或幽门不完全梗阻，食入呕恶，或朝食暮吐，前者属噎膈，后者似反胃，可据证选方，配加石菖蒲、通草，徐教授认为具有通胃窍的作用。胃下垂，慢性胃炎，脘腹有如水击气之声，病人在松弛收缩腹肌时其声甚显，旁人亦可闻之，可用石菖蒲配防风，化湿祛风相伍；如不效，则配加茯苓、泽泻、白术等加强健脾利湿。

【出处】陆为民．徐景藩教授临床应用石菖蒲的经验．中国中药杂志，2006，31（5）：430～431

【方名】慢性胃炎自拟方（颜德馨）

【药物组成】附子、荜澄茄、荜茇、吴茱萸、公丁香、半夏、茯苓、枳壳、川厚朴、苍术、白术。

【功效主治】温通胃阳，健脾扶正，益火生土。主治慢性胃炎。

【方义】附子、荜澄茄、荜茇、吴茱萸、公丁香、半夏、茯苓、枳壳、川厚朴等品温通胃阳，取益火生土之意。待坎阳鼓动，中宫大健，再予苍术、白术健脾扶正，则胃之腐熟功能得复矣。

脾胃同居中焦，脾属阴脏，主运化；胃为阳土，主受纳；阴阳相配，升降既济。诸多医家重胃阴而忽视胃阳，叶天士即提出“胃阴学说”。然病变无穷，阳腑有阳伤之疾，阴脏有阴亏之虞。颜老在临床多宗《内经》之旨，认同“五脏六腑皆分阴阳，独胃腑无阳乎?”十分重视胃阳之作用，认为胃为水谷之海，故凡饮食生冷，水湿内停，多伤胃阳。故凡见水谷积滞胃腑，阻遏不通而致反胃、恶心呕吐、泛酸诸症，多责之于胃阳不振、浊阴潜踞。颜德馨老认为，对于此证用药非温而通者，不得复其阳，非通而走者，不能散其寒，法当釜底加薪。

【出处】韩天雄等．颜德馨运用温阳法经验撮要．上海中医药杂志，2006，40（9）：10～11

【方名】吐血善后自拟方（颜德馨）

【药物组成】升麻、苍术等。

【功效主治】补气养血，温阳育阴，运脾温肾。主治出血善后。

【方义】出血善后注重运脾温肾，出血之后，患者多呈气、血、阴、阳亏损之象，故血止后的调理，颜老主张用运脾温肾之法以补气养血，温阳育阴。脾为生化之源，肾主骨藏精，脾肾旺盛，则气、血、阴、阳自能充沛。治脾之法，贵在运脾，常取升麻升脾胃清气，苍术芳香运脾，二味加入补益剂中，促进脾胃运化，避免补药滋腻难化，有相得益彰之妙。

【加减应用】治肾之法，重在温肾，阳气旺盛，则生机盎然，精血充盈，故对血出后虽呈阴血虚弱者，也循张景岳“善补阴者，必从阳中求阴”之意，在补阴养血方中，佐入鹿角、肉桂、补骨脂之类，伴阴以阳助，生化无穷。

【出处】颜乾麟．颜德馨老中医治疗血证的经验．黑龙江中医药．1989，(1)：1～3

【方名】肥厚性胃炎方（邓铁涛）

【药物组成】党参、云苓、白术、扁豆花、苡仁、川萆薢、藿香、甘草。

【功效主治】主治肥厚性胃炎

【出处】洪文旭．邓铁涛教授辨治胃肠病经验撷拾．中医药学刊．2003，21（10）：1617～1618

【方名】萎缩性胃炎方（邓铁涛）

【药物组成】太子参、麦芽、鳖甲各30g，云苓、淮山药、石斛、小环钗、丹参各12g，田七末3g，甘草5g。

【功效主治】主治萎缩性胃炎，亦治浅表性胃炎。

【出处】洪文旭．邓铁涛教授辨治胃肠病经验撷拾．中医药学刊．2003，21（10）：1617～1618

【方名】胆汁返流性胃炎方（邓铁涛）

【药物组成】吴茱萸1～3g，川黄连3～5g，太子参30g，白术、云苓、威灵仙各15g，桔梗10g，枳壳、甘草各5g。

【功效主治】主治胆汁返流性胃炎，亦治反流性食管炎、胃溃疡、胃窦炎。

【出处】洪文旭．邓铁涛教授辨治胃肠病经验撷拾．中医药学刊．2003，21（10）：1617～1618

【方名】食贲门失弛缓症方（邓铁涛）

【药物组成】太子参30g，白术、云苓、白芍、威灵仙各15g，台乌药12g，甘草5g。

【功效主治】主治食责门失弛缓症

【出处】洪文旭．邓铁涛教授辨治胃肠病经验摭拾．中医药学刊．2003，21（10）：1617～1618

【方名】慢性结肠炎方（邓铁涛）

【药物组成】木香、川黄连、甘草各5g，太子参30g，白芍、白术、云苓各15g，柴胡10g，枳壳6g。

【功效主治】主治慢性结肠炎

【出处】洪文旭．邓铁涛教授辨治胃肠病经验摭拾．中医药学刊．2003，21（10）：1617～1618

【方名】胃十二指肠溃疡方（邓铁涛）

【药物组成】党参18g，白术12g，云苓、柴胡各9g，佛手5g，煅海螵蛸15g，甘草5g。

【功效主治】主治胃十二指肠溃疡，亦治慢性胃炎、胃肠神经官能症。

【出处】洪文旭．邓铁涛教授辨治胃肠病经验摭拾．中医药学刊．2003，21（10）：1617～1618

【方名】上消化道出血方（邓铁涛）

【功效主治】主治上消化道出血

【药物组成】阿胶10g，田七末3～5g。

【出处】洪文旭．邓铁涛教授辨治胃肠病经验摭拾．中医药学刊．2003，21（10）：1617～1618

【方名】止血散（邓铁涛）

【药物组成】血余炭、煅花蕊石、白及末、炒田七末各等分，研末服。

【功效主治】主治出血

【出处】洪文旭．邓铁涛教授辨治胃肠病经验摭拾．中医药学刊．2003，21（10）：1617～1618

【方名】五灵止痛散（邓铁涛）

【药物组成】五灵脂、蒲黄、冰片。

【功效主治】主治胃脘痛、腹痛及各种痛证。

【附注】总有效率88%，表明其用药精炼而疗效肯定。

【出处】洪文旭．邓铁涛教授辨治胃肠病经验摭拾．中医药学刊．2003，21（10）：1617~1618

【方名】香砂六君子汤合良附丸加减（王绵之）

【药物组成】党参20g，炒白术12g，清半夏12g，制香附12g，茯苓18g，砂仁（后下）5g，广木香3g。

【功效主治】健脾益气，消食化痰，消食导滞，健脾温胃。主治脾胃虚寒，常可见到脘腹胀满、疼痛隐隐、食少恶心、便溏或泄泻、倦怠乏力。

【方义】脾胃虚寒为本，痰食积滞为标，治疗以治本为主，兼顾治标，健脾益气不忘消食化痰，消食导滞有助健脾温胃。祛邪不过权宜之计，象大贝母、瓜蒌甚至黄芩等清热化痰药，待胃肠痰热一清，即宜去之，不得长时间使用，更不能滥用黄连、石膏等大苦大寒之品，折伤脾胃阳气。王老治疗脾胃病，善用生姜，从1片~5片（每片5分钱币大），最多用至60g，或直接用鲜姜汁1滴~数滴，和药汁同服。用生姜寓意有三，其一生姜起调味作用，有助于去除其他药物的异常气味，达到调和诸药的作用；其二加生姜后有助于其他药物有效成分的溶出，充分发挥药力，提高药物的治疗效果；其三也是最主要的作用，温胃助运，散寒止呕，消除脾胃虚寒，增强胃肠的运动，以利于人体对药物的吸收。如胃寒重，腹中痛，可用良姜3g代替生姜，其辛辣之性更强，散寒止痛之力更大。

【加减应用】气虚明显，加炙黄芪18~25g。湿为阴邪，寒湿相聚，加苍术12g，白蔻仁（后下）5g，芳香行气燥湿。脾虚不运，胃寒不能腐熟水谷，食滞不化，加焦神曲12g或焦三仙各12g消食导滞。腹泻加煨姜3g，炒稻芽9g。积滞不去，日久酿生痰浊，加化橘红12g，炒枳实9g理气化痰。化生痰热，则加大贝母12g，瓜蒌皮18g清热化痰。泛酸明显加煅瓦楞子15g或乌贼骨15g制酸和胃，入汤以煅瓦楞子为好，入丸用乌贼骨为佳。

【附注】脾胃病从寒热虚实言，以虚、寒为多。脾胃病病因多端，其中尤以贪凉饮冷、过用或误用寒凉药物居多，这些病人又以小孩及青年妇女占多数。盖小孩为纯阳之躯、稚阳之体，脏腑娇嫩，气血未充，饮食喜凉饮冷，药物误用寒凉者十之五六，因而多见脾胃虚寒，纳运失司。妇女每值经期，血少气亏，肝之藏血相对不足，相火内动而口渴，躁热心烦，喜食生冷，然而气血既亏，焉耐寒凉，寒伤脾胃，也致脾胃虚寒，运化失司。寒与虚常相伴而生，诚如张景岳所说："寒者阴之类也，或为内寒，或为外寒，寒者多虚"，他还指出，气不足便是寒。

【出处】樊永平，王煦．王绵之教授治疗脾胃病经验．北京中医药大学学报，1996，19（2）：43～44

【方名】逍遥散加减（王绵之）

【药物组成】柴胡，当归，白芍，薄荷，茯苓，白术，煨姜，甘草等。

【功效主治】调理肝脾。主治土壅木郁，出现脘痞纳呆，胁肋胀痛，大便黏滞不爽；日久脾虚木郁，而倦怠乏力，胁腹胀满疼痛，大便溏泻，最终邪毒湿浊留恋，肝脾俱亏。

【方义】逍遥散专治肝郁血虚脾弱。当归苦辛甘温，苦能下，辛能散，甘能缓，温能补，补血又行血，其甘味缓肝脾之急，甘温能补益脾气。白芍酸甘微寒，养血柔肝，两药相合，散收兼顾，肝脾并调；苓、术健脾益气。

【加减应用】根据木郁、血虚、脾虚三者的轻重主次，调整用药。血虚甚常见两目干涩，发酸发胀，女子月经后更加明显，治以当归、炒白芍为主，补血和血。常合生地12g，麦冬12g，石斛12g，增强滋阴养血之力。

脾虚甚，可见面色萎黄不华，脘胀便溏，倦怠乏力，治以茯苓、白术为主，但力量不够，加党参20g，生（或炙）黄芪20g以助苓术健脾益气；脘胀明显加制香附12g，广木香3g，炒枳壳9g以理气消痞。

肝郁甚者常可见到肝之循经部位胀痛明显，尤以胁肋部胀满疼痛不适为主，女子伴见乳房胀痛、少腹胀痛，用柴胡疏肝，用量宜小，每用3g，王老认为，肝体阴而用阳，内寄相火，而柴胡有升阳之弊，用量大每易挑动肝中相火，日久耗劫肝之阴血而出现头痛、头胀、面赤、耳鸣、心烦，舌质红赤甚至发暗等表现。然小量柴胡疏肝之力不足，故常用制香附助之。如郁热甚，取丹栀逍遥之意，用川楝子易山栀，取其清肝热、疏肝气而无伤肝阴之弊，也用佛手、香橼、绿萼梅等疏肝和胃，肝胃同调。肝气犯胃，气逆欲吐，加旋覆花（包）12g，代赭石（先煎）15g，揣仲景旋复代赭汤之意，代赭石性凉碍胃，故王老认为不宜量大。

肠胃不清的病人，往往大便能行而不畅，或黏或硬，或时硬时溏，王老常用瓜蒌皮12g，火麻仁12g，桃仁9g，通便泄浊。热结便秘明显者，用小承气荡涤泄热，以利胃气降、脾气升，使脾胃纳运、升降恢复正常。

【附注】脾胃病从脏腑关系言，与肝、大肠关系密切。肝与脾胃同处中焦，功能上关系密切。正常的生理状况下，肝主疏泄，协助脾主升清，胃主降浊。在病理状况下常出现肝木克土、土壅木郁或木土两虚等病变。如女子素体脾虚，复因月事来潮，经量过多，血海空虚，肝无所藏，则肝脾两虚。乙肝病人早期邪毒湿浊阻碍脾胃，脾胃运化失常，出现一系列症状。

调理肝脾，王老常以逍遥散出入，大肠乃胃府之延续，胃肠病变常相互影响，《伤寒论》中三承气汤证系胃肠同病的典范。王老认为，肠胃宜常清，即《内经》所云的“传化物而不藏”。胃失和降，脾失健运，每每产生食积、痰浊、气滞血瘀。

【出处】樊永平，王煦．王绵之教授治疗脾胃病经验．北京中医药大学学报，1996，19（2）：43～44

【方名】黄连半夏方（王绵之）

【药物组成】黄连、半夏。

【功效主治】辛开苦降，寒温并施，泄热和胃，开胸除痞。主治胃热痰结呕吐。

【方义】苦辛配对，黄连合半夏，辛开苦降，善治胃热痰结呕吐，黄连与半夏同用，重在调胃肠、理气机、和阴阳。王老曾说：黄连苦寒，功擅清热燥湿、和胃止呕；半夏辛温，善化痰浊积聚、降气宽中。二药同用，取黄连之苦降，以清痰湿所生之热；用半夏之辛开，理痰湿所壅之结。如是辛开苦降，疏理气机，调和胃肠，寒温并施，清热而无妨祛湿，燥湿而不碍清热，共奏泄热和胃、开胸除痞之功。王老常运用于伴有心下痞闷、胸脘胀满，或呕逆欲吐，或咳痰黏稠，或肠鸣泄泻、舌苔黄腻、脉象濡数等痰热互结，或湿热中阻、气机失畅的多种病症，屡获效验。

【加减应用】 王老还将此法变通剂型，移用于小儿胃热呕吐病症，每每得心应手。方法是取川黄连、清半夏、淡干姜，药量比例依次为1∶2∶3，各研细末后过100目筛，并充分和匀备用，用时按小儿体重和病情，每服0.31g，每日2~3次，温水调下。

【出处】 邱祖萍，曹杰．王绵之运用对药经验．中医杂志．2002，43（2）：105~106

【方名】胃病自拟方（王绵之）

【药物组成】 制香附12g，炒枳壳9g，陈皮10g，川朴6g，青皮9g，炒枳实9g，当归、炒白芍等。

【功效主治】 健脾益气，和胃消食。主治脾胃升降失常，气机不畅，血运失调。胸隔痞闷、脘腹胀痛、嗳腐吞酸、恶心呕吐、饮食不化等症。

【方义】 朱丹溪认为理气是治疗六郁的关键，为后世医家所崇。治疗脾胃病，必先调理气机，调气宜分清虚实，实当理气降气，虚宜健脾益气。枳实破气消积，化痰除痞；而枳壳行气宽中，行气之力缓，两者在程度上有明显的差别。青皮的行气之力胜于陈皮，使用上也不同。

王老认为，理气药多属芳香辛燥之品，而胃为阳土，喜润恶燥，故用之不当，极易耗气伤津，对年老体弱而脾胃素亏者，更应慎用。

叶天士指出“初病在气，久必入血，以经脉主气，络脉主血也”。脾胃也是如此，气郁可以导致血郁，气虚不能行血而致血瘀，因此，治疗时气血并调，每每相得益彰。和血调血，无论年龄大小，只要病程较长，面色不华或发暗，均可使用。对儿童长期纳食不佳，体弱易感，见双目及鼻旁发青者尤宜。对胃下垂、胃扩张患者，证见脾胃虚弱，在使用健脾益气、和胃消食的同时，使用当归、白芍、丹参等养血和血，疗效更加满意。

【加减应用】理气时，气滞轻，每用制香附 12g，炒枳壳 9g，陈皮 10g；气滞重，则用川朴 6g，青皮 9g，炒枳实 9g。调血时，用当归、炒白芍和血调血。

补气常以黄芪并四君子汤出入；如血瘀征象明显，或面色黧黑、肌肤枯燥，或舌边尖有瘀点瘀斑，则常用赤白芍各 12g，桃仁 9g，红花 9g；或用行气活血化瘀之郁金 12g，三棱 9g，莪术 9g。

【附注】脾胃主升降，是全身气机升降之枢纽。无论感受外邪或内伤饮食，均可引起脾胃升降失常，导致气机不畅，血运失调。对于因虚致胀的病人，切忌虚虚之误，如胃下垂、胃扩张的病人，本属脾胃虚弱，纳运无力而胀满，治宜健脾益胃，选黄芪、党参之属，如用大剂行气之品，虽有一时消胀之快，但因气伤益甚，旋即脘腹胀满更加严重。

【出处】樊永平，王煦．王绵之教授治疗脾胃病经验．北京中医药大学学报，1996，19（2）：43~44

【方名】胃炎Ⅲ号复方颗粒剂（张镜人）

【药物组成】太子参、炒白术、柴胡、黄芩、丹参、白花蛇舌草等。

【煎服方法】每日 3 次，每次 1 包，吞服或冲服。3 个月为一疗程，服用 1~2 个疗程后予以复查。

【功效主治】调气活血、清热和胃。主治慢性萎缩性胃炎，经胃镜及病理证实为慢性萎缩性胃炎，同时经尿素酶快速法和（或）病理吉姆氏染色法检测 Hp 为阳性者。

【方义】幽门螺杆菌（Hp）感染与慢性胃炎发病之间的关系日益明确。Hp 感染可引起胃黏膜炎症而导致胃黏膜腺体萎缩，并有可能继发肠上皮化生、异型增生而引起癌变。

张镜人教授根据多年临证经验，认为“瘀”和“热”是慢性萎缩性胃炎主要病因，立调气活血、清热和胃为治则，与大多数 Hp 感染患者辨证相吻合，故临床能取得清除 Hp 及逆转腺体萎缩的良好疗效。

方中太子参、炒白术健脾益气，可提高机体免疫能力，增强胃黏膜屏障，从而抵御病菌侵袭；丹参活血化瘀，可改善胃黏膜循环，促进局部炎症吸收，使萎缩腺体再生；白花蛇舌草、黄芩清瘀热、解热毒；柴胡疏肝解郁。诸药相合，共奏其效。

从治疗结果看，本方不仅具有抗 Hp 作用，而且对胃黏膜腺体萎缩、肠上皮化生及症状等方面的疗效亦较为满意。由此推测该方机理，一是有直接杀灭或抑制 Hp 的作用；二是通过调整机体全身和胃黏膜局部的免疫功能，抵御 Hp 侵入，从而使胃黏膜得到修复或再生。

【出处】张亚声，周萍，张存钧．Hp 相关萎缩性胃炎的中药治疗．上海中医药杂志，1999，(4)：17～18

【方名】慢胃平（张镜人）

【药物组成】柴胡 6 克，黄芩 9 克，杭白芍 9 克，炙甘草 3 克，苏梗 6 克，香附 9 克，白花蛇舌草 30 克，徐长卿 15 克，香谷芽各 12 克等。

【功效主治】调气清热和胃。主治慢性浅表性胃炎，肝胃失调，气滞热郁。

【方义】采用和胃理气的香苏散，配缓急调中的芍药甘草汤，增入清胃热的铁树叶、平地木、黄芩，健脾的生白术，疏肝理气的柴胡、八月札等，创制了调气清热和胃的基本方——慢胃平；此方由《伤寒论》小柴胡汤、芍药甘草汤及《和剂局方》的香苏散加减综合而成。方用柴胡轻剂疏肝理气，升提清阳。《珍珠囊药性赋》云“柴胡，气味俱轻，阳也，升也……”。《药鉴》指出：“柴胡气味俱薄，升也……散郁气而内畅……提元气而左旋”，可使肝木条达，脾阳之气宣升，中焦自和，胀满自除。然见头胀、眩晕者慎用，虑其肝阳上扰之弊，或佐以白芍抑肝而散火。配黄芩苦寒沉降，清泄里热。《本草纲目》曰：“黄芩苦平……疗痰热、胃中热……下气，主天行热痰……”。芍药、甘草和中泻木，缓急止痛，痛甚者倍用芍药。苏梗辛香，和胃降逆，行气宽中，开胃下食，治胀满最良，配香附散肝经之郁滞。《本草纲目》谓：“香附，利三焦，解六郁，消饮食积聚，痰饮痞满……”。再据“热郁于中”的特点，佐以白花蛇舌草甘淡凉，清热解毒而消痈肿，使以徐长卿止痛，香谷芽消导悦胃，久服诸药而无呆胃之弊。

【加减应用】胀满甚者加用八月札、玉蝴蝶等；痛甚者加用炙玄胡、九香虫等；中脘灼热者加用连翘、银花藤等；湿热甚者加用陈佩梗、生米仁等；嗳气频者加用旋覆花、代赭石等；嘈杂者加用知母、玉竹等；泛酸者加用象贝母、煅瓦楞等；便秘者加用全瓜蒌、望江南等；便溏者加用炒楂曲、保和片等。诸药合用，可使中焦升降平调，郁热自除。

【附注】张老谓慢性浅表性胃炎的主要辨证为肝胃失调，气滞热郁。若饮食偏嗜或不洁，致食滞郁而化热；情志不遂，木郁化火，横逆犯胃；胆火上乘，内扰于胃；外感六淫之邪，化热内传胃腑；或湿与热交困中焦等，均可引起胃黏膜充血、水肿，甚至糜烂的热象表现，故治疗大法为调肝清热。为此，拟定“慢胃平”基本方，且随证加减。

【出处】张亚声．张镜人临证用药经验．上海中医药杂志．1996，(4)：4~6

【方名】萎胃安（张镜人）

【药物组成】太子参9克，炒白术9克，丹参9克，柴胡6克，赤白芍9克，炙甘草3克，徐长卿15克，白花蛇舌草30克，炒黄芩9克等。

【功效主治】清热止痛，脾气健，胃气和，肝木调，瘀热自清。主治慢性萎缩性胃炎，脾胃不和，气虚血瘀。

【方义】此方以太子参、炒白术为君药，太子参甘平，功似人参而力薄，为补气药中清补之品，健脾运而不燥，鼓舞清阳，振动中气而无刚燥之弊，且能久服，然气滞脘胀者慎用，白术苦甘温，既可培补脾胃，又能燥湿助运，湿甚者用生白术，补脾气用炒白术，两者相配，脾运得健，中气充足，气行则血行也。以丹参、赤白芍为臣药，凉血活血，和营通络，血流通畅，热无所依，且能改善胃黏膜血流量。以柴胡、黄芩为佐药，一升一降，平调脾胃之气机而助纳运。以白花蛇舌草、徐长卿为使药，清热止痛，兼顾虚实挟杂、瘀热互结之同见。

【加减应用】胃脘刺痛者加九香虫、刺猬皮等；脘胀者加炒枳壳、佛手等；嘈杂易饥者加淮山药、香扁豆等；口燥阴虚者加川石斛、南沙参等；纳谷不馨者加香谷芽、炒楂曲等；夜寐不安者加合欢皮、首乌藤等；便溏者加防风炭、炮姜炭等；胃酸缺乏者加乌梅、木瓜等；合并溃疡者加白及片、凤凰衣等；合并胃下垂或胃黏膜脱垂者加升麻、生枳壳等；胆汁返流者加旋覆花、代赭石等；伴肠上皮化生或不典型增生者加白英、蛇果草等。诸药合用则脾气健，胃气和，肝木调，瘀热自清，胃黏膜萎缩得以恢复，肠上皮化生或不典型增生得以消失，从而控制胃癌的发生。

【附注】张老谓慢性萎缩性胃炎的主要辨证为脾胃不和，气虚血瘀，脾升胃降是脾胃纳运功能的活动形式，对机体气机升降平衡有着重要的影响，而慢性萎缩性胃炎通常病程较长，由浅表发展而成。气滞热郁日久必导致络损血瘀，胃失和降，亦可影响脾的升清运化，使中气受栽，气血俱累，“气虚血瘀”而引起胃黏膜苍白、血管纹显露等萎缩表现。故治疗大法为调气活血，为此拟定了“萎胃安”基本方，且随证加减。

【出处】张亚声．张镜人临证用药经验．上海中医药杂志．1996，(4)：4~6

【方名】地芍止痛饮（张琪）

【药物组成】生地、白芍各20g，公丁香5g，陈皮、枳壳、厚朴、石斛、麦冬、甘草各15g。

【功效主治】滋阴养胃、理气止痛缓急。治疗以舌红少苔或光红无苔，手足心热，脉细数等为主症，辨证以胃阴虚为主，同时结合胃镜报告胃黏膜萎缩、腺体减少、胃液分泌不足者，效果理想。

【方义】生地滋阴养胃、清热生津，配以石斛养胃生津、滋阴除热，麦冬益胃生津、养阴除烦，加强滋阴养胃之力；芍药、甘草酸甘化阴，且有缓急止痛、缓解痉挛的功效；正如吴鞠通所说“复胃阴者莫若甘寒。”另外少佐公丁香芳香醒脾，使其滋而不腻；厚朴、枳壳、陈皮理气和胃而导滞；诸药相伍，共奏滋阴养胃、理气止痛缓急之功。

【附注】该方禁用于胃寒、胃液分泌过多的胃炎病人。

【出处】孙元莹，吴深涛，姜德友，王暴魁．张琪诊治疑难脾胃病经验5则．山西中医．2008，24（2）：6~8

【方名】胃安散（朱良春）

【药物组成】黄芪、莪术、党参、山药、蒲公英、枸杞、鸡内金、刺猬皮、生蒲黄、五灵脂、徐长卿、炮山甲、玉蝴蝶、凤凰衣、甘草。

【功效主治】祛邪而不伤正，理气而不耗阴。主治慢性萎缩性胃炎。

【方义】朱老认为，慢性萎缩性胃炎病情错综复杂，立方以“久病多虚”、“久病多瘀”为根据，虚实兼顾，力求补而不滞，滋而不腻，温而不燥，祛邪而不伤正，理气而不耗阴。方中黄芪配莪术益气活血，祛瘀生新，攻补兼施；党参、山药助黄芪健脾益气；蒲黄、五灵脂助莪术活血化瘀，且可止痛；徐长卿行气消胀，缓急止痛，为脘胀要药；穿山甲、刺猬皮软坚散结，化瘀消滞，适宜于胃黏膜肠上皮化生或不典型增生者；玉蝴蝶、凤凰衣养阴补虚宽中，消除慢性炎症而促进食欲；鸡内金消食化积，助莪术行气破瘀；蒲公英清热解毒散结；枸杞养肝益胃；生甘草清热解毒，调和药性。诸药为散，寒温并用，邪正兼顾，证病结合，用于萎缩性胃炎辨证治疗后病情好转者，以巩固疗效。临床以该方为基本方结合辨证用药而灵活加减，或为汤剂，或为丸、散，治疗萎缩性胃炎，使疗效大为提高。

【出处】戴天木．朱良春临床经验应用举隅．中医药通报．2005，4（2）：11～13

【方名】慢性萎缩性胃炎自拟方1（朱良春）

【药物组成】黄芪、莪术、山药、鸡内金、三七、玉蝴蝶、凤凰衣、甘松、徐长卿、白术。

【功效主治】益气化瘀。主治慢性萎缩性胃炎，体形消瘦，面晦少华，纳呆脘胀，隐痛掣及两胁，便溏，苔薄腻，舌质暗紫，脉细缓。

【方义】黄芪配莪术，能益气化瘀，有祛瘀生新之功，剂量宜视症情而增减。坚持服用，对病变往往可消弥于无形。气虚甚者重用黄芪30～45g，莪术用8g即可；如瘀滞甚者，莪术可用15g，黄芪20～30g。至于玉蝴蝶、凤凰衣二药，历擅养阴清肺，通常用于久咳、咽痛、音哑，其实还有补虚、宽中，消除慢性炎症及促进食欲之功。凡脘胀甚者，徐长卿必不可少，以其善于行气消胀，缓急止痛。

【加减应用】凡病理活检报告，见有肠上皮化生或不典型增生者，均应加用刺猬皮、炮山甲、蛇舌草、半枝莲，以软坚散结，化瘀行滞，清解热毒。疼痛甚者，应加用活血化瘀、散结止痛之失笑散，因其不仅善于止痛，而且有改善循环、调节代谢失调和神经血管营养，从而促使肠化生和增生性病变的转化与吸收。

【出处】朱良春．浅谈慢性萎缩性胃炎．天津中医学院学报，1993，(3)：2~7

【方名】慢性萎缩性胃炎自拟方2（朱良春）

【药物组成】北沙参、麦冬、白芍、知母、花粉、乌梅、柿霜饼、绿萼梅、失笑散、蒲公英、佛手。

【功效主治】养胃制肝。主治慢性萎缩性胃炎，神疲乏力，脘腹撑胀，时感灼痛，嗳气稍舒，纳呆，口干欲饮，偶感嘈杂，便难。苔薄，舌质红，脉细弦。

【方义】疼痛甚者，应加用活血化瘀、散结止痛之失笑散，因其不仅善于止痛，而且有改善循环、调节代谢失调和神经血管营养，从而促使肠化和增生性病变的转化与吸收。

【加减应用】凡病理活检报告，见有肠上皮化生或不典型增生者，均应加用刺猬皮、炮山甲、蛇舌草、半枝莲，以软坚散结，化瘀行滞，清解热毒。

【出处】朱良春．浅谈慢性萎缩性胃炎．天津中医学院学报．1993，(3)：2~7

【方名】慢性萎缩性胃炎自拟方3（朱良春）

【药物组成】黄芪、苍术、太子参、良附丸、升麻、鸡内金、徐长卿、熟苡仁、砂仁。

【功效主治】温脾化湿。主治慢性萎缩性胃炎，神疲气怯，胃脘胀痛，其势隐隐，食后更惑，得按稍舒，纳谷不香，便溏。苔白质淡，脉细软。

【方义】凡脘胀甚者，徐长卿必不可少，以其善于行气消胀，缓急止痛。

【加减应用】凡病理活检报告，见有肠上皮化生或不典型增生者，均应加用刺猬皮、炮山甲、蛇舌草、半枝莲，以软坚散结，化瘀行滞，清解热毒。

【出处】朱良春．浅谈慢性萎缩性胃炎．天津中医学院学报．1993，(3)：2～7

【方名】慢性萎缩性胃炎自拟方4（朱良春）

【药物组成】生黄芪90g，莪术30g，怀山药90g，鸡内金60g，潞党参90g，刺猬皮、生蒲黄、五灵脂、徐长卿各60g，炮山甲、玉蝴蝶、风凰衣各45g，蒲公英90g，甘草30g。

【煎服方法】共研细末，每服4g，日3次，食前半小时服。在症情基本稳定后，改用散剂，坚持服2～3月，可获根治。

【功效主治】主治慢性萎缩性胃炎后期。

【加减应用】偏阴虚者加北沙参、麦冬各60克，生白芍90克；偏阳虚者，加高良姜、炒白术各60克，砂仁30克。

【附注】慢性萎缩性胃炎在整个病程中是错综复杂的，有时较单一，有时则诸多证同时出现，施治时贵在辨证明确，切中病机，最忌见病治病，面面俱到。在选方用药时，以“久病多虚”、“久病多瘀”为依据，多有侧重，虚实兼顾，力图达到补而不滞，滋而不腻，祛邪而不伤正，理气并不耗阴。一旦药中，则需坚持服药，不宜轻率更方。如药后病情已获好转，即予散剂吞服（或装胶囊亦可），一则服用方便，患者易于坚持，以巩固疗效；二则有利于药物充分吸收，若用之得宜，则效如俘鼓。除此而外，尚应注意饮食，掌握食疗，调节情志，避免忧怒，以利于胃体之康复，疗效之巩固。

【出处】朱良春．浅谈慢性萎缩性胃炎．天津中医学院学报．1993，(3)：2～7

【方名】痢泻散（朱良春）

【药物组成】生大黄、熟大黄（炒）各30g，苍术（米泔水浸）90g，杏仁（去皮尖与油）、羌活（炒）各60g，川乌（去皮、面包煨透）、甘草（炒）各45g。

【煎服方法】上药共研细末，瓶贮备用。成人每服3～4g。但赤痢者宜用灯草、生姜煎汤调服；泄泻者每服2g，以米汤调服。小儿减半，4岁以下者用1/4，幼儿再减，1日2次。

【功效主治】泻热通滞、健脾燥湿、温里散寒、止痛安中。本方主要用于热实型泻痢，但虚寒型体质又不太虚弱者，亦可应用。

【方义】本方有泻热通滞、健脾燥湿、温里散寒、止痛安中之功，对菌痢及急、慢性泄泻，均有显效。痢疾与泄泻，新起多属热、属实，久病则为寒、为虚。热实者宜清泄导滞，虚寒者则应温中培调。大黄生用苦寒，专于下行，能深入血分，泄热通肠，荡涤积垢；熟则性缓，能导湿热从前阴而出，并有收敛止涩的功用。川乌辛温，温养脏腑，破除积滞，散寒止痛，与大黄配合，一温一寒，相佐相使，不但可治热实之症，并可用于寒实之症，是本方中的主药。此外，杏仁降气润燥，有利消积；羌活搜风祛湿解表，协同川乌，增强止痛作用。至于甘草，则功在协调诸药，解毒缓急。所以各型痢、泻均可使用，惟疫毒痢须配合清肠解毒之品；久痢下稀淡血水者忌用此方。

【附注】中医之赤白痢类似于西医之急性菌痢。本病致病因素，一为外感暑湿疫毒之气，蓄积肠胃而致；另者为饮食不洁，或过食生冷停积于中宫，使脾胃运化之功受阻，大肠传导失常，气血凝滞，湿热郁蒸，损伤肠道血络，而痢下脓血。凡痢疾初起，因素有积滞，里热较甚，前人早有“痢无止法”、“痢疾当头泻”之说，通利疗法对痢疾初起最为适用，可缩短疗程，提高疗效。

【出处】朱良春．通利疗法在温热病中的应用．中国医药学报．1996，11（3）：53~55

【方名】皂角牵牛丸（朱良春）

【药物组成】炙皂荚子、炒枳壳、砂仁、广木香、牵牛子、莱菔子。

【煎服方法】等份为末，炼蜜为丸，每丸约重3g。早晚饭前枣汤或米饮送吞1丸。

【功效主治】主治肥人风秘、痰秘、气秘。

【方义】本方取《金匮》皂荚丸合危亦林皂角丸之意，临床取效甚速，久用无副作用，减其量或据大便增减药量，治疗老年形体丰腴者便秘疗效亦佳。皂荚子润燥通便，祛风消肿，逐秽涤垢，治大便燥结，李时珍谓其“治风热大肠虚秘、瘰疬、肿毒、疮癣”，又云：“能通大肠阳明燥金，乃辛以润之之义”。李东垣谓能“和血润肠”。皂荚、皂荚子均含皂甙，虽均有刺激燥悍之性，但入丸量微少，服后反有调中健脾之功。牵牛少用亦有调中健脾之妙。治疗小儿疳疾均选用此两药配伍，疗效理想。皂荚合牵牛子能刮垢、能涤痕、能促助分泌、能融释秽浊痰黏。

用枣汤或米饮送服，乃取十枣汤之意，在峻悍药中寓润沃缓和之法，以防烦懊嘈杂等副反应。方中用砂仁平调脾胃乃取仲景大半夏汤之意，盖太阴湿土，得阳始运，阳明燥土得阴方安，砂仁得白蜜，两扼其要，可润阳明之燥，可降太阴之逆；加木香以行三焦之滞气，助砂仁通脾肾之元气，痰郁可开也。且有“善治痰者，不治痰而治气”之意。此方峻药轻投，缓缓斡旋，故治痰秘、风秘或老年性便秘无副作用。

【出处】邱志济等．朱良春治疗顽固便秘的廉验特色选析——著名老中医学家朱良春教授临床经验（47）．辽宁中医杂志．2003，30（11）：867～868

【方名】一味苍术饮（朱良春）

【药物组成】苍术

【煎服方法】每日20g，滚开水冲泡，少量频饮代茶。

【功效主治】强胃健脾，助脾散精。主治胃下垂之达药也。

【方义】温运利水，非大剂苍术莫属，温宣湿浊，助脾散精，当取重药轻投，峻药少量频投，俾清气频频升举，湿浊接连降泄，此乃妙用香燥辛烈药之巧也。考苍术辛苦而温，芳香而燥，入太阴、阳明二经，功能强胃健脾，助脾散精，发散水谷之气，能径入诸经，疏泄阳明之湿，通行湿滞，解诸郁。因其性辛烈，燥湿力大，故朱老重用苍术除湿醒脾，平调中土，意在去中焦湿浊郁滞之障碍。且苍术香能醒气，燥可胜湿，颇有宣化中焦湿浊，升举清阳，解郁举陷之殊效。

朱老指出，苍术辛香发散，外可祛风湿，内可燥脾湿，治疗胃下垂不必拘于辨证有湿浊之象才可应用，投苍术饮泡茶频服，乃是辨病用药，加之汤药配伍得当，均能收到满意疗效。

【加减应用】配合“升阳举陷，疏肝解郁”组成基本方对药7组如下，苍术、白术为对；炙黄芪、炒枳壳为对；升麻、苍术为对；升麻、柴胡为对；柴胡、炒白芍为对；茯苓、白术为对；陈皮、甘草为对。以此14味平淡药治胃下垂，临床随症稍予出入，历年来屡收殊效，治愈者甚众，一般治愈时间多在2个月左右，钡餐复查胃体回升到正常部位。

【出处】邱志济等．朱良春治疗胃下垂对药的临床经验．辽宁中医杂志．2000，27（10）：438～439

【方名】白槿花加减方（朱良春）

【药物组成】白槿花

【功效主治】清热解毒。主治热毒痢。

【方义】白槿花其所以能治痢者，盖因其能清热解毒，一也；能入血分，活血排脓，二也；其性滑利，能缓解下痢之后重，三也。惟用于热毒痢效佳，寒湿痢则不相宜。

【加减应用】可配合白头翁、秦皮、苦参、白芍、山楂之属，随证治之。此物亦可用于湿热泄泻，凡肠间湿热逗留，泻下溏垢臭秽者，即可应用，朱老常以之与蛇莓相伍，收效较彰。若慢性泄泻，脾气亏虚，肠间湿热未清者，则在补脾扶正方中，参用泄化湿热之品。朱老常以大剂仙鹤草、桔梗、白术、山药、白芍等，配合白槿花以治之，曾创订“仙桔汤”，用治慢性痢疾及泄泻，屡奏殊功。

【附注】白槿花又称木槿花，其性味诸家本草所说不一，李时珍以为甘平、无毒，但尝其药汤有苦味，用之又可清热，似以甘苦、微寒较当。此物以治赤白痢著称，《冷庐医话》载：“白槿花治赤痢甚效，一凡是赤痢者，以花五、六朵，置瓦上炙研，调白糖汤，服之皆愈。……采花晒干，藏之次年，治痢亦效。”

【出处】朱良春．方药拾贝（八）．上海中医药杂志，1983，（7）：33

【方名】仙桔汤（朱良春）

【药物组成】仙鹤草30g，桔梗8g，乌梅炭4.5g，白槿花（木槿花）、炒白术各9g，广木香5g，炒白芍9g，秦艽10g，炒槟榔1.2g，甘草4.5g。

【功效主治】升清降浊，通塞互用，气营兼调，补脾敛阴，清化止泻。主治溃疡性结肠炎、过敏性结肠炎、慢性结肠炎，脾虚湿热所致之久泻。症见经常泄泻，时轻时重，或腹胀，便溏夹有黏液或间见少量脓血，反复发作不愈者。

【方义】 本方选仙鹤草为主药，乃因仙鹤草涩中有补，轻灵止泻，止中寓通，强壮强心，补脾健胃，对慢性泻痢虚实夹杂者有标本同治之功，如临床广用于治劳伤脱力、眩晕、赤白带下、血小板减少性紫癜等。止汗、止咳、止血、止痢、止泻，亦以其味辛而涩，微温无毒。伍桔梗辛苦甘平，以其辛制其肝，开其肺，以其涩去其脱，除其滑。盖肺气开则府气通，故能治腹痛、下痢、久泻。古有《药性论》、《本草经疏》、《重庆堂随笔》等均载桔梗治下痢。清代温病家柳宝诒最喜用桔梗伍枳壳治泻痢而多方不离，其疏畅气机、斡旋气化之用，更重于桔梗升提肺气和排脓祛痰之功。朱老妙伍少量槟榔，一升一降，清升浊降则枢机运转如常，深得王孟英调正气化枢机之旨。久泻或久痢多清气下流，清浊相混，运传失常，槟榔本散结破滞、下泄杀虫之药，但槟榔多服则泻至高之气，较枳壳、青皮尤甚之说，故朱老用量为1.2g，有久病用小方，以少胜多，事半功倍之用药特色，对久泻久痢腹痛较甚者亦有著效。白槿花轻清滑利，能升能降，拨动气机，上清肺热，下利水道，消积导滞，凉血和营，消肿排脓，止泻止痢，对清化下焦湿热颇有速效，故有消炎、退热、抗菌、通淋、止泻、止痢等功，朱老历年用白槿花治肾盂肾炎、菌痢，每每应手，是一明证。白术、木香健脾调气；白芍、乌梅、甘草酸甘敛阴，且泄木制肝，缓急止痛，固脱止滑；秦艽有抗菌、消炎、镇痛和类激素之作用，能斡旋脾胃，拨动气机，助桔梗升提，大有喻氏“逆流挽舟”之意；乃与败毒散用防风、羌独等异曲同工耳。祛风、通络、理湿、清热、利尿，宣通诸府，引导湿热，直走二阴而出。一药多功，颇合慢性肠炎脾虚湿热型之病机，诸药共奏升清降浊，通塞互用，气营兼调，补脾敛阴，清化止泻之功。既无参芪之峻补，亦无芩连之苦降，更无硝黄之攻伐，对久病正虚，攻不胜攻，清不耐清，补不能补之久泻、便溏，夹有黏冻，纳呆肠鸣，腹胀乏力，舌尖红，白腻苔，脉濡细之慢性结肠炎、过敏性结肠炎及慢性痢疾，疗效确切。但朱老指出，“对久泻久痢证属脾肾阳虚或肾阳不振者，或大寒凝内多年不愈者仙桔汤当不适用”。

【加减应用】 有失禁不固者加诃子肉12g，或石榴皮10g；气虚甚加参、芪、升麻。

慢性结肠炎伴有肝郁脾滞者去槟榔，加柴胡 4g，萆薢 5g，秦艽 9g；泄泻日久体虚气弱而腹胀不著者去槟榔、木香，加党参 12g，炙黄芪 15g，炙升麻 4g；腹痛甚者加重白芍（15～30g）与甘草（9～15g）量；湿热明显者加地锦草 30g，白头翁 10g。

【出处】朱良春．朱良春治疗慢性结肠炎临床经验和特色——著名老中医学家朱良春临床经验系列之十九．辽宁中医药杂志，2001，28（7）：399～340

蒋熙，朱婉华．仙桔汤．陕西中医．1993，14（1）：22

【方名】苏朴饮（路志正）

【药物组成】苏梗、川朴花、玫瑰花、白术、茯苓、醋元胡、芍药、甘草。

【功效主治】疏理气机，健脾和胃。主治轻度萎缩性胃炎伴轻度胃腺异型增生，或伴有肠上皮化生——肝郁气滞型。胃脘胀痛，痛无定处，按之痛减，伴嗳气和矢气为快，或痛牵两胁，纳呆，神疲，舌淡红，苔薄白，脉弦。

【方义】方中苏梗、川朴花轻灵疏达，温中下气为君；白术、茯苓健脾益气为臣；芍药、甘草养血柔肝，缓急止痛共为佐；醋元胡、玫瑰花为血分之气药，理气解郁止痛共为使。

【加减应用】若呃逆重者加旋覆花、佛手；口干者加石斛；食后胀者加生谷麦芽。

【出处】杨丽苏．路志正治疗萎缩性胃炎伴胃腺异型增生的经验．中国医药学报．1999，14（2）：56～57

【方名】小建中汤加味（路志正）

【药物组成】桂枝、芍药、甘草、白术、茯苓、炒谷麦芽、炒苡仁、白檀香、蒲公英、绿萼梅。

【功效主治】温中健脾，和胃止痛。主治轻度萎缩性胃炎伴轻度胃腺异型增生，或伴有肠上皮化生——脾胃虚寒。胃脘隐隐作痛，痞闷不舒，喜温喜按，空腹痛甚，进食则减，神疲乏力，大便溏泻，舌淡胖，边有齿痕，苔薄白，脉沉细或缓。

【方义】方中桂枝、芍药、甘草温中补虚，和里缓急；白术、茯苓配桂枝以通阳化气健脾；白檀香理气散寒，开胃止痛；炒谷麦芽、炒薏苡仁补益脾胃，消食和中；绿萼梅舒肝解郁，开胃生津；蒲公英和胃止痛。

【加减应用】若呃逆者加旋覆花；若恶呕者加半夏、竹茹；大便次数多者加山药。

【出处】杨丽苏．路志正治疗萎缩性胃炎伴胃腺异型增生的经验．中国医药学报．1999，14（2）：56~57

【方名】四逆散加味（路志正）

【药物组成】柴胡、枳壳、芍药、甘草、藿香、佩兰、黄芪、茯苓、蒲公英、石斛。

【功效主治】补益中气，健脾化湿。主治中度萎缩性胃炎伴中度或轻度胃腺异型增生，或伴肠上皮化生——脾虚湿热内蕴。胃脘胀痛，进食胀痛加剧，喜揉喜按，嗳气不畅，胸闷呕恶或干哕，口干口黏，四肢困倦，大便黏滞不爽，舌红，边有齿痕，苔黄腻，脉濡细或濡数。

【方义】方中柴胡、枳壳、芍药、甘草取其和解泻热，缓急止痛；藿香、佩兰芳香化浊，醒脾祛湿；黄芪、茯苓补益中气，健脾，淡渗利湿；蒲公英清热、和胃、止痛而不伤阴；石斛生津养阴而不助湿。

【加减应用】若热重者加黄连、龙胆草；若湿重者加茵陈、苡米；若呃逆重者加娑罗子；若胀者加生谷麦芽。

【出处】杨丽苏．路志正治疗萎缩性胃炎伴胃腺异型增生的经验．中国医药学报．1999，14（2）：56~57

【方名】石斛梅花汤（路志正）

【药物组成】石斛、北沙参、太子参、炙甘草、芍药、乌梅、陈皮、玫瑰花、生谷麦芽。

【功效主治】补益中气，护阴和胃。主治中度萎缩性胃炎伴中度或轻度胃腺异型增生，或伴肠上皮化生——脾虚胃阴不足。胃脘胀满隐痛不休，有灼热感者多见。似饥不欲食，纳少，口干泛恶，泛呕，神疲气短，大便时溏时干结难解；舌红，或见裂纹舌，少苔，脉细弱或细数。

【方义】方中石斛、北沙参滋阴生津；太子参、炙甘草补益中气守津为君；芍药、乌梅配炙甘草酸甘化阴生津为臣；陈皮、玫瑰花和胃调肝以助胃，并防止阴柔呆滞之弊为佐；生谷麦芽健脾消食导滞为使。

【加减应用】若嗳气甚者加娑罗子；若疼痛甚者加醋元胡、川楝子。

【出处】杨丽苏．路志正治疗萎缩性胃炎伴胃腺异型增生的经验．中国医药学报．1999，14（2）：56～57

【方名】参荷二梅汤（路志正）

【药物组成】西洋参、芍药、炙甘草、鲜石斛、乌梅、生白术、内金、生谷麦芽、绿萼梅、荷叶。

【功效主治】益气养阴，健脾和胃。主治重度萎缩性胃炎伴重度或中度胃腺异型增生，或伴肠上皮化生——气阴两伤。胃脘胀饱，烧灼样疼痛，嘈杂厌食，进少量食物胀甚，嗳气，口干舌燥，时而干哕，形体消瘦，面色少华，神疲乏力，气短肢软，大便溏薄或干结难解；舌嫩红，光舌或少苔，或见裂纹少津；脉细弱或细数。

【方义】方中西洋参、芍药、炙甘草益气养阴安中，缓急止痛为君；鲜石斛、乌梅配芍药、炙甘草增加酸甘化阴之功，护阴生津为臣；生白术、内金、生谷麦芽健脾和胃消食为佐；绿萼梅开胃生津，疏肝散郁，荷叶升清阳，鼓舞脾胃之气共为使。

【加减应用】若气虚甚加黄芪、大枣；若热甚者加黄连；若呕甚者加竹茹、半夏；若脾约便艰者加蒌皮、酒军；若有瘀者加桃仁。

【出处】杨丽苏．路志正治疗萎缩性胃炎伴胃腺异型增生的经验．中国医药学报．1999，14（2）：56～57

【方名】失笑散合芍药甘草汤加味（路志正）

【药物组成】炙黄芪、山药、蒲黄、五灵脂、莪术、芍药、甘草、鲜石斛、乌梅、竹茹、法半夏、芦根。

【功效主治】益气生津，通络化瘀。主治重度萎缩性胃炎伴重度或中度胃腺异型增生，或伴肠上皮化生——津枯血瘀证。胃脘部持续性锥刺般疼痛，痛有定处，厌食纳少，进干食或流食均感不适，进食后饱胀加重，干哕或呕，形体极度消瘦，面色晦暗，肌肤甲错，大便干结或干黑便难解；舌瘦色暗或嫩红伴瘀斑，光舌或少苔，或裂纹干燥；脉细缓或细涩。

【方义】方中炙黄芪、山药补中气，益胃阴；蒲黄、五灵脂活血化瘀，通利止痛；莪术行气止痛，活血化瘀，健脾消食；芍药、炙甘草酸甘化阴，缓急止痛，配鲜石斛、乌梅生津护阴；竹茹、法半夏和胃止呕，下气散结，以消无形之痰结；芦根清胃热以生津止呕。

【加减应用】若血溢者加炒藕节；若大便数日未行者加全瓜蒌、酒军；若热甚者加黄连。

【出处】杨丽苏．路志正治疗萎缩性胃炎伴胃腺异型增生的经验．中国医药学报．1999，14（2）：56～57

【方名】胃福煎剂（李玉奇）

【药物组成】黄芪20g，苦参10g，黄连10g，白花蛇舌草20g，黄药子10g，白及20g，莪术10g，丹参20g，元胡15g，香橼15g等15味药。

【煎服方法】每剂取汁400ml，早晚各服200ml，每日1剂。

【功效主治】补气行滞，清热燥湿。主治萎缩性胃炎。

【方义】首选黄芪“壮脾胃、益元气”补气行滞，苦参清热燥湿，以祛脾胃之热邪共为君药。据药理研究，黄芪、苦参碱有提高机体免疫功能作用。选黄连、白花蛇舌草、黄药子清热解毒，清除幽门螺旋杆菌，消除肠化、异型增生；用白及、莪术、丹参、元胡、香橼行气化瘀止痛，研究结果显示丹参能显著增加胃黏膜血流，抵抗乙醇损伤。而白及消肿解毒、敛疮生肌、固表护膜以外向内，若配白蔹同用，解毒托里从内向外，现代医学研究证实，胃炎有由黏膜向肌层发展，也有由肌层向黏膜层发展，二药相配相得益彰，能恢复、保护胃黏膜。

【加减应用】若证见苔厚腻者，痰凝胃府，用苡米、茯苓化痰涤浊。舌光红无苔者，胃阴枯竭，用天冬、石斛养阴清胃；有口苦者，胆气上逆，用柴胡、郁金。

【出处】李晓英，李玉奇．胃福煎剂治疗萎缩性胃炎癌前病变40例分析．中医药学刊．2003，21（6）：1000、1004

【方名】温中养胃冲剂（李玉奇）

【药物组成】苹澄茄、毛慈菇、麦芽、党参、香橼、内金、大枣、桂枝、白芍、白术、生地榆、茯苓、甘草。

【功效主治】温中养胃。主治慢性萎缩性胃炎虚寒证。

【出处】王垂杰．慢性萎缩性胃炎中医辨证论治研究近况．辽宁中医杂志．1989，（12）：37～40、22

【方名】养阴清胃冲剂（李玉奇）

【药物组成】焦栀、黄连、柴胡、知母、石斛、白蔹、木香、砂仁、没药、川楝子、射干、沙参、生地榆、马齿苋、五倍子等。

【功效主治】养阴清胃。主治慢性萎缩性胃炎胃郁热证。

【出处】王垂杰．慢性萎缩性胃炎中医辨证论治研究近况．辽宁中医杂志．1989，（12）：37～40、22

【方名】活血祛瘀煎剂（李玉奇）

【药物组成】猬皮、羊角屑、莪术、蚕茧、重楼、急性子、白蔹、没药、五倍子、生地榆、马齿苋等。

【功效主治】活血祛瘀。主治慢性萎缩性胃炎瘀血证。

【出处】王垂杰．慢性萎缩性胃炎中医辨证论治研究近况．辽宁中医杂志．1989，（12）：37～40、22

【方名】蠲胃汤（李玉奇）

【药物组成】黄芪40g，党参15g，山药20g，砂仁15g，白蔻10g，茴香5g，炮姜10g，柴胡15g，苦参15g，橘核15g，川楝子15g，黄连8g，葛根10g。

【煎服方法】上药为1剂药量，水煎3次，取汁混合后分3次口服，早晚各1次，1天半服完1剂。一般30剂左右治愈。

【功效主治】补气健中，利胆和胃。治疗胆汁返流性胃炎、返流性食道炎。

【方义】补元气，健中和胃，药宜温，忌酸、忌凉。用大剂量参、芪、山药大补元气健脾；砂仁、白蔻化湿温中，理气止痛；葛根、柴胡升清阳；茴香、炮姜散寒止痛；柴胡、苦参、川楝、橘核疏肝利胆，行气止痛；黄连清热和胃为佐。诸药配伍，共取益气温胃、利胆化郁。

【出处】徐子亮，刘华珍．蠲胃汤治疗胆汁反流性胃炎综合征．时珍国药研究．1996，7（4）：201～202

【方名】脾虚泻自拟方（李玉奇）

【药物组成】山药20g，莲肉20g，苍术15g，砂仁20g，白芍20g，莱菔子15g。

【功效主治】主治脾虚泻，临床多见便溏，甚则如稀水样便，每多晨起或餐后数次，伴或不伴腹痛。

【加减应用】如便脓血者，加白头翁、秦皮；腹痛者，重用白芍，甚则加入米壳；肠鸣者，加防风；泄泻严重时，可酌情加入芡实、石榴皮等，但不可过早收涩，以免关门留寇，反生呕吐等。此外，如无典型肾泻症状，禁用肉蔻、吴茛等大辛大热之品，以免加重病情。

【附注】《难经》将泄泻分为五种，曰“胃泻、脾泻、大肠泻、小肠泻、大瘕泻”。泄泻一病，常言脾不言胃，虽分大小肠、胃之不同，但其因则一。多由嗜食生冷或职业性不能定时就餐等原因，伤及脾气，致使脾气虚或伴肾气弱而来。

如大便中夹有脓血，泄泻达数月以上，应作结肠镜确诊，排除占位性病变。本病肠镜常见提示有：溃疡性结肠炎、结核性结肠炎、直肠炎、直肠息肉等。

【出处】张会永．从《脾胃论》发挥到萎缩性胃炎以痈论治学说——解读李玉奇教授脾胃病临床经验．中华中医药学刊．2007.25（2）：208～212

【方名】迴溪汤（李玉奇）

【药物组成】苦参10g，槐花20g，槟榔20g，厚朴15g，桃仁15g，莱菔子15g。

【功效主治】逐瘀导滞、行气散结。主治大肠郁滞。脐下胀满，排便困难，而大便并非干燥。虚劳努责，排出大便细如面条。由于下部不畅，肠气上逆，患者每每感到口中臭味，影响交际，痛苦异常。

【方义】本病多由平素大便燥结，屡用泻下药物，迫使食物过早进入大肠，积于大肠而发酵，产生气体而胀满，浊气上逆而口臭。此病宜逐瘀导滞、行气散结。

【附注】此方命名取“山穷水尽疑无路，柳暗花明又一村”之意。

【出处】张会永．从《脾胃论》发挥到萎缩性胃炎以痈论治学说——解读李玉奇教授脾胃病临床经验．中华中医药学刊．2007.25（2）：208～212

【方名】左金丸化裁（李玉奇）

【药物组成】吴茱萸5g，黄连10g，香附15g，连翘20g，败酱20g。

【功效主治】主治胃脘灼热，反喜热饮，胃脘嘈杂不适，莫可名状，似寒非寒、似热非热、似辣非辣。

【方义】食饮伤胃，胃脘虚寒，久治不愈，多从热化，出现寒热错杂。

【加减应用】寒盛重用吴茱萸，热盛重用黄连。

【出处】张会永．从《脾胃论》发挥到萎缩性胃炎以痈论治学说——解读李玉奇教授脾胃病临床经验．中华中医药学刊．2007.25（2）：208～212

【方名】肝气犯胃自拟方（李玉奇）

【药物组成】柴胡15g，紫苏15g，藿香15g，苍术15g，丁香5g，檀香5g，木香10g，桃仁15g。

【功效主治】肝脾同调，理脾舒肝。主治肝气犯胃之胃部不适。

【方义】《金匮要略》第一篇中即已言明“见肝之病，知肝传脾，当先实脾”。师谓：“治胃先理脾，理脾先舒肝。”舒肝世人习用破气之品，甚则以金石之药治之。李老谓：“舒肝莫过芳香化气”。芳香之品，宣畅气机，肝气随之调达；而芳香之药又可化浊，浊去而脾胃得健，无须党参、白术之添足，此乃肝脾同调，理脾舒肝，“当先实脾”之奥旨。

【出处】张会永．从《脾胃论》发挥到萎缩性胃炎以痈论治学说——解读李玉奇教授脾胃病临床经验．中华中医药学刊．2007.25（2）：208～212

【方名】胃脘湿热自拟方（李玉奇）

【药物组成】芦根20g，茅根20g，石斛20g，黄连10g，连翘20g，败酱20g，竹茹15g，陈皮15g，半夏10g。

【功效主治】滋阴凉血，佐以豁痰理脾。主治胃脘湿热，脾被湿困，脾气不振，出现心烦易怒、食少纳呆、脘腹胀满、口干口苦、但欲漱水不欲咽、舌苔黄腻、脉弦而数之症。

【方义】寒热错杂日久，寒皆化热。而此时，脾气已弱，无力运化水湿，呈现湿热交阻之势。东垣谓："脾胃脉中见浮大而弦，其病或烦躁闷乱……或口干舌干咽干。盖心主火，小肠主热，火热来乘土位，乃湿热相合，故烦躁闷乱也。"此时，胃疾渐次加重，已由虚寒之气分证转入湿热之血分证。仔细观察可见舌质由红润转绛。特征表现为：此时宜从血治，采取滋阴凉血之法，佐以豁痰理脾。

【出处】张会永．从《脾胃论》发挥到萎缩性胃炎以痈论治学说——解读李玉奇教授脾胃病临床经验．中华中医药学刊．2007.25（2）：208～212

【方名】呕吐反胃自拟方（李玉奇）

【药物组成】荜澄茄5g，小茴香5g，丁香5g，陈皮15g，半夏10g，白蔻15g，生姜3片。

【功效主治】温补脾胃。主治"阳明寒呕"，呕吐、反胃。

【方义】尝谓"十胃九寒"，人们常不顾护脾胃，多食生冷，伤及脾阳。本病临床常见胃气被寒气所阻致生呕吐、反胃，此即"阳明寒呕"，或胃腹剧痛，但欲饮热等。本病多为即得，病程较短。师翁常告诫，温补脾胃，药宜轻灵，即"以温药和之"，最忌大辛大热，反灼胃津致生他病。

【出处】张会永．从《脾胃论》发挥到萎缩性胃炎以痈论治学说——解读李玉奇教授脾胃病临床经验．中华中医药学刊．2007.25（2）：208～212

【方名】胃脘血热瘀结自拟方（李玉奇）

【药物组成】生蒲黄10g，五灵脂10g，槐花20g，桃仁15g，黄连10g，元胡15g，川楝子15g，败酱20g。

【功效主治】凉血化瘀导滞。主治病由胃脘湿热已完全转为血分。热入营血，血热灼津，口干漱水之症加重。血热瘀结，胃络受阻，出现胃脘痛，痛有定处。

【附注】此病治疗急从血论，切不可妄加渗利或以温热，急宜凉血化瘀导滞。正如《脾胃论》所说："饮食不节，劳役所伤，以致脾胃虚弱，乃血所生病，主口中津液不行，故口干咽干也。病患自以为渴，医者治以五苓散，谓止渴燥，而反加渴燥，乃重竭津液，以至危亡。"

【出处】张会永．从《脾胃论》发挥到萎缩性胃炎以痈论治学说——解读李玉奇教授脾胃病临床经验．中华中医药学刊．2007.25（2）：208～212

【方名】胃心痛自拟方（李玉奇）

【药物组成】苦参 10g，丹参 15g，人参 10g，瓜蒌 20g，薤白 15g，王不留 15g。

【功效主治】首益肾气，佐以化瘀豁痰。主治胃心痛。古书多有记载，现代医学认为本病多指急性心肌梗死，然而亦有患者痛苦异常，做心电图无病理改变者，常被遗漏。根据李老经验，此类患者如不能及时得以治疗，大多会引发胸痹心痛。此时宜防病于未然，上工治未病即此也。

【方义】本病每多由积劳成疾，耗伤肾精而成。肾气虚为本，痰瘀互阻为标。治疗当首益肾气，佐以化瘀豁痰。

【出处】张会永．从《脾胃论》发挥到萎缩性胃炎以痈论治学说——解读李玉奇教授脾胃病临床经验．中华中医药学刊．2007.25（2）：208～212

【方名】胃中风自拟方（李玉奇）

【药物组成】桂枝 10g，防风 15g，细辛 5g，威灵仙 20g，白蔻 15g，生姜 3 片。

【功效主治】祛风消肿、行气除胀。主治胃中风。临床主要表现胃中瘙痒难堪，又苦于无法搔抓，伴随胃脘胀满，打嗝不畅等症，亦常闻及胃中水气声。

【附注】胃中风，临床少见。风邪善行数变，瘙痒之症多因风邪作祟，故以胃中风命名之。

【出处】张会永．从《脾胃论》发挥到萎缩性胃炎以痈论治学说——解读李玉奇教授脾胃病临床经验．中华中医药学刊．2007.25(2)：208~212

【方名】脾痞自拟方（李玉奇）

【药物组成】（以小儿量计算）榧子5g，蓼实5g，胡连5g，桃仁10g，麦芽15g，内金10g，神曲10g，山药15g。

【功效主治】主治脾痞。

【附注】本病多发青少年，由饮食不节、暴饮暴食而来。饮食积聚，脾胃受损，久而成痞。如不能及时治疗会发展成脾疳，可见形如枯木，腹胀如鼓，面色萎黄，脉细如丝，甚为虚劳。然而，治疗本病贵以疏导，切勿妄补，补反助疾。

【出处】张会永．从《脾胃论》发挥到萎缩性胃炎以痈论治学说——解读李玉奇教授脾胃病临床经验．中华中医药学刊．2007.25(2)：208~212

【方名】大承气汤加减（吴咸中）

【药物组成】大黄10g，芒硝10g，厚朴15g，枳实15g。

【功效主治】通里攻下。主治重型胰腺炎腹实期。主要表现为弥漫性腹膜炎和肠麻痹，腹痛腹胀、痞满拒按、脉弦紧数、苔白或黄。

【加减应用】在早期通里攻下收效后，大便通而腹胀不减或减不满意，并伴有呼吸快、喘息等肺气不降的表现时，可在通里攻下的同时加用升肺气的药物，如杏仁、炒莱菔子、厚朴、苏子等。在腹症见好而胸症不减的情况下，如呼吸困难、喘促者，应在疏导大肠的同时，重点采用宣肺、定喘、清肺热、祛痰等药物，如杏仁、麻黄、苏子、苏梗、金银花、黄芩、川贝、紫菀等。在降肺气的同时可配用活血化瘀药，常用的药物有桃仁、红花、赤芍、丹参、生牛膝、红藤等。

【附注】此期相当于重型胰腺炎的急性发作期或手术后的第3~5天。此期患者均已禁食，对于口服或胃管注入中药有呕吐反应的病例，采用通里攻下中药煎剂保留灌肠。

【出处】吴咸中等．重型胰腺炎 84 例治疗分析．中国中西医结合杂志，1995，11（1）：28～30

【方名】重型胰腺炎热盛自拟方（吴咸中）

【药物组成】金银花 15g，连翘 10g，蒲公英 10g，地丁 10g，黄连 15g，黄芩 10g，大黄 10g 为主的方剂。

【功效主治】清热解毒。主治重型胰腺炎热盛期。主要表现有发热，口渴，脉数，舌红苔黄。有的患者因大量使用广谱抗生素出现了抗药现象或严重的二重感染。患者的体温在 38℃～39℃之间波动或更高。

【加减应用】同上

【附注】相当于继发感染阶段，发生于重型胰腺炎的中期。此时胰腺本身的病变已基本控制，但合并的腹腔感染和全身感染较难处理。

【出处】吴咸中等．重型胰腺炎 84 例治疗分析．中国中西医结合杂志，1995，11（1）：28～30

【方名】四君子汤加减（吴咸中）

【药物组成】党参 15g，白术 12g，茯苓 12g，甘草 6g。

【功效主治】健脾和胃法，佐以舒肝理气、补阴。主治重型胰腺炎脾胃不和期。胃纳不佳，食后胸胁满闷，身倦肢软，苔白，舌体胖，亦可出现午后烦热、舌瘦无苔的胃阴虚证。

【方义】患者的胃肠运动功能和分泌消化功能明显受损，宜采用健脾和胃法佐以舒肝理气、补阴的药物。

【加减应用】同上

【附注】此期相当于重型胰腺炎的后期，由于久病和长期使用苦寒药物而伤及脾胃。

【出处】吴咸中等．重型胰腺炎 84 例治疗分析．中国中西医结合杂志，1995，11（1）：28～30

【方名】理脾愈疡汤（李振华）

【药物组成】党参 15g，白术 10g，茯苓 15g，桂枝 6g，白芍 12g，砂仁 8g，木香 6g，厚朴 10g，甘松 10g，刘寄奴 15g，延胡索 10g，乌贼骨 10g，炙甘草 6g，生姜 3 片，大枣 3 枚。

【功效主治】温中健脾，理气活血，生肌愈疡。主治消化性溃疡，脾胃虚寒证。症见胃脘隐痛，痛处喜暖喜按，饥饿时痛甚，进食痛减，口淡食少，腹胀嗳气，泛吐清水，身倦乏力，四肢欠温，大便溏薄，舌质淡，苔薄白，脉沉细等。

【方义】方中党参、白术、茯苓、炙甘草益气健脾；桂枝、白芍、生姜、大枣配炙甘草调和营卫，温中补虚，缓急止痛；砂仁、厚朴、木香、甘松、刘寄奴、延胡索疏肝和胃，理气活血；乌贼骨生肌收敛，制酸止痛，共奏温中健脾，理气活血，生肌愈疡之效。

【加减应用】若大便色黑，状如柏油者，加白及 10g，三七粉 3g（分 2 次冲服），黑地榆 12g；如语言无力，形寒畏冷，四肢欠温者，加黄芪 30g，甚者加附子 10g；如嗳气频作者，加丁香 5g，柿蒂 15g；如食少胀满者，加焦山楂 12g，神曲 12g，麦芽 12g。

【出处】李郑生，黄清．李振华教授治疗消化性溃疡经验．中医研究．2007，20（5）：51~53

【方名】活血愈疡汤（李振华）

【药物组成】当归 10g，赤芍 10g，川芎 10g，香附 10g，小茴香 10g，木香 6g，延胡索 10g，五灵脂 10g，炒蒲黄 10g，三七粉 3g（分 2 次冲服），甘草 3g。

【功效主治】活血化瘀，理气止痛。主治消化性溃疡，气滞血瘀证。症见胃脘部刺痛，痛处固定不移，严重时疼痛不休，食后痛甚，或见呕血、便血，舌质暗红，边见紫斑，苔薄白，脉沉涩等。

【方义】方中当归、川芎、赤芍、五灵脂、蒲黄、延胡索、三七粉活血散瘀，行气止血；香附、木香、小茴香疏肝理气。诸药合用，可使气血通畅，则疼痛与出血自解。

【出处】李郑生，黄清．李振华教授治疗消化性溃疡经验．中医研究．2007，20（5）：51~53

【方名】养阴疏肝汤（李振华）

【药物组成】辽沙参 20g，麦冬 15g，石斛 15g，白芍 15g，青皮

10g，陈皮10g，甘松10g，刘寄奴12g，吴茱萸5g，黄连6g，白及10g，甘草3g。

【功效主治】养阴和胃，疏肝活血，收敛生肌泄热。主治肝郁化火，症见胃痛急迫，痛处拒按，伴灼热感，口干口苦，心烦易怒，嘈杂吞酸，食后疼痛无明显缓解，尿黄便秘，舌质红，苔薄黄缺津，脉弦数等。

【方义】方中辽沙参、麦冬、石斛、黄连滋阴清热；白芍、青皮、陈皮、甘松、吴茱萸疏肝开郁，理气止痛；刘寄奴通经活血，消瘀止痛；白及消肿止血，收敛生肌；同时吴茱萸、黄连并用，即“左金丸”，辛开苦降，可解嘈杂吞酸。诸药共奏养阴清热，疏肝活血，收敛生肌之效。

【加减应用】若疼痛缓解，胃火渐清，可酌减清热之品，加入健脾而不燥之山药、薏苡仁、茯苓等常服，以促使脾胃功能恢复。

【出处】李郑生，黄清. 李振华教授治疗消化性溃疡经验. 中医研究. 2007，20（5）：51~53

【方名】健脾活血汤（李振华）

【药物组成】党参15g，白术10g，茯苓12g，当归10g，赤芍12g，香附10g，砂仁8g，厚朴10g，甘松10g，延胡索6g，炙甘草6g。

【功效主治】健脾和胃，理气活血。主治消化性溃疡疼痛消失后，宜常服之品，以巩固疗效，防止复发，促使溃疡愈合。

【出处】李郑生，黄清. 李振华教授治疗消化性溃疡经验. 中医研究. 2007，20（5）：51~53

【方名】健脾止泄汤（李振华）

【药物组成】党参12克，白术10克，茯苓20克，泽泻12克，桂枝6克，厚朴10克，砂仁8克，薏仁30克，煨肉蔻10克，诃子肉12克，炙甘草6克，生姜3片，大枣5枚。

【功效主治】温中健脾，理气和胃。主治脾胃虚弱，症见大便次数增多，泄泻经久不愈，每遇寒冷气候或进食不易消化以及生冷食物，则泄泻加重，甚至泄出完谷不化的食物残渣，面色萎黄，形体消瘦，身倦乏力，腹胀纳差，舌质淡，舌苔白腻，脉濡缓等。

【加减应用】若大便滑泄不止，排便次数增多者，方中加赤石脂24克；腹胀纳差，不思饮食者，方中加陈皮10克，鸡内金10克；脾胃虚寒，腹中绵绵坠痛，肠鸣久泄，畏风气短，系土不生金，肺脾气虚，中气不足，气虚下陷，方中加黄芪30克，柴胡6克，升麻6克，炮姜6克，以温中健脾，益气升阳；如肝气乘脾，症见怒则腹泻，胸胁窜痛，嗳气食少，烦躁易怒者，方中去桂枝、煨肉蔻，加香附10g，柴胡6g，郁金10g，元胡10g，以疏肝解郁。

【出处】李郑生等．李振华教授治疗慢性肠炎经验——附临证63例分析．中华中医药学刊．1992，(2)：16～17

【方名】五苓散合四神丸加减（李振华）

【药物组成】党参15克，白术10克，茯苓15克，泽泻12克，桂枝6克，炒白芍12克，砂仁8克，破故纸10克，五味子10克，煨肉蔻10克，吴茱萸6克，诃子肉12克，苡仁30克，炙甘草6克，生姜3片，大枣5枚。

【功效主治】温补脾肾，收涩止泄。主治脾肾阳虚，症见黎明之前，腹痛肠鸣，继而泄泻，泄后则安，大便稀薄，畏寒肢冷，腰膝冷痛，神疲乏力，食少腹胀，喜热恶寒，舌质淡、体胖大、苔薄白，脉沉细而无力等。

【加减应用】若腹中冷痛、便下白色黏液者，方中加干姜10克；形寒肢冷甚者，加制附子10克；大便滑泄不止者，加赤石脂20克，亦可暂加炙米壳10克；大便潜血阳性，甚至血便者，加广木香6克，黑地榆15克，黑荆芥10克；腹胀，食少纳呆者，加焦楂、神曲、麦芽各12克；气短懒言者，加黄芪30克；腹痛下坠者加柴胡6克，升麻6克。

【出处】李郑生等．李振华教授治疗慢性肠炎经验——附临证63例分析．中华中医药学刊．1992，(2)：16～17

【方名】芍药益胃汤（李振华）

【药物组成】白芍、沙参、麦冬、石斛、生地、砂仁、元胡、甘草。

【功效主治】酸甘化阴、柔润和中。主治阴虚胃痛，其表现隐隐作痛或有剧痛，其痛如割，不思饮食，胃脘嘈杂，口干欲饮，大便秘结，形体消瘦，皮肤干燥，舌红苔少，脉象细数。

【方义】李老则据古方立法遵“益阴宜远苦寒”之旨，自拟此方，方中重用白芍、沙参、石斛、麦冬以养阴益胃，使阴气复，津液生，胃气自复。李老认为病虽在胃，但治胃不理肝，往往会事倍功半，盖胃病既久必致肝郁，郁久化热，热则伤阴，胃津暗耗，经气遂逆，治此苦寒辛温、香燥滋腻等药，均非所宜，当投以酸甘化阴、柔润和中之剂方为妥切。此方系芍药甘草汤加味，补而不腻，行而不散，润而不凉，通而不泻，临床应用得心应手。

【附注】李老在临证中除注重脉证之外，还着重审视其既往治疗经过，病者往往迁延日久，郁热伤阴、胃络失养，而致胃痛，医家亦多从理气止痛或温燥之剂投治，致使胃阴更伤，诸病难解。

【出处】吴大真等．现代名中医胃病治疗绝技．科学技术文献出版社

【方名】香砂六君子汤加减（李振华）

【药物组成】党参、白术、茯苓、陈皮、半夏、砂仁、木香、炙甘草等。

【功效主治】补中寓行，补而不滞，成为通补、运补之剂。主治脾胃气虚之胃痛，证候特点为胃脘隐痛，遇劳则甚；痛处喜按，按之稍减；得食痛缓，多食则胀；腹部柔软，压痛不显；食少纳呆，或伴胃脘痞闷，泄泻便溏；或伴腹胀、嗳气、神疲乏力、形体消瘦、面色不华等症。舌质淡，苔薄白，脉细弱或缓弱，在诸证中尤以痛时喜按，遇劳则甚，得食稍减，多食则胀，对于脾胃气虚之胃痛的病证，有着特征性的意义。

兼气滞：脘腹痞胀，时轻时重，虽得呃逆，嗳气不减，脉弦无力。兼血瘀：胃脘刺痛不移，或入夜尤甚，或有吐血便血史，舌质暗淡，或有瘀斑，脉细涩。兼痰湿：脘腹满闷，口淡黏腻，舌体胖有齿痕，苔白多津或厚腻，脉濡缓或濡滑。兼食滞：胃脘胀满，食后尤甚，厌食，嗳腐吞酸，舌苔厚腻，脉滑无力。兼肝郁：胃脘胀痛，连及胸胁少腹，每因情志变动而加重，烦闷善太息，脉弦无力。

【方义】脾胃气虚，本四君子汤以治，为众所知。然李老常用香

砂六君子汤获效。其理何在盖胃以通为贵，脾以运则健，尤喜通利而恶壅滞，是其生理特性。胃为多气多血之乡，脾乃运化水湿之脏。香砂六君子汤在药性上动静结合，守走并用。方中主以党参、白术、茯苓、炙甘草取四君子汤义，共奏补中益气、健脾养胃之功，立足补虚。辅以小量陈皮、半夏助胃之降，行胃之滞；木香、砂仁助脾之运，疏脾之郁；俾脾胃斡旋，升降有序。四君得四辅，则益增培补之功，四辅配四君，使补中寓行、补而不滞，成为通补、运补之剂。

【加减应用】气虚较甚，痰湿气滞不显者，半夏、砂仁、木香宜适减。若患者腹胀暂不用党参、黄芪。须补气者先以太子参，后用党参易之，以防补而壅滞。脾虚湿盛，泄泻便溏，酌加薏苡仁、泽泻、车前子、白扁豆。气滞中阻，脘腹时胀，酌加川朴、乌药等。痰湿寒化，口淡黏腻，酌加桂枝、生姜、苍术、厚朴。瘀阻胃络，刺痛拒按，酌加丹参、川芎、元胡、刘寄奴。食滞不化，嗳腐厌食，酌加谷麦芽、鸡内金、神曲、山楂。肝气犯胃，脘胁少腹胀痛，酌加香附、乌药、西茴等。若脾虚失运，痰湿内生，可酌增陈皮、半夏之量，立二陈方义，以燥湿化痰，理气和中。中虚气滞，则适加木香、砂仁之量，以芳化疏通，调畅气机。气机顺畅，津液得行，则痰湿无由可聚。临床施治，贵在变通，适可切中病机，而收良效。

【出处】郭淑云．李振华论脾胃气虚导致慢性胃痛的病机与证治．中国中医基础医学杂志，2007，13（6）：466

【方名】健脾和中汤（李辅仁）

【药物组成】苍术 10g，炒白术 15g，炒陈皮 10g，制香附 10g，炒苡仁 15g，茯苓 15g，半夏曲 15g，厚朴花 5g，党参 15g，补骨脂 10g，肉豆蔻 10g，五味子 5g，吴茱萸 6g。

【功效主治】健脾和胃。主治脾胃素虚，寒湿内盛之久泻、久溏证。

【方义】脾失健运，食、水、气分解不开，则腹泻、便溏；胃失和降，中焦壅滞，则气逆、胀满。李老认为对前者，应以健脾为主，和胃为辅；对后者，应以和胃降逆为主，健脾为辅。认为“胃腑宜调，随调随应；脾脏宜健，久健方效。”自拟健脾和胃汤治疗脾胃素虚，寒湿内盛之久泻、久溏证。

【出处】史学军. 李辅仁教授治疗脾胃疾病经验介绍. 中国医刊. 1999, 34 (6): 47~48

【方名】滋肾通幽汤（李辅仁）

【药物组成】肉苁蓉30g，瓜蒌30~50g，草决明30g，玄参30g，生地30g，火麻仁10g，酒军炭5~10g，白术15g，党参15g，牛膝10g，生首乌20g，枳实10g，甘草3g。

【功效主治】润通。主治老年性便秘。

【方义】李老认为便秘是老年常见病证，往往并见于多种疾病，且对其他疾病转归有直接影响，久而久之易变生他证。其病因病机为本虚标实，所谓“本虚”，就是老年人脏腑功能衰退，主要指的是肾气不足，脾胃功能衰退。所谓“标实”即糟粕壅滞肠腑，肠道干涩之便秘。关于治疗，李老提出“润通”法。李老治疗任何疾病时，都特别重视通便。认为大便一通，其他症状也往往因之减轻。如肝阳上亢的高血压病，通过通便泻热，则肝阳得平，肝热得降。

【加减应用】对一些血瘀证，善用一些既具有通便作用又具有活血作用的药物，如桃仁、酒军、酒军炭、当归、赤芍等。认为通便药能增强活血力量，再三强调治疗瘀血顽症，用一般活血药常难以取效，非通便破瘀难以奏效。

【出处】史学军. 李辅仁教授治疗脾胃疾病经验介绍. 中国医刊. 1999, 34 (6): 47~48

【方名】疏通散、养胃散（李辅仁）

【药物组成】气滞胃痛疏通散：广木香5g，川楝子5g，苏梗10g，乌贼骨10g，半夏曲15g，元胡10g，党参10g，炒白术15g，香附10g，厚朴10g，赤芍15g，炙甘草3g。

胃阴虚胃痛养胃散：天门冬15g，麦门冬15g，天花粉15g，石斛10g，川楝子5g，元胡15g，砂仁5g，苏梗10g，厚朴10g，藿香5g，炒白术15g，丹皮10g，白芍10g，枸杞10g。

【功效主治】主治胃脘痛。

【方义】脾胃失和，中焦壅滞，瘀滞而痛。初则气滞而痛，久则气血失调，化热而伤及胃阴，胃络失养而痛，更甚者则胃络瘀滞而痛。治疗本病，李老认为，一定要掌握脾胃的升降特点，勿过用活血。活血过度，即破血，影响脾胃升降。另外，需掌握理气的分寸，因为过度理气即破气，伤及脾气。对胃阴虚胃热甚者，又应掌握滋阴清胃热的分寸，过度滋阴即寒凉，伤及脾胃。

【出处】史学军．李辅仁教授治疗脾胃疾病经验介绍．中国医刊．1999，34（6）：47~48

【方名】通降理中汤（李辅仁）

【药物组成】苏梗10g，制香附10g，青皮10g，陈皮10g，半夏曲10g，厚朴10g，炒白术15g，砂仁5g，焦山楂10g，焦曲10g，鸡内金10g，莱菔子10g，红枣5枚。

【功效主治】理气降逆。主治消化不良，这是临床常见病证，多见食欲不振，胃脘不适，或胀或嘈杂，或泛酸、呃逆，或腹胀，苔多腻，大便不畅。

【方义】李老认为，此多属胃腑不降，脾胃失和。治疗上倡导通降，所谓"通降"即通其壅滞，降其气逆。

【出处】史学军．李辅仁教授治疗脾胃疾病经验介绍．中国医刊．1999，34（6）：47~48

【方名】便秘自拟方（颜正华）

【药物组成】决明子、何首乌、瓜蒌仁、黑芝麻、火麻仁、肉苁蓉、当归、蜂蜜、郁李仁。

【功效主治】通中有补，攻邪不伤正。主治病情不急迫之便秘。

【方义】黑芝麻、肉苁蓉、当归、蜂蜜均为补益精血之品，温润多汁，用则通中有补，攻邪不伤正，适用于津血不足者；若兼有热象者，首选决明子、瓜蒌仁、何首乌等寒凉之品；气滞明显者，常配伍枳壳、枳实、槟榔等行气之品，增强通腑之效，气滞轻者用枳壳，甚者用枳实，再甚则用槟榔。润肠药虽药力和缓，但只要辨证准确，配伍合理，可收桴鼓之效，且安全性好，剂量易掌握，调理慢性习惯性便秘尤为稳妥。对其他疾病兼见大便不通者，亦常以本法辅助。

【出处】高新颜，张冰等．颜正华教授应用通腑三法经验介绍．新中医．2008，40（5）：19~20

【方名】白术加减方（颜正华）

【药物组成】白术、生地黄、升麻等加减。

【功效主治】补益中洲，健脾运肠，以补为通，使脾胃得健，升降复常，肠腑乃通。主治中气不足肠道推动无力，或年老体弱，气血虚衰而大便难下者。

【方义】颜教授临证常用魏龙骧白术通便方（白术、生地黄、升麻）加减，每获良效。白术用量一般从15g开始，也可视病情用30～60g，以大便通畅不溏为度。颜教授常重用一味生白术，补益中洲，健脾运肠。此类患者大便不甚干硬，唯排便困难，虚坐努责，用一般通便药难以奏效，必须以补为通，使脾胃得健，升降复常，肠腑乃通。白术通便首见于《金匮要略》及《伤寒论》桂枝附子去桂加白术汤，原文载："若其人大便硬，小便自利者，去桂加白术汤主之。"俞嘉言认为，白术能"滋大便之干"，汪苓友认为："白术为脾家主药燥湿以之，滋液亦以之。

【加减应用】伴燥结者合用大黄、芒硝；阳气虚衰者去生地黄，加肉苁蓉、当归、黄芪等；阴液不足者重用生地黄，并伍以瓜蒌仁、麦冬；年老体弱者加肉苁蓉、当归等补益精血。

【出处】高新颜，张冰等．颜正华教授应用通腑三法经验介绍．新中医．2008，40（5）：19～20

【方名】大黄芒硝加减方（颜正华）

【药物组成】大黄、芒硝之类。

【功效主治】主治便秘时间较长，湿热征明显者，或泻下轻剂难取效，而患者又无虚象者，均选用本法治疗。

【方义】阳明腑实肠道燥结之便秘，临床表现为"痞、满、燥、实"，古今医家皆用峻下之法。颜教授亦常用之。

【加减应用】临证运用芒硝、大黄，常配伍枳实、槟榔、厚朴等行气之品，增强通腑之力。颜教授用本法辨证准确，虽不常用，但每用必效，并严格控制剂量，邪祛而不伤正。

【附注】颜教授应用大黄，必从小量开始，如效果不显，再加大剂量。一般大黄用6g，不效则增量，再根据大便通畅与否调整用量，使大便通而不溏。嘱处方大黄单包，根据病者大便情况调节用量，以大便每天4~5次为限，超过则减量，不足1次则加量。用芒硝时常选用通下力较缓和之玄明粉替代，使下而不伤正。

【出处】高新颜，张冰等．颜正华教授应用通腑三法经验介绍．新中医．2008，40（5）：19~20

【方名】温胆汤、二陈汤加减（颜正华）

【药物组成】佛手、香橼、香附、枳壳、金铃子、玫瑰花、旋覆花、代赭石、法半夏等。

【功效主治】疏肝理气为主，佐以降逆化痰。主治胃脘胀痛连胁，嗳气频作，每因情志不遂而发作。大便不畅，脉弦。

【方义】此类胃脘痛的治疗应以疏肝理气为主，佐以降逆化痰。主要病因是肝木失于疏泄，横逆犯胃，气机不通，则见胃痛。故以疏理肝气为治疗关键。药用：佛手、香橼、香附、枳壳、金铃子、玫瑰花等；胃主降，即以降为顺，胃家有病，多属失于“和降”的病理，故治疗胃脘痞满、疼痛，佐以和降胃气之品，每收理想疗效。药物宜选旋覆花、代赭石、法半夏等；肝郁胃痛，时发时止，不独与情志有关，亦与痰饮内伏有联系。朱丹溪谓：“百病中多有兼痰者，世所不知也。”肝郁之人，气失调畅，津液输布障碍而凝聚为痰，痰伏胃中，每为情志所诱发，痰气相搏，遂致胃痛。若唯理气而不化痰，痰邪不去，胃痛虽暂缓解而仍复发，故临床施治尚需兼用化散痰饮之品，以杜病源。

【出处】高云艳．颜正华教授治疗胃脘痛的经验．辽宁中医杂志．1994，21（8）：349~351

【方名】正佐金、倒佐金（颜正华）

【药物组成】正佐金：黄连6份，吴茱萸1份；倒佐金：黄连用量减至1/3。

【功效主治】寒热并调，辛开苦降。主治胃脘疼痛，遇冷易发，胃中有灼热感，嘈杂呕吐，心烦，大便溏稀，脉弦滑或弦数，此乃中焦阴阳失和，寒热互结之候。

【方义】病证寒热互见者，则因体质不同，境遇之异，往往有偏寒、偏热之别，故其论治亦须分辨温中或清泄之主次。若见舌红，脉弦而有力或脉数，证偏热者，用“正佐金丸”平中见奇，每收捷效。若见舌胖脉缓，证偏寒者，用“倒佐金”多能收功。

【加减应用】“邪之所凑，其气必虚”，寒热互结于中焦，与中气虚馁有关，故治宜兼培补中土，用四君子、六君子之辈。纳差、苔厚加谷芽消食醒胃；大便干结加全瓜蒌润肠通便，导热下行；泛酸水加煅瓦楞子，以制酸止痛，颇多效验。

【出处】高云艳．颜正华教授治疗胃脘痛的经验．辽宁中医杂志．1994，21（8）：349～351

【方名】六君子、香砂六君子加减方（颜正华）

【药物组成】黄芪、人参、白术、紫苏、藿香、柴胡、葛根、生姜、大枣、甘草等。

【功效主治】补中益气。主治胃痛隐隐，泛吐清水，得按则舒，得温则减，纳差，神疲乏力，大便溏，舌淡，脉弱者，乃中气不足之候。

【方义】中焦既虚，营卫之源有病者，补益之中佐以发表、调营卫之品，则有助于脾胃调和，即疏流则源清，柯韵伯云：“补中之剂，得发表之品而中自安”，亦即此意。常与补中益气剂相须使用的发表药有紫苏、藿香、柴胡、葛根等。其中，生姜、大枣合用有调营卫、和脾胃之能事，用治中焦病，每收良效，不可小视。

【加减应用】阳虚明显者，可用黄芪建中汤治之，候胃虚得补，胃络得温，气机得行，则胃痛自止。

【出处】高云艳．颜正华教授治疗胃脘痛的经验．辽宁中医杂志．1994，21（8）：349～351

【方名】胃脘痛自拟方（颜正华）

【药物组成】沙参、麦冬、玉竹、石斛、百合、黄连、蒲公英、丹参、当归、延胡索、五灵脂等药。

【功效主治】主治胃痛隐隐，口燥咽干，或口渴，大便干燥，舌红少苔，脉细弦，为胃阴不足证。

【方义】痛多不通，阴虚胃痛多因郁热久稽伤阴或肝火灼津伤阴，胃中络脉失养，血脉通行不畅所致，故治疗此类胃痛，在养胃阴的基础上加清热活血之品，收效理想。养胃阴，加清热活血之品。养胃阴宜用沙参、麦冬、玉竹、石斛、百合等药；清胃热宜用黄连、蒲公英等；活血脉宜选丹参、当归、延胡索、五灵脂等药。

【出处】高云艳．颜正华教授治疗胃脘痛的经验．辽宁中医杂志．1994，21（8）：349～351

【方名】三七加减方（张学文）

【药物组成】三七

【功效主治】化瘀止血，止痛补虚。主治出血兼瘀滞疼痛者。三七对消化系统的肠胃出血有止血止痛之功，特别是对胃脘痛，如慢性胃炎、胃溃疡等，或伴有黑便者，尤为适宜，它可以化瘀止血。

【方义】三七是临床上常用的化瘀止血药，其止血而不留瘀，活血而不破血，而且活血之中又有补益之性，尤其在瘀血与出血单独或同时出现之时，具有其它单味药不可比拟的优势。《本草纲目》首载其药，谓其有“止血、散血、定痛”的功效，可治金刃箭伤、跌扑杖疮、血出不止者；亦主吐血、衄血、下血、血痢、崩中经水不止、产后恶血不下、血晕腹痛、赤目痈肿、虎咬蛇伤诸病。三七药力甚强，疗效显著，古代多作止血药应用，无论跌打损伤，瘀肿疼痛，还是各种出血，皆以化瘀止血为主效，临床运用十分广泛。总之，三七一物，集化瘀、止血、止痛、补虚四功于一身，内外上下诸多疾患皆宜，内服外用皆可，既止血又化瘀，一药二用，对于出血兼瘀滞疼痛者尤为适宜，值得效法。

【加减应用】配伍蒲黄、五灵脂、丹参、元胡，临床均有很好疗效。

【附注】现代药理研究发现三七不但有很好的止血作用，而且也有人参皂苷样作用，可降低毛细血管通透性，同时也能增加冠状动脉血流量，有效减少心肌耗氧量，有明显、迅速的降压作用等。

【出处】张惠云，张宏科．名老中医张学文教授运用丹参与三七经验撷菁．中医药学刊．2005，13（11）

【方名】六君子汤丹参饮加减（周仲瑛）

【药物组成】六君子汤（半夏、陈皮、党参、白术、茯苓、甘草）、丹参饮（丹参、砂仁、檀香）出入。药用党参、茯苓、白术、甘草、陈皮、半夏、厚朴、失笑散、丹参、郁金、莪术、玄胡索、瓦楞子等。

【功效主治】用于脾虚生痰，胃弱气滞，久病入络所致的“脾胃不和，痰瘀中阻”证。症见脘痛久发、硬胀刺痛、痛有定处，食少便溏，呕吐涎沫或稀白黏痰，或见吐血、黑便，甚则饮食吞咽困难，食入反出，舌淡色紫，或有瘀斑，苔薄白腻，脉细涩，或细弦滑。可见于慢性胃炎、溃疡病、食道及胃部肿瘤，上消化道出血等。

【附注】临症当注意区别脾与胃的主次，脾病为主者，重在健运，胃病为主者，重在和降。痰象明显治脾为主，瘀象突出治胃为主。此外，因本证易致出血，故祛瘀应选化瘀止血药。若确系消化道肿瘤，可酌加石打穿、半枝莲等抗癌药。

【出处】李七一．化痰祛瘀治疗疑难病证九法——周仲瑛学术思想临证经验撷粹．中医教育．1995，14（5）

【方名】滋胃饮（周仲瑛）

【药物组成】乌梅肉6g，炒白芍10g，炙甘草3g，北沙参10g，大麦冬10g，金钗石斛10g，丹参10g，炙鸡内金5g，生麦芽10g，玫瑰花3g。

【功效主治】滋养胃阴。主治阴虚胃痛。

【方义】炒白芍、炙甘草缓急止痛；北沙参、大麦冬、金钗石斛滋养胃阴；炙鸡内金、生麦芽助胃气消积并扶助胃气。

【加减应用】口渴较甚，阴虚甚者加大生地10g；伴有郁火，脘中烧灼热辣疼痛，痛热急迫，心中懊侬，口苦而燥，渴而多饮，加黑山栀6g，黄连3g；舌苔厚腻而黄，呕恶频作，湿热留滞在胃者加黄连3g，厚朴花3g，佛手3g；津虚不能化气或气虚不能生津，津气两虚，兼见神疲、气短、头昏、肢软，大便不畅或便溏者，加太子参10g，山药10g。

【附注】将上药放入容器内，加冷水浸过药面，15分钟后即行煎煮，煮沸后改用微火，再煎20分钟。滤取药液约300毫升服之。

【出处】南京中医学院院长周仲瑛教授治阴虚胃痛方．医学文选．1993，3

【方名】和肝汤（方和谦）

【药物组成】当归12g，白芍药12g，白术9g，柴胡9g，茯苓9g，生姜3g，薄荷（后下）3g，炙甘草6g，党参9g，苏梗9g，香附9g，大枣4枚。

【功效主治】调和气血、疏理肝脾、体用结合、补泻适宜。在临床上广泛应用于肝郁血虚，脾胃失和，两胁作痛，胸胁满闷，头晕目眩，神疲乏力，腹胀食少，心烦失眠，月经不调，乳房胀痛，脉弦而虚者。

【方义】“和肝汤”的组成有三个特点：其一，本方以当归、白芍药为君药，养血柔肝。肝为刚脏，体阴而用阳，当归、白芍药以阴柔之性涵其本。其二，以柴胡、薄荷、苏梗、香附为臣药，柴胡、薄荷疏肝解郁，加入苏梗、香附不仅降肝之逆，且能调达上、中、下三焦之气。四药合用有疏肝解郁、行气宽中之功，此所谓“肝欲散，急食辛以散之。”以辛散之剂遂其性。其三，又以党参、茯苓、白术、甘草四君汤为佐药，甘温益气、健脾和胃。既遵仲景“见肝之病，知肝传脾，当先实脾”之旨，又收“肝苦急，急食甘以缓之”之用，达到以甘温缓急杜其变的目的。上述特点使“和肝汤”成为一个调和气血、疏理肝脾、体用结合、补泻适宜的方剂，在临床上广泛应用于肝脾失和的多种病证。

【加减应用】以肝郁脾虚、气血失调为主证，根据兼证的寒热虚实加减用药。

【附注】“和肝汤”为方和谦教授自创的经验方，来源于《太平惠民和剂局方》的“逍遥散”。逍遥散为疏肝理脾的常用方剂，为肝郁血虚之证而设，它体用兼顾，肝脾同治，立法用意十分周到。方老在此方的基础上加用党参、香附、苏梗、大枣四味，使其和中有补、补而不滞，既保留了逍遥散疏肝解郁、健脾和营之内涵，又加重了培补疏利之特色，从而拓宽了逍遥散的适应症。

【出处】李文泉等．方和谦创“和肝汤”的组方原则和临床应用．上海中医药杂志．2008，42（2）：1~3

三、呼吸系统

（一）概论

感冒又称伤风、冒风，是风邪侵袭人体所致的常见外感疾病。临床表现以鼻塞、咳嗽、头痛、恶寒发热、全身不适为其特征。全年均可发病，尤以春季多见。由于感邪之不同、体质强弱不一，证候可表现为风寒、风热两大类，并有夹湿、夹暑的兼证，以及体虚感冒的差别。如果病情较重，在一个时期内广泛流行，称为“时行感冒”。

外感发热是指感受六淫之邪或温热疫毒之气，导致营卫失和，脏腑阴阳失调，出现病理性体温升高，伴有恶寒、面赤、烦躁、脉数等为主要临床表现的一类外感病证。外感发热，古代常名之为“发热”、“寒热”、“壮热”等。外感发热的表现形式较多，但体温升高、身热、面红、舌红、脉数等是其基本临床特征。外感发热起病急骤，多有2周左右的中度发热或高热，也有少数疾病是微热者。热型有发热恶寒、但热不寒、蒸蒸发热、身壮热、身热不扬、寒热往来、潮热等。发热时间，短者几日即退，长者持续10余日或更长时间热势不解。最常伴见口干烦渴，尿少便秘，舌上少津等热伤津液之症。除发热外，必伴随有病变相关脏腑功能失调的症状，如咳嗽、胸痛、胁肋胀满、便秘、泄泻、小便频急等。

咳嗽，因外感六淫，脏腑内伤，影响于肺所致有声有痰之证。见《素问·五脏生成篇》，《素问·病机气宜保命集》：“咳谓无痰而有声，肺气伤而不清也；嗽是无声而有痰，脾湿动而为痰也。咳嗽谓有痰而有声，盖因伤于肺气动于脾湿，咳而为嗽也。”因外邪犯肺，或脏腑内伤，累及于肺所致。《医学三字经·咳嗽》：“咳嗽不止于肺，而亦不离于肺也。”外感以祛邪宣肺为主，内伤以调理脏腑、气血为主。按病邪分，有伤风咳嗽、风寒咳嗽、伤燥咳嗽、燥热咳嗽、痰饮咳嗽、风热嗽、热嗽、时行嗽、寒嗽、湿咳、暑咳、火咳、食咳等；按脏腑气血分，有肺虚咳、肺咳、心咳、肝咳、脾咳、肾咳、大肠咳、小肠咳、胃咳、膀胱咳、三焦咳、胆咳、劳嗽、气嗽、瘀血嗽等；按咳嗽发病时间与特点分，有久咳、五更嗽、夜嗽、干咳嗽、呷嗽、哑嗽、顿嗽等。

哮病，以喉中哮鸣有声，呼吸气促困难，甚至喘息不能平卧为临床特征。哮病是中医内科常见病之一，在我国北方更为多见，发病率约占人口的2%左右。中医对本病积累了丰富的经验，方法多样，疗效显著，不仅可以缓解发作时的症状，且通过扶正治疗，达到祛除宿根，控制复发的目的。哮——呼吸时喉间发出的喘鸣音。因哮必兼喘，故又称哮喘。

喘证，简称喘，亦名喘逆、喘促、喘息。以呼吸急促为临床主症，其发病与肺肾关系密切，盖“肺为气之主，肾为气之根。肺主出气，肾主纳气，阴阳相交，呼吸乃和。若出纳升降失常，斯喘作焉。”（见《类证治裁·喘证论治》）。喘证颇多危急病情，须辨证精确，治疗及时。大要分为实喘与虚喘两大类。实喘的基本病理属于“清浊相干，气乱于肺。”（见《灵枢·五乱》）。如外感六淫，水饮痰浊壅阻于肺，使肺气失于宣降，此为实喘。禀赋虚弱或元气亏损，使“肺主气”的功能明显削弱，以致肾不纳气，则为虚喘。实喘以祛除病邪为大法，虚喘当补元摄纳为主。不少患者，久病喘证，元气已损，兼有病邪（痰浊、水饮、气壅）者，属于虚实夹杂之证，治宜兼用扶正与祛邪二法，通常在发病时，先以祛邪为主；邪去大半，则以扶正法为主。喘证发作，每兼咳嗽，亦须喘、咳同治。如喘而声高气粗，喉中痰鸣，声如拽锯者，称之为哮喘，简称为哮。喘证治法，除药物治疗外，亦可配合针、灸、外治和药物穴位电离子透入法。至于虚喘、实喘，又可因为病因、证候、体质等不同情况而分为多种证型。

肺痈，是肺部发生的痈疡。证见发热振寒，咳嗽，胸痛，气急，甚则咳喘不得平卧，吐出腥臭脓性黏痰，或咳吐脓血等。《金匮要略·肺痿肺痈咳嗽上气病脉证治》：“咳而胸满，振寒，脉数，咽干不渴，时出浊唾腥臭，久久吐脓如米粥者，为肺痈。”《医门法律》卷六：“肺痈由五脏蕴祟之火，与胃中停蓄之热，上乘乎肺，肺受火热熏灼，即血为之凝，血凝即痰为之裹，遂成小痈。”治宜清肺化痰，解毒排脓，一般可选用《千金》苇茎汤、清金饮、麦冬平肺饮、葶苈大枣泻肺汤、元参清肺饮等方。咳吐脓血者，用排脓散、《金匮》桔梗汤，酌加鱼腥草、野荞麦根等药。日久伤及气阴，治宜养血益气，清热化痰，用桔梗杏仁煎、《济生》桔梗汤等。本病与肺脓疡、肺坏疽等相似。

肺痨，即肺劳。《慎柔五书》卷四："肺痨热，瘦损，有虫在肺，令人咳逆气喘。"治以五膈下气丸等方。参见肺劳、虚劳、劳瘵条。中医指以咳嗽、咯血、潮热、盗汗、身体消瘦为主要特征的传染性、慢性、消耗性疾患。又称痨瘵、尸注、鬼注。相当于西医的肺结核。多因体质虚弱，气血不足，痨虫传染所致。初起病变主要在肺，久之则累及脾肾，甚则传遍五脏。肺痨病因分内外两方面。内因是素体虚弱，或酒色劳倦，起居不慎，耗伤气血津液，导致气血虚弱，阴精耗损。外因是感受病者之气，痨虫乘虚而入，发为肺痨。在整个疾病演变过程中表现为气阴亏耗、阴虚火旺、阴阳两虚等正虚证候。

咯血，是不嗽而喉中咯出小血块或血点。见《儒门事亲·咯血衄血嗽血》。因肾虚阴火载血上行，或心经火旺、血热妄行所致。《赤水玄珠》卷九："咯血者，喉中常有血腥，一咯血即出，或鲜或紫者是也，又如细屑者亦是也。"《张氏医通·诸血门》："咯血者，不嗽而喉中咯出小块，或血点是也。其证最重，而势甚微，常咯两三口即止。盖缘房劳伤肾，阴火载血而上。亦有兼痰而出者，肾虚水泛为痰也。"治宜滋阴降火，用沙参麦冬汤、六味地黄丸加牛膝，或合茜根散加减。偏肺热者，用青饼子。若心经火旺，痰中带血丝，治宜清心为主，佐以清肺化痰，用导赤饮加黄连、丹皮、血余、蒲黄、天冬、寸冬、贝母、茯苓，或太平丸等方（见《血证论》）。

（二）论治

【方名】玉屏风散加减（邓铁涛）

【药物组成】黄芪 12g，防风 3g，白术 15g 等。

【功效主治】补脾充肺而固表。玉屏风散为治汗之名方，今用于预防感冒，意在实卫固表。卫气虚而表不固，首责之于肺，因肺主皮毛也；但肺之弱，往往因脾虚而来，故张锡纯有"脾虚肺亦弱"之论。

【方义】方中白术温阳健脾，配合黄芪，补脾充肺而固表；防风能制黄芪，黄芪得防风其功效愈大，乃相畏而相使也（李东垣语），故防风少而黄芪多；又因芪、防性走，白术性守，故白术的用量与芪防之总量相等，此乃“发在芪防收在术”之意，一发一收，其固在表。卫表得固，外邪难侵，故能预防感冒。

【出处】邓中光．邓铁涛教授临证中脾胃学说的应用（二）（J）．新中医．2000，32（3）：11～12.

【方名】三仁汤合升降散加减（邓铁涛）

【药物组成】杏仁12g，滑石15g，通草6g，白豆蔻5g（打，后下），竹叶10g，厚朴6g，生苡仁20g，法半夏10g，白僵蚕6g，片姜黄9g，蝉衣6g，苍术6g，青蒿10g（后下），黄芩10g。

【功效主治】宣化湿热，透邪外达。主治传染性非典型肺炎早期，多在发病后1～5天，病机以湿热遏阻肺卫，卫气同病为特点。症见发热，微恶寒，身体疼痛，乏力，口干饮水不多，或伴胸闷脘痞，无汗或汗出不畅，或呕恶纳呆，大便溏泻，舌淡红，苔薄白腻，脉浮略数。

【出处】靳士英．邓铁涛教授论传染性非典型肺炎（J）．现代医院．2003，8，3（4）：4～6

【方名】麻杏甘石汤合升降散加减（邓铁涛）

【药物组成】炙麻黄6g，生石膏30g（先煎），炒杏仁10g，炙甘草6g，白僵蚕10g，片姜黄9g，蝉衣6g，薄荷6g（后下），连翘15g，银花15g，黄芩15g，芦根15g，生苡仁20g。

【功效主治】辛凉解表，宣肺化湿。主治表寒里热夹湿证，症见发热明显，恶寒，甚则寒战壮热，伴头痛，关节痛，口干饮水不多，干咳少痰，舌偏红，苔薄黄微腻，脉浮数。

【出处】靳士英．邓铁涛教授论传染性非典型肺炎（J）．现代医院．2003，8，3（4）：4～6

【方名】甘露消毒丹加减（邓铁涛）

【药物组成】生石膏30g（先煎），炒杏仁10g，茵陈15g，虎杖15g，白豆蔻6g（打，后下），滑石20g，法夏10g，僵蚕10g，蝉衣6g，厚朴6g，姜黄10g，石菖蒲10g，柴胡12g，黄芩10g。

【功效主治】清化湿热，宣畅气机。主治传染性非典型肺炎中期，多在发病后3～10天，病机以湿热蕴毒，邪伏膜原，邪阻少阳为特点。症见发热，午后尤甚，汗出不畅，胸闷脘痞，口干饮水不多，干咳或呛咳，或伴咽痛，口苦或口中黏腻，苔黄腻，脉滑数。

【出处】靳士英．邓铁涛教授论传染性非典型肺炎（J）．现代医院．2003，8，3（4）：4～6

【方名】达原饮加减（邓铁涛）

【药物组成】青蒿10g（后下），竹茹10g，法半夏10g，赤茯苓15g，黄芩10g，炒杏仁10g，陈皮6g，生苡仁30g，滑石20g，青黛6g（包煎），苍术6g，郁金10g。

【功效主治】疏宣透达膜原湿浊。主治邪伏膜原证。症见发热恶寒，或寒热往来，伴身痛、呕逆、口干苦、纳差，或伴呛咳，气促，舌苔白浊腻或如积粉，脉弦滑数。

【出处】靳士英．邓铁涛教授论传染性非典型肺炎（J）．现代医院．2003，8，3（4）：4～6

【方名】清营汤合生脉散加减（邓铁涛）

【药物组成】水牛角30g，生地15g，元参15g，银花15g，西洋参5g（另炖服），麦冬10g，山萸肉15g。

【功效主治】清营解毒，益气养阴。主治传染性非典型肺炎极期（高峰期），本期多在发病后7～14天，临床特点为气促喘憋明显，或伴紫绀，病机以湿热毒盛，耗气伤阴，瘀血内阻为主要特点，少数表现为邪入营血，气竭喘脱；热入营分，耗气伤阴，身热夜甚，喘促烦躁，甚则不能活动，呛咳或有咯血，口干，气短乏力，汗出，舌红绛，苔薄，脉细数。

【出处】靳士英．邓铁涛教授论传染性非典型肺炎（J）．现代医院．2003，8，3（4）：4～6

【方名】传染性非典型肺炎综合治疗法（邓铁涛）

【方法】大剂量静脉点滴参附针，或参麦针，并服参附汤或生脉汤（散），送服安宫牛黄丸或紫雪丹。

【功效主治】益气固脱，或兼辛凉开窍。主治邪盛正虚，内闭外脱证。症见发热不明显，喘促明显，卧于床，不能活动，不能言语，脉细浅数，无力，面色紫绀；或汗出如雨，四肢厥逆，脉微欲绝。

【出处】靳士英．邓铁涛教授论传染性非典型肺炎（J）．现代医院．2003，8，3（4）：4～6

【方名】参麦散、沙参麦冬汤加减（邓铁涛）

【药物组成】太子参15g，沙参10g，白扁豆12g，炙甘草3g，山药10g，玉竹10g，法半夏6g，芦根15g。

【功效主治】益气养阴，强调扶正透邪，并重视化湿活血。主治传染性非典型肺炎恢复期，多在发病后10～14天。病机以正虚邪恋，易挟湿、挟瘀为主要特点。症见热退，心烦，口干，汗出，乏力，气短，纳差，舌淡红，质嫩，苔少或苔薄少津，脉细或脉细略数。

【出处】靳士英．邓铁涛教授论传染性非典型肺炎（J）．现代医院．2003，8，3（4）：4～6

【方名】清暑益气汤、参苓白术散、血府逐瘀汤加减（邓铁涛）

【药物组成】太子参15～30g，生白术15g，白扁豆10g，苡仁30g，佩兰10g，郁金10g，法半夏10g，桃仁10g，丹参12g，当归10g，赤芍12g，忍冬藤30g。

【功效主治】益气化湿，活血通络。主治气虚挟湿挟瘀证。症见气短，疲乏，活动后略有气促，纳差，舌淡略暗，苔薄腻，脉细。

【出处】靳士英．邓铁涛教授论传染性非典型肺炎（J）．现代医院．2003，8，3（4）：4～6

【方名】表里通解散（任继学）

【药物组成】白僵蚕、蝉蜕、大青叶、薄荷叶、防风、荆芥穗、金银花、连翘、生石膏、金荞麦、大力子、金莲花。

【功效主治】本方之功在于上行头面，下达足膝，外透毛窍，内通脏腑、经络，驱逐邪气。主治微恶风寒，壮热，腰背四肢酸楚，口微渴，面红目赤，舌红、苔薄白，脉浮数有力。

【方义】药用僵蚕，辛苦气薄，清热，能除一切拂郁之疫邪；蝉蜕一味用其气寒无毒，味咸且甘，以导热邪由表而解；佐以薄荷、荆芥穗、防风之辛，搜外在之邪，使其不留于表；生石膏为甘寒味辛之品，其寒能清热降火，辛能发汗解肌，使毒从外解；大青叶、金银花、连翘善治疫毒，使表里透解，热解毒去；金荞麦又名金锁银开，亦称野荞麦。古代本草记载甚少，清代赵学敏学习民间草医的经验将其载入《本草纲目拾遗》中，谓“俗用治一切喉症”，并引孙玉庭云：“其根专治喉闭，故得此名。喉风喉毒，用醋磨嗽喉，涎痰去而喉闭自开矣”。当代中医学家耿鉴庭家传喉科，言“先辈向草医学得，用治急性喉症，确能开关，有起死回生之功”。其味酸苦，性寒，清热解毒，消肿散结，清咽利喉，可使肺卫得伸，邪去正安；金莲花味滑苦，性寒，善清上焦热疫之毒，故治咽喉肿痛有良效。

【出处】任继学．时行感冒（J). 中国中医药，2004，5，5（2）：26～28

【方名】增损大柴胡汤（任继学）

【药物组成】柴胡、薄荷、陈皮、黄芩、黄连、黄柏、栀子、白芍、枳实、大黄、片姜黄、白僵蚕、全蝉蜕、生姜水煎去渣，入冷黄酒30g，蜜15g，和匀冷服。

【功效主治】本方辛凉和解，既能开发腠理，又能通宣腑气，外邪得解，内热得出。主治壮热不退，胸胁苦满，口苦咽干，耳聋，目赤，或呕吐，或口渴，或大便燥结，或胸胁溃溃汗出，舌红赤、苔薄黄。

【方义】柴胡、黄芩、白芍、薄荷、僵蚕、蝉蜕辛甘而苦，可开腠理，和解少阳，去拂郁之热：黄柏、黄连、栀子可清热解毒除烦：大黄、姜黄、枳实通宣腑气，以涤热邪：陈皮、生姜和中，降逆，止呕。

【出处】任继学．时行感冒（J). 中国中医药，2004，5，5（2）：26～28

【方名】加味神犀汤（任继学）

【药物组成】犀角、双花、连翘、杏仁、紫草、桔梗、大青叶、黄芩、生石膏、枳实、羚羊角。

【功效主治】本方清热解毒，宣肺止咳。泄热解毒以清上，降逆平喘而有镇静之功。主治突然高热不退，胸闷，剧烈咳嗽，呼吸困难，血痰，口渴，口唇紫暗，烦躁，溲黄赤而短少，舌深红、苔黄而干，脉浮数。

【方义】方用羚羊角、紫草清热解毒，通利九窍，以除疫病之邪；选用双花、连翘、大青叶、黄芩、生石膏大量泄热解毒之剂以护肺津；桔梗、枳实宣肺，降逆，平喘。

【出处】任继学．时行感冒（J）．中国中医药，2004，5，5（2）：26～28

【方名】玳瑁郁金汤（任继学）

【药物组成】生玳瑁3g（研碎），生山栀9g，细木通3g，淡竹沥20ml（冲），广郁金6g（生打），青连翘6g（带心），粉丹皮6g，生姜汁2滴（冲），鲜石菖蒲汁10ml（冲），紫金片1g（开水烊冲）。

【煎服方法】先用野菰根60g，鲜卷心竹叶40支，灯心2小帚，用水1.2升，煎成800ml，取清汤，分二次煎药服。

【功效主治】开窍通络，解毒泄火。主治持续性高热，剧烈头痛，神昏谵语，循衣摸床，烦躁不安，惊厥抽搐，小便赤涩，舌红赤、苔黄厚而干，脉洪数。

【方义】药用玳瑁、郁金、紫金片通窍开郁，泄热解毒；连翘、木通、生山栀、野菰根直达包络，诱导热毒层层下行，由小便而去；佐以丹皮清络热以泻火；使以生姜汁、淡竹沥、石菖蒲汁辛润利络祛痰；配以竹叶、灯芯轻清透络。总之，本方妙在促使内陷包络之邪热，即弥漫脑髓之邪一举而清，为开窍透络之良剂。

【加减应用】若神识狂乱不安，壮热烦渴，必配以安宫牛黄丸治之。

【出处】任继学．时行感冒（J）．中国中医药，2004，5，5（2）：26～28

【方名】达原饮（任继学）

【药物组成】槟榔、厚朴、草果、知母、芍药、黄芩、甘草。

【功效主治】本方能清热和胃，行气解毒，疏达膜原，调整肠胃，泄热调中。主治热犯膜原证，发热，或微恶风寒，恶心呕吐，腹痛腹泻，尿少色黄，舌淡红，脉浮滑而数。

【方义】药用槟榔、厚朴、草果行气散满导滞，共除秽浊疫毒，以调整肠胃之功；黄芩、厚朴相伍，开郁泄热解毒；芍药、甘草、知母调中和血，使其燥而不烈，以护津液。

【出处】任继学．时行感冒（J）．中国中医药，2004，5，5（2）：26~28

【方名】甲型H1N1流感自拟1方（张学文）

【药物组成】生甘草6g，金银花15g，玄参10g，陈皮6g，大枣5枚。

【煎服方法】每日1付，清水煎，每剂水煎300~400ml。150~200ml/次，早晚各1次。可预防性服用3~5天。

【功效主治】成人预防甲型H1N1流感。

【附注】在服用预防甲型H1N1流感的中药时还应注意，不宜长期服用，服用后感觉不适应立即停止服药并及时咨询医师。同时，对上述药物有过敏史者禁用，过敏体质慎用。

【出处】马涛．陕西国医大师推荐中药处方预防甲型H1N1流感（N）．搜狐新闻．2009，9，19

【方名】甲型H1N1流感自拟2方（张学文）

【药物组成】金银花3g，焦楂10g，生甘草3g，薄荷3g。

【煎服方法】每日1付，清水煎，每剂水煎300~400毫升。150~200毫升/次，早晚各1次。可预防性服用3~5天。

【功效主治】小学生预防甲型H1N1流感。

【附注】预防甲型H1N1流感一定要坚持科学用药，不能轻信所谓的秘方、偏方和验方。

【出处】马涛．陕西国医大师推荐中药处方预防甲型H1N1流感（N）．搜狐新闻．2009，9，19

【方名】清解饮（张学文）

【药物组成】生石膏（先煎）30~60g，黄芩、柴胡、葛根、野菊花、薄荷（后下）各10g，金银花（或连翘）、丹参各15g。

【煎服方法】上药清水煎服，武火急煎，勿过煎，每日2剂。热甚病重者，可日4h服1剂，夜服2剂。

【功效主治】疏表清气、生津除烦、解毒化瘀。主治温热病卫气同病证。

【方义】方中重用生石膏为君，取其辛寒清气，透表解肌，既可内清肺胃之火，又可透热达表，而取卫气同治之效。柴胡气质轻清，味苦最薄，可透表泄热，调畅三焦气机；黄芩苦寒，气味较重，直折内盛热毒，二药相伍，一清里，一透表，取和解表里之意，共为臣药。野菊花芳香轻清，可清热解毒、疏风散热；葛根解肌退热、生津除烦；薄荷味辛气清香窜，使邪外达肌表、宣通经络；金银花、连翘均可清热解毒，疏风散热，内热甚用连翘，表热甚者用金银花；丹参味苦性寒，入血归心，可凉血解毒，祛瘀生新，一则内清热毒，防其入营动血，一则又可化瘀，畅达气血运行，疏导热瘀，使毒瘀外解，以上药共为佐使。综观全方，用药气质轻清，辛散透达，表里兼顾。

【加减应用】口渴甚者加天花粉10g；阴伤者（尤其是素体阴亏者）加生地黄、沙参各10g；鼻衄或咯血丝者加焦栀子10g，白茅根30~60g；咽喉肿痛甚者加马勃（包煎）、山豆根各10g，玄参15g；热甚并见斑疹者加牡丹皮、赤芍、生地黄各10g，大青叶15g；咳嗽咯吐黄痰者加桑白皮、黛蛤散（包煎）各10g；热甚动风而抽搐者加钩藤10g，羚羊角（另煎）6g；兼食滞不化者加焦三仙各15g。

【附注】温热病卫气同病证是中医内科临床外感热病急症常见证型之一，多见于各种急性传染性、感染性疾病的初期或中期，以高热，微恶寒，烦渴，口咽干燥或肿痛，或咳嗽少痰，微汗出或汗不出，舌边尖红、苔白或黄白相兼，脉浮数为主症。若误治或治不及时，往往易入营动血或内陷心包，或热盛动风，或内闭外脱。张教授在大量的临床实践中，对该证的病因、病机做了全面的分析，并自创经验方“清解饮”用于临床，疗效显著。

邪毒壅盛，充斥卫气是形成该证的关键。卫气营血是温热邪毒侵袭人体后由浅入深，病情由轻到重的4个病理阶段，即叶天士所说“卫之后方言气，营之后方言血”，但这仅反映了温热病的一般传变规律，然而通过大量的临床资料观察，其传变与发热缓急、高热情况、病邪所犯脏腑、机体正气盛衰、感受温热邪毒的强弱、是否耗伤精血、是否及时有效的治疗等因素有关，因此卫气营血的传变规律并不是一成不变，而是复杂多样的。张老认为，温热病卫气同病证的出现，邪毒壅盛是关键。若邪毒壅盛，毒随邪入，热由毒生，侵犯机体后往往径入卫气分或留恋卫分不解，又深入气分，而出现该证。

肺卫失宣，气热壅阻，津液损伤，邪毒壅盛，侵袭人体，充斥卫气分所造成的脏腑功能失调及实质损害，是该证的主要病理变化。一方面邪毒袭表，肺卫失宣，卫气不得泄越，郁而发热，卫气失其“温分肉，充皮肤，肥腠理，司开合”的功能，而表现出发热恶寒，口微渴，舌边尖红，脉浮数等卫分证；另一方面，邪毒鸱张，留恋卫分不解，势必向里传变，盛于阳明气分，直接影响气机功能，正邪交争，热势更高，里热蒸腾，“不伤胃津，必耗肾液”，而热盛与津伤始终贯穿于温病发病过程始终，热愈盛而津愈伤，津愈伤而热愈盛，形成恶性循环，耗伤津液而出现大汗口渴等表现。同时，温热邪毒充斥表里，对气血津液的运行，不但有升腾扰动，促其应激壅盛的一面，而且还可通过郁遏阳气，阻滞气机，气郁发热，形成气热壅阻的格局。

另外，肺卫失宣，津液损伤，气热壅阻亦可致血行不畅。因气为血帅，气行则血行，气热壅阻，气机不畅，必使血行缓慢滞涩；津血同源，邪毒灼伤津液，血脉空虚，血液稠浊，亦可致血行失畅。张学文教授认为，温病过程始终，皆可出现程度不同的血行失畅现象，而不独见于营血分，故在卫气同病阶段，不可忽视血行失畅之病机。

【出处】王立新．张学文教授治疗温病卫气同病证经验（J）．新中医．1998，30（12）：7～8

【方名】清解散（李辅仁）

【药物组成】银花20～30g，炙麻黄3g，枳壳10g，全瓜蒌20g，荆芥10g，防风10g，柴胡10g，薄荷5g（后下），杏仁10g，桔梗10g，生甘草3g。

【功效主治】宣肺解表，散热排痰外出。主治内热咳嗽，面红目赤，身热神昏，斑疹瘾疹，诸种疮毒。

【方义】解表散汗多用柴胡、荆芥、银花、防风、大青叶等；宣肺散热多用炙麻黄、杏仁、桔梗等。

【加减应用】如清肺热选苇根、茅根、生石膏、羚羊角粉、黄芩。如通里选用瓜蒌、枳实，或酒军等。

【附注】宣肺不仅用于咳喘疾患，提出："宣肺可以解表，宣肺可以清（散）热"。李师进一步解释，宣降肺气即是宣发外邪或痰湿郁闭之肺气。肺气一宣，则邪去热散。这一观点对于老年性外感尤其适合。因为辛散解表之品，用之不当易发汗伤阴耗气。而宣肺解表，是通过通宣肺气，散热排痰外出，给邪以出路而达到的。而"肺与大肠相表里"，通过通利大肠，可使肺气得宣。从"知病传变"和"治未病"的思想出发，外感之初，虽邪在表，但知外邪闭表，肺失宣降，易致痰热壅肺。所以，遣方用药，除了外散表邪，更应注重宣肺。

【出处】史学军，衣胜荣，刘震．李辅仁教授治疗呼吸系统疾病用药经验浅谈（J）．中国中药杂志，2000，11，25（11）：701～702

【方名】射干平喘汤（李辅仁）

【药物组成】射干10g，南沙参15g，炒苡仁15g，清半夏10g，杏仁10g，玄参20g，炙前胡15g，炙紫菀10g，炒白术15g，葶苈子15g，丹参15g，赤芍15g，枳壳15g，川芎10g。

【功效主治】化淤祛痰、益气健脾。射干平喘汤对慢性肺源性心脏病的相关指标如血液黏度、$PaCO_2$、PaO_2、血红蛋白、血细胞比容及肺功能等具有明显改善作用，疗效确切。

【方义】射干平喘汤中射干、葶苈子、麻黄均能宣肺，扩张支气管，促进痰的排出；炙前胡、炙紫菀、南沙参、玄参、清半夏能润肺化痰，稀化痰液，利于痰的排出；炒白术、炒苡仁健脾以绝痰源；丹参、川芎、赤芍，能活血化瘀，促进血液循环；枳壳、杏仁，宣肺理气。共奏化瘀祛痰、益气健脾之功效，故能取得较好的临床疗效。

【附注】气滞血瘀痰阻为慢性肺心病病机的中心环节，中医认为其病变首先在肺，继则影响脾、肾，后期病及于心、肝。病理因素有痰浊、水饮、瘀血、气虚、气滞，它们互为影响，兼见同病。李辅仁认为：痰浊、瘀血既是肺胀气虚所致的病理产物，又是肺胀病机演变过程中的主要病理因素。在肺胀病机演变中，痰、瘀两者的产生有着共同的病因及物质基础，即脏腑功能的失调和气血运行的障碍；同时，两者又可互为因果，相互影响。

现代医学认为，肺心病的主要病理改变为支气管黏膜增厚与肺泡组织结构破坏，导致通气/血流比例失调，形成低氧及高碳酸血症。

低氧可致肺小动脉痉挛性收缩，肺循环阻力增加，形成肺动脉高压。由于机体长期处于缺氧状态，刺激红细胞增多，血液黏滞性增高，纤维蛋白原生成增多，红细胞表面电荷密度增加，导致血流阻力增加，流动缓慢，从而形成了中医之血瘀证。

理气活血化痰是慢性肺心病的主要治疗法则。李辅仁教授认为痰浊与瘀血交阻是肺胀病机的中心环节，气滞血瘀是肺胀的主要病机特点。关于治疗，李老强调应重视气、血、痰的关系，痰瘀同源，痰可酿瘀，瘀能生痰，痰瘀互阻是肺胀的主要病机特点。“治痰治瘀以治气为先”，因气为血之帅，气行则血行，气滞则血瘀，血淤则痰凝。所以，理气活血化痰是治疗本病重要法则。

【出处】史学军．李辅仁教授验方治疗肺源性心脏病的疗效观察（J）．中国全科医学．2006，6，9（12）：1026~1027

【方名】宣化理肺汤（李辅仁）

【药物组成】南沙参15g，桑白皮15g，杏仁10g，橘红10g，苏桔梗（各）10g，炙杷叶10g，紫菀15g，款冬10g，炙前胡15g，炒远志10g，贝母10g，甘草3g。

【功效主治】肺宜宣，痰应排。治疗肺失宣降，咳嗽，咯痰证。

【附注】咳嗽是肺失宣降的临床表现，往往是外感不愈，病情进一步发展的结果。其病机是外邪闭肺、痰热壅肺的结果。李辅仁教授一再强调，咳嗽是机体抗病的一种反应，是排痰外出，给邪以出路，正能胜邪的表现。治疗上千万不要敛肺止咳，忌用五味子、川贝、白果、诃子等敛肺镇咳等药。否则，痰热不能被咳宣而出，郁闭于内，变生它证。用药上，宣肺化痰，善用炙前胡、炙紫菀、炙杷叶、橘红、苏子、葶苈子、贝母、半夏；宣肺平喘善用炙麻黄、杏仁、射干；清肺热善用银花、桑白皮、苇根、茅根、生石膏、鱼腥草。

【出处】史学军，衣胜荣，刘震．李辅仁教授治疗呼吸系统疾病用药经验浅谈（J）．中国中药杂志，2000，11，25（11）：701~702

【方名】止嗽散（李辅仁）

【药物组成】桔梗、荆芥、紫菀、百部、白前、甘草、陈皮。

【功效主治】宣肺疏风，止咳化痰。主治外感咳嗽，症见咳而咽痒，咯痰不爽，或微有恶风发热，舌苔薄白，脉浮缓。

【方义】荆芥辛苦而温，芳香而散，散风湿，清头目，利咽喉，善治伤风头痛咳嗽。紫菀辛温润肺，苦温下气，补虚调中，消痰止渴，治寒热结气，咳逆上气。百部甘苦微温，能润肺，治肺热咳呛。白前辛甘微寒，长于下痰止嗽，治肺气盛实之咳嗽。陈皮调中快膈，导滞消痰。甘草炒用气温，补三焦元气而散表寒。

【加减应用】兼有发热者，可加苇根、板蓝根、黄芩；表邪未解咯痰不爽者，可加麻黄、前胡等。麻黄是张仲景治疗咳喘之良药，宣肺之力极强，因其发越阳气，体虚之人服后容易导致心慌，烦躁，可配伍应用白芍，甘草，五味子；痰多常加苏子、橘红；胸闷加厚朴、陈皮；此时要慎用敛润之药，以免闭门留寇。有火的可用凉肺汤。燥热的可用清燥救肺汤或桔梗汤。因风热而诱发的可用桑菊饮。证属阴虚火盛，或痰少而黏，或痰中带血咽痛者，可用补肺阿胶汤。若上实下虚，喘促气短，胸闷痰多者，可用苏子降气汤。对于精神紧张或情志不遂，肝经郁火犯肺，而致咳嗽者，常用逍遥散加丹皮、黄芩、钩藤、杏仁、桑白皮等宣肺止咳之药。

【附注】咳嗽是临床上常见的疾病。李辅仁老师认为，咳嗽病机虽繁，证候虽多，但病位总不离肺，病因分为内伤、外感两类．如西医诊为“急性支气管炎”者，多从外感论治；“慢性支气管炎者”，多从内伤论治。

人之肺脏，居于上焦而司呼吸。治疗宜宣，宜轻，宜顺。常用桑叶、菊花、枇杷叶、瓜蒌、白前、橘红、橘络、贝母、杏仁、半夏、桔梗等药。

肺为娇脏，久咳不愈常导致伤阴震络咯血。李老治咳非常重视护养肺阴，凡遇咳嗽咯血，久咳痰黏不畅或咽燥等症都及时使用沙参、芦根、花粉等。

治咳化痰务尽。肺为华盖而司呼吸，肺的呼吸功能必须在肺络通畅时才能正常进行。一旦痰浊阻塞肺络，肺脏清肃功能失司，导致咳嗽，故李老着重指出治咳化痰务尽。临床不少长期咳嗽患者，多由于咳嗽早期化痰不尽或过早峻补，造成痰浊恋肺，迁延难愈。

李老临证用药非常重视人体气机的调畅，所谓“气顺则一身痰涎自消”。除宣肺肃肺之外，有时还经常以降胃气、舒肝气为主治疗咳嗽。

【出处】史学军，衣胜荣，刘震．李辅仁教授治疗呼吸系统疾病用药经验浅谈（J）．中国中药杂志，2000，11，25（11）：701～702

【方名】小青龙汤、射干麻黄汤（李辅仁）

【药物组成】麻黄、芍药、细辛、干姜、炙甘草、桂枝、五味子、半夏、射干、生姜、紫菀、款冬花、大枣。

【功效主治】治宜表里双解，内外兼顾。主治外寒内饮者，外散风寒，内润痰饮。哮喘发作主治时声如拽锯，不能平卧，不论病程新久，均按实证治疗，因患者每因感寒而发，或引动内饮，或本为郁热之身体，与外部一拍即合，导致痰阻气逆。

【方义】小青龙汤：麻黄、桂枝相须为君，发汗散寒以解表邪，且麻黄又能宣发肺气而平喘咳，桂枝化气行水以利里饮之化。干姜、细辛为臣，温肺化饮，兼助麻、桂解表祛邪。然而素有痰饮，脾肺本虚，若纯用辛温发散，恐耗伤肺气，故佐以五味子敛肺止咳，芍药和营养血，二药与辛散之品相配，一散一收，既可增强止咳平喘之功，又可制约诸药辛散温燥太过之弊；半夏燥湿化痰，和胃降逆，亦为佐药。炙甘草兼为佐使之药，既可益气和中，又能调和辛散酸收之品。药虽八味，配伍严谨，散中有收，开中有合，使风寒解，水饮去，宣降复，则诸症自平。

【加减应用】可配伍应用生石膏30g，白芍10g，五味子6g等；痰多常加苏子10g，橘红10g；胸闷加厚朴10g，陈皮10g。此时要慎用敛润之药，以免闭门留寇。

【附注】李师认为哮喘病机虽繁，证候虽多，但病位总不离肺。前人治喘常分为虚实两型，新喘体壮者属实；久喘，体弱者属虚证。

【出处】殷曼丽．李辅仁教授治疗哮喘的经验（J）．中医教育．1994，5（13）：42

【方名】麻杏石甘汤加味（李辅仁）

【药物组成】麻黄、杏仁、石膏、甘草。

【功效主治】表里双解，内外兼顾。主治外寒内热者，宣泄肺热，化痰平喘。哮喘发作时声如拽锯，不能平卧，不论病程新久，均按实证治疗，因患者每因感寒而发，或引动内饮，或本为郁热之身体，与外部一拍即合，导致痰阻气逆。

【方义】麻黄辛甘温，宣肺解表而平喘，石膏辛甘大寒，清泄肺胃之热以生津，两药相配，既能宣肺，又能泄热。臣药杏仁苦降肺气，止咳平喘，既助石膏沉降下行，又助麻黄泻肺热。佐使，炙甘草，顾护胃气，防石膏之大寒伤胃，调和麻黄、石膏之寒温。

【加减应用】可配伍应用生石膏30g，白芍10g，五味子6g等；痰多常加苏子10g，橘红10g；胸闷加厚朴10g，陈皮10g。此时要慎用敛润之药，以免闭门留寇。

【附注】李师认为哮喘病机虽繁，证候虽多，但病位总不离肺。前人治喘常分为虚实两型，新喘体壮者属实；久喘，体弱者属虚证。

【出处】殷曼丽．李辅仁教授治疗哮喘的经验（J）．中医教育．1994，5（13）：42

【方名】升陷汤、生脉散加味（李辅仁）

【药物组成】生黄芪15g，知母6g，升麻6g，柴胡6g，桔梗6g。

【功效主治】实卫固表，气阴两补。主治哮喘缓解后多属虚证，但病位有肺主出气，肾主纳气，脾居中焦，为生痰之源。哮喘日久，必然由肺累及脾肾，故培补脾肾，固本定喘，如肺卫不固，腠理不密，屡易外感，动辄气喘者。

【方义】生脉散：方中人参甘温，益元气，补肺气，生津液，是为君药。麦门冬甘寒养阴清热，润肺生津，用以为臣。人参、麦冬合用，则益气养阴之功益彰。五味子酸温，敛肺止汗，生津止渴，为佐药。三药合用，一补一润一敛，益气养阴，生津止渴，敛阴止汗，使气复津生，汗止阴存，气充脉复，故名“生脉”。《医方集解》说：“人有将死脉绝者，服此能复生之，其功甚大。”至于久咳肺伤，气阴两虚证，取其益气养阴，敛肺止咳，令气阴两复，肺润津生，诸症可平。

【加减应用】脾不健运，痰湿内生，纳差便溏者，用香砂六君子汤或参苓白术散以健脾化痰，培土生金；肾失摄纳，呼多吸少，肢冷浮肿者，用知柏地黄汤，加破故纸10g，菟丝子15g等以补肾纳气定喘。

【出处】殷曼丽．李辅仁教授治疗哮喘的经验（J）．中医教育．

1994，5（13）：42

【方名】五子定喘汤（李辅仁）

【药物组成】紫苏子、葶苈子、莱菔子、杏仁各10g，白芥子5g。

【功效主治】泻肺行水，一宣一泻，气机通畅，哮喘自平。主治痰浊水饮久居肺藏，每因感受寒邪，饮食劳倦情志变动而诱发，搏击气道，则出现痰涎涌盛，黏稠不爽，胸膈满闷，纳差便秘，苔腻脉滑等证。

【方义】本方以豁痰下气的三子养亲汤为基础，加杏仁宣肺平喘，葶苈子泻肺行水，一宣一泻，气机通畅，哮喘自平。

【加减应用】兼咳嗽加前胡、白前、紫菀、款冬花；兼食欲不振，加菖蒲、藿香、佩兰；胸闷加厚朴，陈皮；便秘加全瓜蒌、麻仁。

【附注】李师常讲："治喘不治痰，非其治也。"乃因肺藏所伏之痰浊水饮，是哮喘屡发屡止的潜在病因，此即《金匮要略》所说"留饮"和伏饮。

【出处】殷曼丽．李辅仁教授治疗哮喘的经验（J）．中医教育．1994，5（13）：42

【方名】桑菊饮、银翘散加减（周仲瑛）

【药物组成】豆豉、薄荷、荆芥、桑叶、菊花、银花、连翘、桔梗、牛蒡子。

【功效主治】辛凉解表，疏风透热，轻宣肺气，宣肺止咳。主治卫分证，风热乘袭肺卫，发热，微恶风寒，无汗或少汗，头痛，咳嗽，口干微渴，舌尖边红、苔薄白或黄，脉浮数者。

【方义】桑菊饮用桑叶清透肺络之热，菊花清散上焦风热，并作君药。臣以辛凉之薄荷，助桑、菊散上焦风热；桔梗、杏仁，一升一降，解肌肃肺以止咳；连翘清透膈上之热。苇根清热生津止渴，用作佐药。甘草调和诸药，是作使药之用。但药轻力薄，若邪盛病重者，可仿原方加减法选药。

银翘散用银花、连翘为君药，既有辛凉透邪清热之效，又有芳香辟秽解毒之功。臣药有二，一是辛温的荆芥穗、豆豉，助君药开皮毛而逐邪。桔梗宣肺利咽，甘草清热解毒，竹叶清上焦热，芦根清热生津，皆是佐使药。

【加减应用】咳嗽较甚加前胡、杏仁、大贝、枇杷叶；痰多而黏加蒌皮、冬瓜仁、竹茹；胸痛加郁金、枳壳；夹湿而见胸闷，头重身困，口黏，苔腻者，酌加藿香、佩兰、半夏、橘红、茯苓、苡仁；兼暑而见身热心烦，汗出不畅，头昏胀，溲黄灼热者，配新加香薷饮，或加六一散、鸡苏散、鲜荷叶、银花露等。

【附注】风温初起，外邪或由口鼻而入，或由皮毛内侵，肺卫受感，故见卫表不和，肺失宣肃的表热证。本病虽以春月与冬季为多，但其它季节亦可发生，故部分病人因时令关系，且可表现兼暑、夹湿的症状，甚至持续到气分阶段。

邪在卫分，病尚轻浅，治疗要点在于“宣”、“透”。轻清宣透可使表邪外达，使用得当，常能阻止病邪深传。若早予苦寒清里，反致热郁难解。临床上即有因早投苦寒，发热不降，复经解表而汗出热退的例子。

在由卫入气的过程中，常见到卫分之邪未除，肺经已有蕴热的卫气同病证，或因暴热暴冷，先受温邪，继复感寒，而致寒邪束表，肺热内郁，症见高热，时有寒意，汗少，烦躁等，治当解表清里，宣肃肺气，用麻杏石甘汤酌加辛散之品。若表闭无汗而咳嗽不剧者，用荷杏石甘汤（薄荷、杏仁、石膏、甘草）加味，可使邪从汗解。

【出处】过伟峰，何小刚，高向丽，袁园，王志英．周仲瑛教授标本兼顾法治疗肺病验案3则．南京中医药大学学报（J）．2009，1，25（1）：59～61

【方名】宣肺止嗽汤（周仲瑛）

【药物组成】炙麻黄、桔梗各5g，光杏仁、制半夏、前胡、大贝母各10g，佛耳草12g，生甘草3g。

【功效主治】宣利肺气，止咳化痰。主治外感咳嗽，症见咳嗽频频，咽痒则咳，或阵发呛咳，气急，或咳声不扬，甚至咳延数周，逾月，咯吐泡沫黏痰，色白或淡黄，量少或多，咽部可有急性或慢性充血证，舌质淡红、苔薄白，脉浮滑。

【方义】本方治疗重在“宣通”，缘外感咳嗽乃属六淫犯肺，肺失宣降而成。宣可开肺祛邪，通能利肺降气。药味多辛，符合“肺欲辛”，肺病宜用“辛泻之”之经训。方以《和剂局方》三拗汤为基础，原方取麻黄为君辛宣散邪，邪祛则肺气自不上逆；杏仁为臣助麻黄以利肺下气止咳，复其升降之职；甘草为佐使，缓肺气之上逆。合入仲景桔梗汤，一能祛痰宣肺以止咳，二可清利咽喉。因咽喉乃肺之门户，外邪必由此假道以犯肺，故外感咳嗽常兼咽喉病变，成为久延不愈的重要原因。为此宣肺常须利咽。同时配伍前胡、贝母清肃肺气。佛耳草止咳化痰降气。纵观全方，虽主以“辛宣”，但温中有清，温而不燥，降中寓升，升降互济，诸药相配，可以各显其长，互制其短。故临证用于上呼吸道感染，急性支气管炎，慢性支气管炎急性发作等疾患，具有良好疗效。

【加减应用】风邪在表加苏叶10g，桑叶10g；寒痰伏肺加细辛3g；痰湿上扰加茯苓10g，橘皮6g；肺热内郁加生石膏15g（先煎），知母10g；痰热蕴肺加桑白皮12g，冬瓜子10g；阴津耗伤加南沙参10g，天花粉10g。

【出处】周仲瑛，李七一，唐蜀华．宣肺止嗽汤（J）．陕西中医．1994，15（12）：547

【方名】六君子汤、玉屏风散、桂枝加黄芪汤（周仲瑛）

【药物组成】六君子汤：人参、白术、茯苓、炙甘草、陈皮、半夏。玉屏风散：防风、黄芪、白术。桂枝加黄芪汤：桂枝、白芍、甘草、大枣、生姜、黄芪。

【功效主治】调补脾肺。主治肺脾气虚。脾不能运输水津，肾不能蒸化水液，均可致津液凝聚成痰，上干于肺，成为发病的潜在病理因素。因此，痰哮重在治脾以杜痰源，虚哮重在治肾以清痰本。发作期邪实者以治肺为要，缓解期正虚为主者，则当调补脾肾，且尤应以补肾为要着。因肾为先天之本，五脏之根，精气充足则根本得固，可以减轻、减少直至控制其发作。

【方义】玉屏风散：方中黄芪益气固表止汗为君；白术补气健脾为臣；佐以防风走表而散风邪，合黄芪、白术以益气祛邪。且黄芪得防风，固表而不致留邪；防风得黄芪，祛邪而不伤正，有补中寓疏，散中寓补之意。

【出处】周仲瑛．哮喘杂谈（J）．江苏中医．2000，21（8）：1~3

【方名】生脉地黄汤、金水六君煎、金匮肾气丸（周仲瑛）

【药物组成】金水六君煎：当归、熟地、陈皮、半夏、茯苓、炙甘草。金匮肾气丸：地黄、山药、山茱萸（酒炙）、茯苓、牡丹皮、泽泻、桂枝、附子（炙）、牛膝、车前子。

【功效主治】调补肺肾。主治肺肾两虚。素质不强者多以肾为主。因此，痰哮重在治脾以杜痰源，虚哮重在治肾以清痰本。发作期邪实者以治肺为要，缓解期正虚为主者，则当调补脾肾，且尤应以补肾为要着。因肾为先天之本，五脏之根，精气充足则根本得固，可以减轻、减少直至控制其发作。

【方义】金匮肾气丸，以附子、桂枝为主药，各取少量，取“少火生气”之意，意在微微补火以鼓舞亏虚的肾中阳气，补命门之火，引火归源；再辅以地黄等六味药物滋补肾阴，促生阴液；如此配伍组方是本着阴阳互根的原理，阴阳并补，使得“阳得阴助”，而生化无穷，补阳效果更稳固、更持久。为进一步治疗肾阳虚水肿，本药还配伍了牛膝、车前子以清热利尿、渗湿通淋、引血下行，治疗水肿涨满、小便不利、腰膝酸软等肾阳虚水肿症状。十种药物精当配伍，使其具有温补下元，壮肾益阳，化气利水，消肿止渴，引火归源的功效。

【出处】周仲瑛．哮喘杂谈（J）．江苏中医．2000，21（8）：1~3

【方名】厚朴三物汤、礞石滚痰丸（周仲瑛）

【药物组成】大黄、全瓜蒌、芒硝、枳实等。

【功效主治】泻肺通腑，釜底抽薪。肺与大肠相表里，肺气肃降则大肠传导功能正常，腑气通畅又有助于肺气的清肃下降。主治痰热壅肺或痰浊阻肺，肺气不降，则腑气不通，或因厚味积热，腑实热结，上干于肺，肺失肃降，而见喘逆胸满、腹胀、便秘、舌苔黄燥、脉滑实者，当泻肺通腑，釜底抽薪。腑气通畅，痰浊下泄，肺之肃降功能自复，此即“脏实泻其腑”的方法。

【方义】厚朴三物汤：方中厚朴行气消满；大黄、枳实泻热导滞。三药相合，使气滞通畅，实积消除，腑气得以通畅，则诸证自解。

【出处】周仲瑛．哮喘杂谈（J）．江苏中医．2000，21（8）：1~3

【方名】四逆散、泻白散（周仲瑛）

【药物组成】四逆散：柴胡、枳实、芍药、炙甘草。泻白散：地骨皮、桑白皮、甘草、粳米。

【功效主治】疏利肝气，清肝肃肺。肝肺升降相因，如忧思郁怒，肝失疏泄条达，气机郁滞，或肝郁化火，津凝成痰，痰阻气道，而致肝升太过，肺降不及，肝气侮肺，肺气上逆，发为喘哮，症见呛咳，干哮，痰少而黏，胁肋胀痛，心烦，咽干，口苦，舌红苔黄，脉弦数，女子多发于经前，经行不畅者。

【方义】四逆散：方中取柴胡入肝胆经，升发阳气，疏肝解郁，透邪外出，为君药。白芍敛阴养血柔肝为臣，与柴胡合用，以补养肝血，条达肝气，可使柴胡升散而无耗伤阴血之弊。佐以枳实理气解郁，泄热破结，与柴胡为伍，一升一降，加强舒畅气机之功，并奏升清降浊之效；与白芍相配，又能理气和血，使气血调和。使以甘草，调和诸药，益脾和中。综合四药，共奏透邪解郁，疏肝理脾之效，使邪去郁解，气血调畅，清阳得伸，四逆自愈。原方用白饮（米汤）和服，亦取中气和则阴阳之气自相顺接之意。

泻白散：方中桑白皮清肺热，泻肺气，平喘咳；地骨皮泻肺中深伏之火，对于阴虚有热者尤宜；甘草、粳米养胃和中。四药合用，清热而不伤阴，泻肺而不伤正，使肺气清肃，则咳喘自平。

【出处】周仲瑛．哮喘杂谈（J）．江苏中医．2000，21（8）：1~3

【方名】陶氏回阳救急汤、参蛤散、黑锡丹（周仲瑛）

【药物组成】陶氏回阳救急汤：黑附块、紫瑶桂、别直参、川姜、湖广术、辰茯苓、姜半夏、炒广皮、五味子、清炙草、麝香、冲无脉者加猪胆汁。参蛤散：蛤蚧、人参。黑锡丹：沉香、附子、葫芦巴、阳起石、茴香、破故纸、肉豆蔻、金铃子、木香、肉桂。

【功效主治】回阳救脱。肺朝百脉，助心治理调节百脉的运行。主治肺虚治节失职，久则肺心同病，而见气短息促、呼多吸少、心慌动悸、烦躁昏蒙、汗出肢冷、肢体浮肿、面青、唇甲青紫、脉细数不清或叁伍不调、舌质青黯、苔白滑等症，甚则在肺肾两虚，不能主气、纳气的基础上，因肾阳虚衰不能温养心阳而致心肾阳脱者。

【方义】黑锡丹：方中黑锡镇摄浮阳，降逆平喘，硫黄温补命门，暖肾消寒，均为君药；附子、肉桂温肾助阳，引火归原，使虚阳复归肾中，阳起石、破故纸、葫芦巴温命门，除冷气，能接纳下归之虚阳，并为臣药；茴香、沉香、肉豆蔻，温中调气，降逆除痰，兼能暖肾，为佐药；然而，又恐诸药温燥太过，故用一味苦寒之川楝子，既能监制诸药，又有疏利肝气之用。配合成方，共奏温壮元阳，镇纳浮阳之功。

【出处】周仲瑛．哮喘杂谈（J）．江苏中医．2000，21（8）：1~3

【方名】三子养亲汤加减（周仲瑛）

【药物组成】紫苏子、白芥子、莱菔子。

【功效主治】降气快膈，化痰消食。主治痰壅气滞证，症见咳嗽喘逆，痰多胸痞，食少难消，舌苔白腻，脉滑。

【方义】方中选用白芥子温肺利气，快膈消痰；紫苏子降气行痰，使气降而痰不逆；莱菔子消食导滞，使气行则痰行。

【加减应用】中医之祛风药，寓有抗变态反应作用者颇多，从辨证结合辨病而言，如麻黄、苏叶、防风、苍耳草等，特别是虫类祛风药尤擅长于祛风解痉，入络搜邪，如僵蚕、蝉衣、地龙、露蜂房等，皆为临床习用治哮之药。

【附注】祛风化痰法治哮与抗过敏的相关性风邪具有“善行数变”的特性，故起病多快，病情多变，如哮喘病人起病突然，倏忽来去，时发时止，发前咽痒、喷嚏、流涕明显，或见肌肤风团疹块，喉中如吹哨笛，或痰涎壅盛，声如拽锯者，病属风盛痰阻、风动痰升之征。临证当辨风与痰的偏重，如见喘急痰涌、胸满不能平卧、咯痰黏腻、舌苔厚浊者，又属以痰为主。风邪致病者，有肺风、脾风之异。肺风为痰伏于肺，外感风邪触发，如吸入花粉、烟尘、异味气体、真菌、尘螨、动物毛屑等，表现有上呼吸道过敏症状。脾风为痰生于脾，饮食不当触动，上逆干肺，多由进食鸡蛋、鱼虾、海膻等发物引起，如《证治要诀·发丹》说：“有人一生不可食鸡肉及獐鱼动风等物，才食则丹随发，以此见得系是脾风。”据此不难理解饮食过敏所致的脾风既可引发瘾疹，亦可发为哮喘，临床即常见到因过敏所致的皮肤湿疹引发哮喘者。

【出处】周仲瑛．哮喘杂谈（J）．江苏中医．2000，21（8）：1~3

【药物】麻黄（周仲瑛）

【分析】古今治哮方中，麻黄的使用频率约为58.6%，为哮喘用药之首。因麻黄既善于宣通肺气，又长于降逆平喘，故为宣肺平喘的首选药物。然其性辛温，功用主在宣肺平喘，发散表邪，故适用于寒实肺闭之证，如《药品正义》记载："元气虚及劳力感寒或表虚者，断不可用"。常用于治哮的麻黄类方中，寒哮有射干麻黄汤、小青龙汤；热哮有定喘汤、越婢加半夏汤；寒包热哮有小青龙加石膏汤、厚朴麻黄汤；痰哮有麻杏二三汤（三拗、二陈加诃子、茶叶）、华盖散（三拗、桑皮、橘红、赤苓）等，表明麻黄治哮总以实证为宜。

【加减应用】麻黄的配伍应用，如能根据辨证要求，分别配药，又可较广泛地适用于多种证候，从寒实证扩大到热证，以至虚实夹杂之证，显示中医药治病的特色和优势。兹举要如下：麻黄配石膏：辛凉宣泄，外解在表之风寒，内清肺经之郁热，适用于表寒里热之"寒包火"证。麻黄配黄芩：清宣肺热，既可宣通肺气，又能清热化痰，适用于痰热郁肺、肺失宣降之证。麻黄配葶苈子：泻肺祛饮，宣泄肺气，适用于痰饮壅实、水气停滞所致之喘满痰涌。麻黄配大黄：宣上导下，适用于肺胃热盛、痰热互结、腑气不通、肺气上逆之喘咳。麻黄配细辛、干姜：温肺化饮，适用于风寒束表，水饮内停，上迫于肺，肺失宣降之证。麻黄配五味子：散敛结合，既可宣肺平喘，又能敛肺降气，适用于肺虚气逆、肺失宣降之证。麻黄配熟地：滋肾平喘，适用于肺实痰壅，肾阴耗损，肺气上逆、肾虚不纳之证。麻黄配黄芪：宣肺平喘，益气固表，一散一固，适用于寒痰阻肺，肺气虚弱，肺失宣降之证。另一方面必须指出，治哮未必尽用麻黄，如纯虚无实，或虚多实少，经投麻黄而少效者，不可再予。因其性辛温，虽升中有降，但以升散为主，而肺为娇脏，喜润恶燥，如久用或应用不当，可有耗气伤阴之弊。

【附注】临床特别要注意掌握其禁忌症：①头额汗出清冷，心悸喘促，气息短促微弱，有喘脱征象者；②见有痰少而黏、不易咯出、咽干、手足心热、舌红、苔少或光剥、脉细数等真阴亏损症状者；③平素肝阳上亢者。

【出处】周仲瑛．哮喘杂谈（J）．江苏中医．2000，21（8）：1~3

【方名】紫金丹（周仲瑛）

【药物组成】信砒 3g，豆豉 30g，或加枯矾 9g 为丸，如米粒大。

【煎服方法】每服 5～10 丸（不超过 150mg，即 4～5 厘），临卧冷茶下，忌酒，连服 5～7 天，密切观察有无反应，如需续服，宜停药数日后再用。

【功效主治】劫痰定喘。适用于冷哮寒实证，喘哮倍剧者。有肝肾疾病、出血、孕妇均禁用。

【方义】方中信砒辛酸大热，逐寒劫痰；豆豉善能宣通胸中郁气，兼能解信砒之毒。二药合力，劫寒痰，平喘急。但信砒为大毒之品，不宜多服、久服。

【出处】周仲瑛．哮喘杂谈（J）．江苏中医．2000，21（8）：1～3

【方名】玉涎丹（周仲瑛）

【药物组成】蜒蚰 20 条，大贝母 9g。

【煎服方法】共捣为丸，每服 1.5g，1 日 2 次。

【功效主治】清热化痰。用于热哮。

【出处】周仲瑛．哮喘杂谈（J）．江苏中医．2000，21（8）：1～3

【方名】姜茶散（周仲瑛）

【药物组成】僵蚕 5 条

【煎服方法】浸姜汁，晒干，瓦上焙脆，和入细茶适量，共研末，开水送服。

【功效主治】祛风化痰。适用于风痰哮。

【出处】周仲瑛．哮喘杂谈（J）．江苏中医．2000，21（8）：1～3

【方名】痰浊壅盛喘哮自拟方（周仲瑛）

【药物组成】皂角 15g

【煎服方法】煎水，浸白芥子 30g，12 小时后焙干，每服 1～1.5g，1 日 3 次。

【功效主治】祛痰利肺。适用于痰浊壅盛、喘哮气逆之证。

【出处】周仲瑛．哮喘杂谈（J）．江苏中医．2000，21（8）：1～3

【方名】风哮自拟方（周仲瑛）

【药物组成】露蜂房30g，醋90g。

【煎服方法】加水煎，1日3次分服。

【功效主治】祛风解痉，通络散结。适用于风哮。

【出处】周仲瑛．哮喘杂谈（J）．江苏中医．2000，21（8）：1~3

【方名】祛风化痰自拟方（周仲瑛）

【药物组成】麻黄、苏叶、僵蚕、杏仁、地龙、蝉衣。

【功效主治】祛风化痰。主治哮喘发作之前，患者常有眼、鼻、耳等处痉痒，或鼻流清涕、打喷嚏等，继而出现呼吸急促，喘憋气逆等症。无论外感风邪（风寒、风热）或内伤饮食过敏（古称脾风），中医认为与风邪有关，治疗常祛风化痰。

【方义】现代药理也证实祛风化痰之药有扩张支气管、祛痰、消炎、抗过敏、调节植物神经系统等综合作用。如麻黄所含麻黄碱能兴奋β受体，活化腺苷酸环化酶，使环磷酸腺苷含量增加，进而松弛支气管平滑肌，兴奋β受体，减轻支气管黏膜水肿和充血，在总体上对哮喘有防治作用，在古今治哮方中，麻黄的出现率约为58.6%，为哮喘用药之首。苏叶《滇南本草》记载："消痰利肺，和血理中，止痛定喘"，现代研究苏叶能平喘，抗过敏，抑制IV型变态反应，调节免疫功能，尤其是苏叶能促进干扰素产生和促进吞噬细胞的吞噬作用，又对多种细菌和病毒均有抑制和杀灭作用川，苏叶尚能解鱼虾蟹毒，对饮食过敏者尤为适宜。

【附注】哮喘是一种发作性的痰鸣喘咳疾患。其发作突然，传变迅速，具有"风性善行而速变"的特性。痰作为哮喘反复发作的"夙根"，常由风邪而引发。故周教授提出风痰伏肺是本病的主要病因，风引痰动，痰随气升，气因痰阻通畅不利，肺失宣肃，发为哮喘。

【出处】吴敏．周仲瑛辨治哮喘经验（J）．南京中医药大学学报．1995，11（6）：21~22

【方名】射干麻黄汤、小青龙汤加减（周仲瑛）

【药物组成】射干麻黄汤：射干、麻黄、生姜、细辛、紫菀、款冬花、大枣、半夏、五味子。小青龙汤：麻黄、芍药、细辛、干姜、甘草炙、桂枝、五味子、半夏。

【功效主治】祛风化痰平喘。主治冷哮，风痰夹寒，阻塞气道，肺失宣畅，症见喘憋气，呼吸急促，喉中哮鸣，胸闷如塞，咳痰稀薄，面色滞，喜热饮，形寒怕冷，苔薄白滑，脉弦紧。

【方义】射干麻黄汤：方中麻黄宣肺散寒，射干开结消痰，并为君药，生姜散寒行水，半夏降逆化饮，共为臣药，紫菀、款冬花温润除痰，下气止咳，五味子收敛耗散之肺气，均为佐药；大枣益脾养胃，为使药。诸药相配，共奏宣肺散寒，化饮止咳之功。小青龙汤：方中麻黄、桂枝相须为君，发汗散寒以解表邪，且麻黄又能宣发肺气而平喘咳，桂枝化气行水以利里饮之化。干姜、细辛为臣，温肺化饮，兼助麻、桂解表祛邪。然而素有痰饮，脾肺本虚，若纯用辛温发散，恐耗伤肺气，故佐以五味子敛肺止咳、芍药和营养血，二药与辛散之品相配，一散一收，既可增强止咳平喘之功，又可制约诸药辛散温燥太过之弊；半夏燥湿化痰，和胃降逆，亦为佐药。炙甘草兼为佐使之药，既可益气和中，又能调和辛散酸收之品。药虽八味，配伍严谨，散中有收，开中有合，使风寒解，水饮去，宣降复，则诸症自平。

【出处】吴敏．周仲瑛辨治哮喘经验（J）．南京中医药大学学报．1995，11（6）：21～22

【方名】定喘汤、越婢加半夏汤加减（周仲瑛）

【药物组成】麻黄、杏仁、桑白皮、黄芩、半夏、苏子、款冬花、白果、甘草。

【功效主治】祛风化痰，清热平喘。主治热哮，风痰夹热，塞阻肺气，肺失清肃。症见气粗息涌，痰鸣如吼，胸高胁胀，咳痰黏稠，烦躁汗出，口渴喜饮，苔黄微腻，脉细弦滑。

【方义】定喘汤：方中麻黄宣肺平喘，白果敛肺定喘，一开一收为君；杏仁、苏子、半夏、款冬花降气化痰为臣；桑白皮、黄芩清泄肺热为佐；甘草调和诸药，兼以润肺为使。合而用之，共成宣肺平喘，化痰泄热之功。越婢加半夏汤：麻黄汤中以桂杏易石膏，以脉大有热而加姜枣，则发散之力微而且缓也。方中石膏半夏二物，协力建功，石膏清热，藉辛热，亦能豁痰，半夏豁痰，藉辛凉，亦能清热。

【出处】吴敏．周仲瑛辨治哮喘经验（J）．南京中医药大学学报．1995，11（6）：21～22

【方名】苏子降气汤、平喘固本汤（周仲瑛）

【药物组成】苏子降气汤：紫苏子、半夏、前胡、厚朴、陈皮、甘草、当归、生姜、大枣、肉桂。平喘固本汤：党参、五味、冬虫夏草、胡桃肉、灵磁石、坎脐、苏子、款冬花、法半夏、橘红。

【功效主治】祛风化痰，补肺益肾。主治虚哮，肺肾亏虚，痰浊壅盛，肺失肃降．本证多见年老体弱，反复发作，甚则哮喘持续，喉中痰鸣，声低气短，咳而无力，咯痰不爽，精神疲惫，汗出心慌，爪甲青紫、舌紫苔薄、脉虚无力。

【方义】苏子降气汤：苏子、半夏降气化痰，止咳平喘，为方中主药；厚朴、前胡、陈皮下气祛痰，协助主药治疗上实，肉桂温肾纳气治疗下虚，均为辅药；当归养血润燥，制约大队燥药伤阴的副作用，为佐药；甘草调和诸药为使。

【出处】吴敏．周仲瑛辨治哮喘经验（J）．南京中医药大学学报．1995，11（6）：21～22

【方名】小青龙加石膏汤加减（周仲瑛）

【药物组成】麻黄、芍药、细辛、干姜、甘草（炙）、桂枝、五味子、半夏、石膏。

【功效主治】外散风寒，内清痰热。主治寒包热哮，痰热内郁，风寒外束，客寒包火，以致肺失宣降。临床表现除哮喘主症外，伴外有寒邪，内有痰热的症状表现。

【方义】小青龙汤中加入石膏，以证兼烦躁，虽宜汗散寒饮，犹防助热伤津也。心下有水，麻黄、桂枝发汗以泄水于外，半夏、干姜、细辛温中以散水于内，芍药、五味子收逆气以平肝，甘草益脾土以制水，加石膏以去烦躁，兼能解肌出汗也。

【出处】吴敏．周仲瑛辨治哮喘经验（J）．南京中医药大学学报．1995，11（6）：21～22

【方名】小青龙汤（周仲瑛）

【药物组成】麻黄、芍药、细辛、干姜、甘草（炙）、桂枝、五味子、半夏。

【功效主治】温散伏寒，宣通肺气，达邪外出。主治外寒里饮证。恶寒发热，头身疼痛，无汗，喘咳，痰涎清稀而量多，胸痞，或干呕，或痰饮喘咳，不得平卧，或身体疼重，头面四肢浮肿，舌苔白滑，脉浮。

【方义】方中麻黄、桂枝相须为君，发汗散寒以解表邪，且麻黄又能宣发肺气而平喘咳，桂枝化气行水以利里饮之化。干姜、细辛为臣，温肺化饮，兼助麻、桂解表祛邪。然而素有痰饮，脾肺本虚，若纯用辛温发散，恐耗伤肺气，故佐以五味子敛肺止咳、芍药和营养血，二药与辛散之品相配，一散一收，既可增强止咳平喘之功，又可制约诸药辛散温燥太过之弊；半夏燥湿化痰，和胃降逆，亦为佐药。炙甘草兼为佐使之药，既可益气和中，又能调和辛散酸收之品。

【附注】平哮重在祛风涤痰。哮喘病人起病突然，倏忽来去，时发时止。发前咽痒、喷嚏、流涕明显；或见肌肤风团疹块，喉中如吹哨笛；或痰涎壅盛，声如拽锯。起病多快，病情多变，与风邪“善行数变”的特性相类似。周老认为病属风盛痰阻、风动痰升之征。临证当辨风与痰的偏重，如见喘急痰涌、胸满不能平卧、咯痰黏腻、舌苔厚浊者，又属以痰为主。

【出处】周仲瑛．咳嗽辨治要点（J）．江苏中医药，2008，40（7）：5~7

【方名】宣通肺气自拟方（周仲瑛）

【药物组成】麻黄、苏叶、防风、苍耳草。

【功效主治】温散伏寒，宣通肺气，达邪外出。主治风邪致病者。

【方义】选用麻黄、苏叶、防风、苍耳草等祛风解痉之品，通过祛风，可使风邪外达，肺气得以宣发，清肃之令得行，气道通利，则哮喘缓解。中医之祛风药，大多寓有抗变态反应作用，特别是虫类祛风药擅长于祛风解痉，入络搜邪，如僵蚕、蝉衣、地龙、露蜂房等，皆为周师习用治哮之药。若痰浊偏重，则用三子养亲汤加厚朴、杏仁、葶苈子、猪牙皂等。

【附注】风邪致病者，有肺风、脾风之异。肺风为痰伏于肺，外感风邪触发，表现有上呼吸道过敏症状。脾风为痰生于脾，饮食不当

触动，上逆干肺。如《证治要诀·发丹》说："有人一生不可食鸡肉及獐鱼动风等物，才食则丹随发，以此见得系是脾风。"饮食过敏所致的脾风既可引发瘾疹，亦可发为哮喘，临床常见到因过敏所致的皮肤湿疹引发哮喘者。

【出处】周仲瑛．咳嗽辨治要点（J）．江苏中医药，2008，40（7）：5～7

【方名】杏苏散（周仲瑛）

【药物组成】苏叶、杏仁、半夏、茯苓、前胡、桔梗、枳壳、陈皮、甘草、生姜、大枣。

【方义】苏叶辛温不燥，发表散邪，宣发肺气；杏仁苦温而润，降利肺气，润燥止咳。苏叶宣肺，杏仁降肺，是核心药物。前胡入肺经，疏风散邪，降气化痰，既助苏叶宣肺散邪，又助杏仁降气化痰；桔梗、枳壳均入肺经，行滞化痰，升降肺脾，助苏叶、杏仁之宣降，兼能畅脾。此三组药物专散郁滞，升降气机，主在恢复肺脾之升降，使津液流布。半夏、陈皮燥湿化痰，理气行滞；茯苓健脾渗湿，以杜生痰之源；生姜、大枣调和营卫，以助解表，滋脾行津，以润干燥；甘草调和诸药，合桔梗宣肺利咽。其中半夏、陈皮、茯苓、生姜、甘草为二陈汤，可理气化痰，兼能运脾祛湿，针对燥从湿化而蕴痰之病机。甘草、大枣甘润，兼制二陈之燥。祛痰镇咳作用：杏仁抑制呼吸中枢而能止咳平喘。苏叶缓解支气管平滑肌痉挛，亦有平喘作用。半夏镇咳作用明显。甘草亦有止咳效能。桔梗、前胡祛痰作用显著而持久。陈皮、甘草祛痰效力亦较显著。

【功效主治】宣利肺气、化痰祛瘀。用于瘀阻肺络，痰壅肺气，肺气不利所致的"痰瘀阻肺"证。其特点为喘促咳逆、胸部满闷或隐痛，甚至不能平卧，咯吐多量黏痰或泡沫血痰，或咯紫黯色血块，面青唇乌，舌质紫、多瘀点、瘀斑，舌下青筋曲张明显，苔腻，脉沉细、结代、促。可见于慢支、肺气肿、支气管扩张、肺结核等呼吸系统疾病发展形成的肺原性心脏病，以及多种心脏病如风心、高心、冠心等发展形成的慢性充血性心力衰竭。

【附注】化痰应区别不同情况选配温、清、燥、润、疏，祛瘀可于活血基础上加用少量破瘀之品，如水蛭等。具体运用时，还需辨清

肺虚、肺实用药，虚者配益气、温阳，或滋阴药，肺实的应伍降气、泻肺之品。

【出处】李七一．化痰祛瘀治疗疑难病证九法——周仲瑛学术思想临证经验撷粹（J）．北京中医．1996，14，（5）：50～52

【方名】凉膈散（周仲瑛）

【药物组成】薄荷、连翘、山栀、黄芩、竹叶、大黄、芒硝、甘草等。

【功效主治】解表通里，辛开苦泄。主治表热里实，上焦邪热郁闭，中焦燥热内结，喘而身热烦躁，胸膈灼热，口渴唇裂，便秘或便下不爽，又当解表通里，辛开苦泄，清散上焦风热，攻下通腑，泻中焦之燥热，表里分解，以减轻病势，缩短病程。

【方义】方中重用连翘清心肺，解热毒，是为主药；配黄芩清心胸郁热；山栀子泻三焦之火，引火下行；薄荷、竹叶外疏内清；用朴硝、大黄荡涤胸膈积热，是借阳明为出路，以泻下而清澈其火热；又用白蜜、甘草，既能缓硝、黄峻泻之力，又可调和脾胃。

【附注】暴喘是指由于多种原因引起突然急性发作的一类喘证。临床表现呼吸困难，呼吸的频率、深度、节律失常，呼吸急促深快，或变慢变浅，或出现潮式、间歇性不规则呼吸，鼻翼煽动，张口抬肩，摇身撷肚，不能平卧。甚则面青唇紫，汗多，心慌，烦躁不安，神情萎靡，昏昧，痉厥，甚至由喘致脱。杨仁斋《直指方》云："诸有笃病，正气欲绝之时，邪气盛行，多壅逆而为喘。"明确指出多种重病都可因邪盛正绝而出现暴喘危症。暴喘既属肺系多种急慢性疾病的急重危症，且可因其他脏腑病变影响于肺所致，为此，必须在辨证的同时结合辨病，与有关疾病联系互参，求因治疗，并以各个疾病的特点，掌握其不同的预后转归。临床辨证当审外感内伤，分清虚实因果主次；治疗则应针对标本缓急，分证处理。同时尤须注意证候之间兼夹、演变关系，掌握以下辨治要领。

【出处】周仲瑛．暴喘辨治心法。

【方名】宣白承气汤、陷胸承气汤（周仲瑛）

【药物组成】石膏、黄芩、桑白皮、大黄、芒硝、瓜蒌、杏仁。

【功效主治】清泄肺热，通利阳明，清热化痰，通腑开结。主治热壅肺气，蒸液成痰，痰热蕴肺，顺传阳明，腑实热结，而致喘促痰涌，腹满便秘者，则应通腑泻热，以下为清，脏病治腑，清泄肺经邪热，使其从腑下泄。

【方义】石膏、黄芩、桑白皮清肺；大黄、芒硝通腑；瓜蒌、杏仁化痰宽胸、平喘止咳。

【加减应用】痰多喘急加葶苈子、竹沥、半夏；痰热伤津加南沙参、知母。

【附注】近来对急性呼吸窘迫症的研究，认为病由热毒闭肺，腑实热结，热郁血瘀，水湿犯肺所致。主张治以清热解毒，挫其邪热；通腑攻下，增加肺血流量及肺泡通气功能；宣肺利水，排除“湿肺”多余的水份，改善肺间质水肿。临床应用确有较好疗效。证明这些见解与暴喘热毒闭肺及热郁血瘀证，肺热腑结证的病机证治密切相关，同时还涉及痰饮犯肺致喘的治疗，为我们对暴喘的辨证，提供了客观依据。

【出处】周仲瑛．暴喘辨治心法。

【方名】平喘固本汤（周仲瑛）

【药物组成】党参、冬虫夏草、五味子、胡桃肉、坎炁、沉香、磁石、苏子、款冬、半夏、橘红。

【功效主治】化痰降逆，宣泄其上，补肾纳气，培益其下。主治上盛下虚者，当权衡虚实主次，注意寒热错杂喘证的“上盛下虚”证，是肺实肾虚夹杂并见的证候，因肺虽然有虚有实，但每以实证为多见，其虚者关系到肾，其机理为肺气根于肾，肾能助肺纳气。分别而论，病机表现有三：①正虚痰盛：肺肾两虚，肺虚则气不化津而为痰，肾虚则水泛为痰，或脾肾阳气虚衰，而致痰饮（痰浊、寒痰）内生，亦可因肺肾阴虚灼津为痰，上逆于肺。②寒热错杂：如肾阳虚于下，痰热阻于上，或肾阴虚于下，痰饮壅于上。③正盛感邪：因正虚卫弱，故极易受邪，引起急性发作或加重，以致盛者愈盛，虚者愈虚，表现为本虚标实之候。治当化痰降逆，宣泄其上；补肾纳气，培益其下。

【加减应用】上盛，当用苏子、款冬、紫菀、白前、旋覆花、半

夏、陈皮等。因痰气壅结者，降气宣肺化痰，加厚朴、白芥子；因寒饮伏肺者温肺化饮，加肉桂、细辛；因痰热郁肺者清肺化痰，加知母、海浮石、雪羹汤；外邪诱发伴有表证者，又当祛邪宣肺，辨其寒热配药。下虚，当用熟地、胡桃肉、坎炁、五味子、冬虫夏草等。因肾阳虚者温养下元，加附子、鹿角（胶）、钟乳石、补骨脂；因肾阴虚者，滋填阴精，加生地、麦冬、当归、龟版（胶）；若见肺肾气虚加党参、黄芪、蛤蚧粉（另吞）；肺肾阴虚者加北沙参、玉竹。治下顾上，金水同调。如肾阳与肺阴交亏，肾阴与肺气交亏者，又须复合兼顾。

【出处】周仲瑛．暴喘辨治心法。

【方名】六安煎、加味旋覆花汤（周仲瑛）

【药物组成】苏子、白芥子、葶苈子、半夏、旋覆花、降香、桃仁、红花。

【功效主治】肺心同治，涤痰泄浊，活血化瘀。主治内伤久病，咳喘反复发作，积渐加重，卒然突变者，多为痰浊（饮）缩留，肺失治节，心血营运不畅，而致肺病及心，瘀血阻碍肺气，瘀滞心脉，喘而气逆痰涌，面黯，唇甲青紫，舌紫，心慌动悸者，应肺心同治，涤痰泄浊，活血化瘀。

【加减应用】如温邪上受，热毒闭肺，热壅血瘀，肺失治节，喘息气促，面青唇紫者，当在清热宣肺的基础上，酌配赤芍、丹皮、丹参、桃仁、绿茶叶等活血通脉；若热毒内陷，逆传心包，或肺热腑结，腑热上冲，出现神昏谵语变症者，则当在辨证分治的同时，配合清心开窍之品，加用安宫牛黄丸。

若痰瘀蒙蔽神窍，浊邪害清，烦躁昏昧，则当涤痰醒神，化瘀开窍，酌配远志、天竺黄、胆星，或石菖蒲、郁金、丹参。区别痰热、痰浊之异分别加用凉开或温开之品。瘀阻水停身肿，可配苏木、泽兰、路路通、天仙藤、木防己、茯苓、万年青根，同时辨证选用温阳或益气之剂。如心肺阳虚，气不主血，还可骤然出现喘脱危症，喘急气涌，咯吐粉红色泡沫血痰，治应温阳化饮、益气通脉、救逆固脱，用四逆加人参汤、真武汤加减。

【出处】周仲瑛．暴喘辨治心法。

【方名】三黄石膏汤（周仲瑛）

【药物组成】麻黄、石膏、黄芩、黄连、黄柏。

【功效主治】解表与清里并施。主治热毒闭肺，表邪未解，当解表清里；脏病传腑，又当清下并施。凡温邪上受，由表入里，卫表之症未罢，里热已盛，喘急息粗，烦躁，身热汗少，有表闭现象者，当解表与清里并施，在清热宣肺方药中，配合辛散透表之品，使邪热从卫外达，以冀汗出热退喘平。若过用苦寒清泄，而肌肤灼热无汗，则热反郁遏难解。

【方义】黄芩泻上焦之火，黄连泻中焦之火，黄柏泻下焦之火，栀子通泻三焦之火，而以麻黄、淡豆豉发散表邪，石膏体重，泻胃火，能解肌。

【加减应用】表闭身热汗少、烦躁加栀、豉；咳嗽加前胡、杏仁；口渴加知母、花粉、芦根。

【出处】周仲瑛．暴喘辨治心法。

【方名】越婢加半夏汤、麻杏石甘汤（周仲瑛）

【药物组成】越婢加半夏汤：麻黄、石膏、生姜、甘草、大枣、半夏。麻杏石甘汤：麻黄、杏仁、甘草、石膏。

【功效主治】解表清里、清肺化痰。主治痰热郁肺者，易为风热所伤。

【方义】越婢加半夏汤：麻黄汤中以桂杏易石膏，以脉大有热而加姜枣，则发散之力微而且缓也。方中有石膏半夏二物，协力建功，石膏清热，藉辛热，亦能豁痰，半夏豁痰，藉辛凉，亦能清热。麻杏石甘汤：君麻黄，辛甘温，宣肺解表而平喘。石膏，辛甘大寒，清泄肺胃之热以生津，两药相配，既能宣肺，又能泄热。臣杏仁，苦降肺气，止咳平喘，既助石膏沉降下行，又助麻黄泻肺热。佐使炙甘草，顾护胃气，防石膏之大寒伤胃，调和麻黄、石膏之寒温。

【加减应用】现为中外皆寒，甚至因机体对外邪的反应能力低下，虽为感受邪热，仍可见邪从寒化者；阴虚痰热郁肺者，外邪又易从热化，表现为表里皆热。基于反复感邪的病理根由是正虚，或耗气、或伤阴，若气虚可配党参、黄芪、太子参，阴虚可配沙参、麦冬、知母。治疗时要做到祛邪不忘扶正，但又忌恋邪。

【附注】慢性阻塞性肺病急性发作期以邪实为主，治疗重在缓解标急，外解表邪，内祛痰瘀，且应杂合以治，方能切合病情。若由喘致脱，邪实正虚，又当补肺纳肾、益气固脱。此时本虚已为当务之急，虽曰扶正固本，实际已是治标之计。

【出处】周仲瑛．慢性阻塞性肺病急性发作期的辨治要点（J）．江中医药，2006，27（7）：5~7

【方名】桑白皮汤（周仲瑛）

【药物组成】桑白皮、半夏、苏子、杏仁、贝母、山栀、黄芩、黄连。

【功效主治】清肺化痰。主治寒邪入里化热。

【方义】方中桑白皮泻肺清热；黄芩清上焦之火；山栀清泻三焦之火；半夏健脾燥湿化痰；浙贝母止咳化痰；全方诸药合用，共奏清肺化痰、通宣利窍之功。

【加减应用】阴虚痰热郁肺者，外邪又易从热化，表现为表里皆热。基于反复感邪的病理根由是正虚，或耗气、或伤阴，若气虚可配党参、黄芪、太子参，阴虚可配沙参、麦冬、知母。治疗时要做到祛邪不忘扶正，但又忌恋邪。

【附注】慢性阻塞性肺病急性发作期以邪实为主，治疗重在缓解标急。外解表邪，内祛痰瘀，且应杂合以治，方能切合病情。若由喘致脱，邪实正虚，又当补肺纳肾、益气固脱。此时本虚已为当务之急，虽曰扶正固本，实际已是治标之计。

【出处】周仲瑛．慢性阻塞性肺病急性发作期的辨治要点（J）．江中医药，2006，27（7）：5~7

【方名】六安煎、三子养亲汤、葶苈泻肺汤（周仲瑛）

【药物组成】半夏、白芥子、桔梗、莱菔子、葶苈子、海浮石、礞石、泽漆、皂荚等，并伍沉香、苏子、陈皮、厚朴。

【功效主治】涤痰利肺。主治在感受外邪，诱致本病急性发作时，每因外邪勾引肺中伏痰而致痰浊壅阻气道，肺气不利，痰涌气闭，导致窒息危候，此时痰的性质黏稠浊腻、难化难消，已属顽痰、老痰一类，故涤痰利肺最为当务之急。如能及时祛除气道的胶痰，通过吐利荡涤排出，则窒息之势自可逆转。

【方义】三子养亲汤：白芥子温肺利气，快膈消痰；紫苏子降气行痰，使气降而痰不逆；莱菔子消食导滞，使气行则痰行。

【加减应用】寒痰可加干姜、细辛，热痰加知母、黄芩、竹沥，肺热腑实加大黄、风化硝。猪牙皂与皂荚同功而祛痰开闭尤佳，历来用于痰喘风闭、顽痰壅塞气道、黏稠难咯、胸满、气逆、闷塞欲绝之急症。方源《金匮》之皂荚丸，虽属劫夺之品，却有开上导下、利肺通腑之神功，用于咳喘痰壅气闭之实证，屡获奇效。每次用量2~3g，可入煎剂，或配入丸散中。

【附注】慢性阻塞性肺病急性发作期以邪实为主，治疗重在缓解标急。外解表邪，内祛痰瘀，且应杂合以治，方能切合病情。若由喘致脱，邪实正虚，又当补肺纳肾、益气固脱。此时本虚已为当务之急，虽曰扶正固本，实际已是治标之计。

【出处】周仲瑛．慢性阻塞性肺病急性发作期的辨治要点（J）．江中医药，2006，27（7）：5~7

【方名】猴枣散（周仲瑛）

【药物组成】猴枣、羚羊、竺黄、川贝、礞石、沉香、麝香、硼砂。

【功效主治】清热豁痰，息风开闭。主治痰热闭肺，喘促气粗，胸满胁胀，痰涎壅盛，甚则动风痉厥者。

【附注】慢性阻塞性肺病急性发作期以邪实为主，治疗重在缓解标急。外解表邪，内祛痰瘀，且应杂合以治，方能切合病情。若由喘致脱，邪实正虚，又当补肺纳肾、益气固脱。此时本虚已为当务之急，虽曰扶正固本，实际已是治标之计。

【出处】周仲瑛．慢性阻塞性肺病急性发作期的辨治要点（J）．江中医药，2006，27（7）：5~7

【方名】杏苏二陈汤合加味旋覆花汤（周仲瑛）

【药物组成】苏子、白芥子、葶苈子、法半夏、杏仁、桃仁、当归、旋覆花、茜草根、降香等。

【功效主治】化痰祛瘀。主治久病咳喘，痰浊潴留，肺气不利，治节失司，心血营运不畅，而致肺病及心，瘀血阻碍肺气，瘀滞心脉表现“久病入络”，痰瘀互结同病的病理变化。《丹溪心法·咳嗽篇》说：“肺胀而咳，或左或右不得眠，此痰挟瘀血碍气而病”，即提示因痰致瘀的特点，故不仅要痰瘀同治，且应重在治瘀。若痰饮壅阻肺气，喘而气逆痰涌，胸部憋闷，胁肋胀痛，面黯，唇甲青紫，舌苔浊、质紫，脉细滑者，当化痰祛瘀。

【附注】慢性阻塞性肺病急性发作期以邪实为主，治疗重在缓解标急。外解表邪，内祛痰瘀，且应杂合以治，方能切合病情。若由喘致脱，邪实正虚，又当补肺纳肾、益气固脱。此时本虚已为当务之急，虽曰扶正固本，实际已是治标之计。

【出处】周仲瑛．慢性阻塞性肺病急性发作期的辨治要点（J）．江中医药，2006，27（7）：5~7

【方名】涤痰汤合通窍活血汤（周仲瑛）

【药物组成】半夏、南星、天竺黄、炙远志、陈皮、茯苓、菖蒲、郁金、丹参、赤芍、川芎、桃仁、红花、麝香等。

【功效主治】涤痰泄浊、化瘀开窍。主治痰瘀壅肺，肺失吸清呼浊之职，浊邪害清，上蒙神机，以致神志淡漠，恍惚，烦躁，昏昧，面黯，唇紫，喘促气逆，痰黏难咯，舌苔浊腻、质紫，脉细滑数

【方义】人参、茯苓、甘草补心益脾而泻火；陈皮、南星、半夏利气祛痰；竹茹清燥开郁；枳实破痰利膈；菖蒲开窍通心。使痰消火降，则经通而舌柔矣。

【附注】慢性阻塞性肺病急性发作期以邪实为主，治疗重在缓解标急。外解表邪，内祛痰瘀，且应杂合以治，方能切合病情。若由喘致脱，邪实正虚，又当补肺纳肾、益气固脱。此时本虚已为当务之急，虽曰扶正固本，实际已是治标之计。

【出处】周仲瑛．慢性阻塞性肺病急性发作期的辨治要点（J）．江中医药，2006，27（7）：5~7

【方名】慢阻肺急期自拟方（周仲瑛）

【药物组成】苏木、泽兰、路路通、当归、丹参、桃仁、茯苓、泽泻、汉防己、泽漆、万年青根、蟾皮、茶树根等。

【功效主治】化瘀利水。主治痰瘀壅阻气机，脉络不通，气化失宣，津液失于输化，则可导致血瘀水停，身肿足浮，腹满，喘急咳逆，心慌动悸，颈脉动甚，面唇、爪甲、舌质黯紫，脉来三五不调，表现肺心同病之候。

【方义】苏木咸能入血，辛能走络，功能活血祛瘀消肿，《血证论》治产后败血乘肺，气喘目黑，鼻起烟煤者用参苏饮，取人参、苏木二味，一补肺气，一降瘀血，用苏木以治肺心喘满、咳逆胸胀、面浮色紫之症，竟获显效。泽漆辛苦而凉，功能行水消肿、祛痰散结，主治水肿腹满、痰饮喘咳、瘰疬等症《金匮要略》之泽漆汤即以泽漆为主药，用治喘咳痰多、身肿。而苏木与泽漆合用，祛痰散结以行水，相得益彰。

【附注】慢性阻塞性肺病急性发作期以邪实为主，治疗重在缓解标急。外解表邪，内祛痰瘀，且应杂合以治，方能切合病情。若由喘致脱，邪实正虚，又当补肺纳肾、益气固脱。此时本虚已为当务之急，虽曰扶正固本，实际已是治标之计。

【出处】周仲瑛．慢性阻塞性肺病急性发作期的辨治要点（J）．江中医药，2006，27（7）：5～7

【方名】**如金解毒散（周仲瑛）**

【药物组成】黄连、黄芩、黄柏、山栀、桔梗、甘草。

【功效主治】清肺消痈、降火解毒。适用于病变的全过程，可结合各个病期分别配伍解表、化瘀、排脓、补肺等法。且尤宜于成痈期热毒蕴肺，身热、振寒、胸满烦躁、脉滑数者。

【方义】药理实验，证明芩、连、柏等均有制菌作用，其疗效机理与现今所称之抗菌消炎相类同。

【加减应用】初期，表证明显时可配豆豉、薄荷、牛蒡子、连翘、竹叶；热毒盛者配银花、蒲公英、紫花地丁、鱼腥草（后下）、芦根；痰热重者配贝母、知母、天花粉。

【附注】因初期（表证期）仅见一般风热犯肺的肺卫表证，病的特异症征尚不典型：当进入成痈期，症状、体征已经明显，结合有关检查，可为辨病提供依据，应用清肺解毒法具有较强的针对性，每可使痈肿得到不同程度的消散，减轻病情，缩短病程；溃脓期虽以排脓为要着，但因脓毒蕴肺，清肺解毒亦应同时并重；至于恢复期虽属邪去正虚，但往往余毒不净，故在养阴补肺的同时，还当酌情兼清脓毒，如邪恋正虚则尤应重视。

《景岳·如金解毒散》即属清肺消痈、降火解毒的代表方。他说："此即降火解剂也，凡发热烦渴，脉洪大者用之即效。"

【出处】周仲瑛．肺痈证治述要（J）．浙江中医学院学报．1986，10（3）：1～2

【方名】犀黄丸（周仲瑛）

【药物组成】牛黄、乳香、没药、麝香、红藤、赤芍、丹皮、桃仁。

【功效主治】化瘀散结。适用于肺痈成痈期，因成痈化脓的病理基础主要在于血瘀，如喻昌即倡"肺痈毒结有形之血，血结者宜骤攻"的论点。

【方义】《千金·苇茎汤》中之桃仁，即为化瘀散结消痈而设，《全生集方·犀黄丸》中的乳香、没药、麝香，更属活血消痈、通瘀散结之专用药，君以西牛黄，对热毒瘀结者，用之甚佳；临床尚可据症选伍红藤以活血消痈，赤芍、丹皮以凉血散瘀，广郁金以行气活血，若见咯血或脓血相兼，可用三七粉吞服。

【加减应用】药后脓泄不畅，可加山甲片以逐瘀，疮口久延不敛，可加合欢皮活血疗疮。

【附注】凡风热、痰热郁肺，热壅血瘀，痰瘀热毒互结，胸肋胀痛，呼吸不利者当急用之，以求痈肿得到部分消散，已成脓者配合用之，亦有一定的消散作用。但溃脓期因肺伤络损而咯血色鲜量多者，则不宜单行单散，当取化瘀止血之品。大咯血时当防窒息之变。

联系西医学病理知识理解，凡因感染性栓子（吸入性、血源性）进入肺内，阻塞细支气管或肺的小血管，局部血流受阻，远端的肺组织凹陷，可致气滞；随栓子进入的细菌发生繁殖，肺组织发炎，则进而热壅血瘀，如趋向坏死和化脓，则表现为痰热内蕴，蒸液成痰，热毒壅盛，血败肉腐的病理变化。应用化瘀散结法有利于疏通血脉，改变瘀阻所导致的缺氧，从而切断炎症的病理环节。

【出处】周仲瑛．肺痈证治述要（J）．浙江中医学院学报．1986，

10（3）：1～2

【方名】桔梗汤（周仲瑛）

【药物组成】桔梗、甘草。

【功效主治】排脓泄痰。适用于肺痈脓成溃破阶段。

【方义】《金匮·桔梗汤》可以作为排脓之主方，后世多在本方之基础上加味组成新方，如《医学心悟·加味桔梗汤》即系本方加贝母、橘红、银花、苡仁、葶苈子、白及；《外科正宗·肺痈神方》与此大同小异，方中无苡仁，而用黄芪。原方桔梗量为甘草之半，桔梗为强有力之皂素祛痰药，排脓力强，实践证明用量应比常规剂量为大，约10～15克。同时可取苇茎汤中之苡仁、冬瓜仁以增强泄浊排脓作用，脓出不畅可加皂角刺以透脓，若气虚无力排脓，可加生黄芪扶正托脓。

据南通市中医院报导，用民间验方金荞麦根及其提取物“金胺醇”治疗肺痈，亦为通过排出大量脓臭痰而得效，认为药理作用主要不是抗菌消炎，而是溶解脓腔壁，似起化学性切开排脓作用。用法可取干药半斤，加水或黄酒1250毫升，放瓦罐中，罐口密封，隔水文火煮3小时，得净汁约1000毫升，过滤后加入防腐剂备用，每服30～40毫升，1日3次，一般用水剂，脓痰难排者用酒剂。其疗效比入煎剂为优。

【加减应用】如痰浊脓毒壅盛，胸部满胀，喘不能卧，咯吐臭浊脓痰，大便秘结，脉数实者，轻则处方中加入葶苈子泻肺泄浊，重则另加用桔梗白散峻下排脓（桔梗、贝母各3份，巴豆霜1份），每日服0.6克，药后可见吐下，如下不止，饮冷水1杯，体弱者禁用。

【附注】本病在脓成之后，脓痰是否能畅利排出，是病情顺与逆的转折点，如脓得畅泄，毒随脓出则病情趋向恢复，否则每致转为慢性。甚则脓溃流入胸腔而成“脓胸”。这一疗法与现代体位引流的意义近似．但比较积极，从药物效应看，亦具有特殊之优势。

【出处】周仲瑛．肺痈证治述要（J）．浙江中医学院学报．1986，10（3）：1～2

【方名】沙参清肺汤（周仲瑛）

【药物组成】北沙参、黄芪、太子参、合欢皮、白及、甘草、桔梗、杏仁、冬瓜子。

【功效主治】清养补肺。适用于恢复期，溃后热退、咳减、痰少，表现正虚阴伤气耗之证。临床所见，一般以热毒伤阴者为多，故治法多取养阴补肺，同时兼清脓毒，以促使病灶的加快愈合。

【方义】药用南北沙参、麦冬、玉竹、百合养肺阴，佐以冬瓜子、杏仁化痰泄浊，气虚者加太子参、黄芪补气生肌，血虚加当归养血和络，溃处不敛加阿胶、白及、白蔹敛补疮口，脾虚食少便溏者可配白术、山药、茯苓以补脾助肺。

【加减应用】若邪恋正虚，脓毒不净，咯吐脓血，迁延不已，或痰液一度清稀而复转臭浊，病情时轻时重，因指端缺氧而致发绀、呈杵状指，表现“指甲紫而带弯”（《张氏医通》）等慢性病征者，尤需重视脓毒的清除，配伍鱼腥草、金荞麦根、败酱草、桔梗、甘草等解毒排脓之品，与扶正托脓法合用，切忌单纯补敛而致留邪。

【附注】他如单方陈芥菜卤，每用半茶杯，日二、三次，炖热服，或用沸豆浆冲服；鲜薏苡根适量，捣汁，炖热服，日 3 次。均为祛除腥臭脓浊痰的有效验方。

【出处】周仲瑛．肺痈证治述要（J）．浙江中医学院学报．1986，10（3）：1～2

【方名】月华丸（周仲瑛）

【药物组成】沙参、麦冬、玉竹、百合、羊乳、百部、白及等。

【功效主治】滋阴润肺。主治肺阴亏损证的阴虚程度较轻，没有明显火旺现象，病损主要在肺，病理表现为阴虚肺燥，肺失滋润。

【出处】周仲瑛．肺痨十问（J）．江苏中医杂志．1985（3）：34～36

【方名】百合固金汤、秦艽鳖甲散（周仲瑛）

【功效主治】在滋阴的同时兼以降火，养肺益肾。主治阴虚火旺证的阴虚程度较重，并有火象，病损由肺及肾，病理表现为肺肾阴伤，燥热内灼。

【方义】百合固金汤：方中百合、生熟地滋养肺肾阴液，并为君药；麦冬助百合以养肺阴，清肺热，玄参助生熟地以益肾阴，降虚火，共为臣药；当归、芍药养血和营，贝母、桔梗化痰止咳为佐；甘草调和诸药为使。诸药合用，使阴液恢复，肺金得固，则咳嗽、吐血诸证自愈。

秦艽鳖甲散：方中鳖甲、知母、当归滋阴养血；秦艽、柴胡、地骨皮、青蒿清热除蒸；乌梅敛阴止汗。诸药合用，既能滋阴养血以治本，又能退热除蒸以治标。临床上常用于结核病的潮热，温热病后期阴亏津伤，余热未尽，以及原因不明的长期反复低热属于阴虚型者。

【加减应用】用药可在补肺阴的基础上加清虚火的胡黄连、地骨皮、功劳叶、银柴胡、白薇之类，配合补肾阴的生地、阿胶、龟版等。

【出处】周仲瑛．肺痨十问（J）．江苏中医杂志．1985（3）：34～36

【方名】参苓白术散（周仲瑛）

【药物组成】橘白、谷芽、山药、白术、扁豆、莲肉、苡仁等。

【功效主治】益气健脾，渗湿止泻。主治肺痨肺脾同病，气阴两伤。

【方义】方中人参、白术、茯苓益气健脾渗湿为君。配伍山药、莲子肉助君药以健脾益气，兼能止泻；并用白扁豆、薏苡仁助白术、茯苓以健脾渗湿，均为臣药。更用砂仁醒脾和胃，行气化滞，是为佐药。桔梗宣肺利气，通调水道，又能载药上行，培土生金；炒甘草健脾和中，调和诸药，共为佐使。

【附注】因脾为生化之源，功能输水谷之精气以养肺，故当重视补脾助肺，“培土生金”的治疗措施，以畅化源。脾为肺之母，“痨虫”伤肺，肺虚耗夺脾气以自养则脾亦虚，脾虚不能化水谷为精微上输以养肺，则肺更虚。终至肺脾同病，气阴两伤，伴见疲乏、食少、便溏等脾虚症状。治当益气养阴，补肺健脾，忌用地黄、阿胶、麦冬等滋腻药。进而言之，即使肺阴亏损之证，亦当在甘寒滋阴的同时，兼伍甘淡实脾之药，帮助脾胃对滋阴药的运化吸收，以免纯阴滋腻碍脾，但用药不宜香燥，以免耗气、劫液、动血。

【出处】周仲瑛．肺痨十问（J）．江苏中医杂志．1985（3）：34～36

【方名】肺痨自拟方（周仲瑛）

【药物组成】黄连、黄芩、夏枯草、鱼腥草、一见喜、羊苦胆等。

【功效主治】清肺降火、清金养肺、清肝泻火。主治肺痨木火刑金。

【方义】根据当前中药药理实验，某些苦寒药有抗结核杆菌的作用。

【加减应用】应用苦寒降火法，不但要清肺降火，用黄芩、桑白皮、知母、地骨皮之类，若因肺虚金不制木，肾虚不能养肝，而致木火刑金，性急善怒，胸胁掣痛者，当在清金养肺的同时，清肝泻火，药用丹皮、山栀、夏枯草、胡黄连、白薇等；如肺虚心火乘克，肾虚水不济火，而致心火偏亢，虚烦不寐者，可配黄连以泻心火；若肾阴亏虚，相火上乘灼金，而见骨蒸、梦遗者，可伍黄柏、知母以泻相火。

【附注】但应根据中医辨证要求考虑，在火旺症状明显，病灶处于活动阶段，痰检阳性，无脾虚现象者用之。

因本病虽具火旺之症，但本质在于阴虚，故当以甘寒养阴为主，适当佐以清火，不宜单独使用，即使肺火标象明显的，亦只宜暂予清降，中病即减，不可徒持苦寒逆折，过量或久用，以免苦燥伤阴，寒凉败胃伤脾。

【出处】周仲瑛．肺痨十问(J)．江苏中医杂志．1985(3)：34~36

【方名】补天大造丸（周仲瑛）

【功效主治】滋阴补阳，温养精气，以培根本。主治肺痨病的阴阳两虚证。

【方义】人参、白术、黄芪、山药补肺脾之气；麦冬、地黄、五味子、冬虫夏草滋肺肾之阴；合阿胶、当归、杞子、山萸肉、龟版以育阴精；鹿角、紫河车以助阳气，随证加减施治。

【附注】肺痨病的阴阳两虚证多为肺脾同病，气阴耗伤证的进一步发展，因下损及肾，阴伤及阳，肺脾肾三脏交亏，而致在后期趋于阴阳两虚的严重变局。据临床检查所示，多有肺功能不全或其它合并症。

肺虚气逆则咳逆喘息少气；气不化津而成痰，故咯吐白色浊唾涎沫，金碎不鸣，声道失润而声嘶音嗄；肺虚络损则痰中带血。脾肾两虚，健运无权，火不援土则见浮肿、五更肾泻；肺气不能佐心治节血脉之运行，而致心慌、唇紫；卫虚则形寒、自汗，阴伤则潮热、盗汗，虚火上炎而使口舌生糜，精气虚竭无以充养形体，资助冲任之化源，以致大肉尽脱，男子滑精、阳萎，女子经少、经闭；苔黄而剥，舌光淡质干隐紫，脉微细数或虚大，俱系阴阳交亏之候。

【出处】周仲瑛．肺痨十问(J)．江苏中医杂志．1985(3)：34～36

【方名】表里和解丹（朱良春）

【药物组成】僵蚕45g，蝉衣、甘草各30g，大黄135g，皂角、广姜黄、乌梅炭各15g，滑石180g。

【煎服方法】研极细末，以鲜藿香汁、鲜薄荷汁各30g，鲜萝卜汁240g，泛丸如绿豆大。成人每服5～6g，妇女、体弱者酌减，小儿10岁左右服2g，6～8岁服1～1.5g，2～5岁服0.5～1g。每日1次，连服1～3日，热退即勿再服。

【功效主治】疏表泄热，清肠解毒，促使邪毒从表里两解。此方系个人采用聂氏以杨栗山《寒温条辨》之升降散加味而成，盖其功能多年实践证明，不论成人、小儿，除正气亏虚或脾虚便溏，或发热极轻而恶寒较甚者外，均可服用。

【附注】急性热病初起常证兼表里，恒多卫气同病，若能打破先表后里之成规，及时采用解毒清里之剂，内外并调，能收到事半功倍之效。

【出处】朱良春．通利疗法在温热病中的应用（J）．中国医药学报．1996，11（3）：52～55

【方名】止咳化矽糖浆（朱良春）

【药物组成】党参、北沙参、百合、白及、夜交藤、金荞麦、蛇舌草、金钱草、合欢皮、石韦、甘草等。

【功效主治】攻补兼顾，扶正以固本。“矽肺”由于病灶在肺，主要可从肺的脏象学说来阐述。肺主气，司呼吸，倘粉尘沉积肺络，必将阻滞气机，而影响肺之肃降功能，呼吸为之不利，从而出现咳呛、胸闷、气短的症状。久而久之，矽尘沉积不去，肺之气阴亏虚，则化热灼津为痰，甚则损伤肺络，致痰中带血；而痰壅气滞，必将引起血瘀痰瘀痹阻肺脉，胸部刺痛可随之出现。归纳矽肺的病机，一是正虚，一是邪实。所以在治疗上宜乎攻补兼顾，扶正以固本，祛邪而攻病。

【方义】党参《本草正义》说它“力能补脾养胃，润肺生津，健运中气”，《本草从新》谓其“补中益气，和脾胃，治烦渴”，所以对于气虚不足，倦怠乏力，气急喘促，脾虚食少等症有效。北沙参《本草从新》谓其“专补肺阴，清肺火，治久咳肺痿”，是治肺虚热咳的要药。百合《纲目拾遗》说它“清痰火，补虚损”，用于肺燥、肺热之虚损久咳最合。白及《滇南本草》称其“治痨伤肺气，补肺虚，止咳嗽，消肺痨咳血，收敛肺气”，《中国植物图鉴》则明确指出它善治矽肺。夜交藤《本草从新》谓其“补中气，行经络，通血脉，治劳伤”；它与上述诸药相合，能增强补虚强壮作用，有利于功能之恢复。白花蛇舌草《泉州本草》说它能“清热散瘀，消痈解毒，又能清肺火，泻肺热，治肺热喘促，咳逆胸闷”。据报道，它能刺激机体网状内皮系统和嗜银物质，可以提高机体免疫功能，对于矽肺肺热喘咳颇合。金荞麦的成分主要是黄烷醇类物质，有活血消肿、止咳化痰作用。通过临床观察，不仅可以改善临床症状，还能提高机体免疫功能。金钱草《植物名实图考》说它能“治吐血，下血”；《中国植物图鉴》谓其“可作强壮剂，治慢性肺炎”。具有清热解毒，镇咳止血，活血化石之功，对消除肺中矽尘殆有帮助。合欢皮《纲目》说它能“活血、消肿、止痛”，《动植物民间药》称其可“治咳嗽”，具有强壮、兴奋、镇痛、安神、止咳及利尿等作用。石韦《本草从新》载其“清肺气以滋化源，通膀胱而利水道”。由于本品有清肺泄热，止咳定喘，利水排石之功，因此亦可借用于排除肺中之矽尘。甘草能协和诸药而提高疗效。综合上述可知，每味中药都是多功能的，而集中多种中药于一方，可以协同产生新的效能，提高治疗效果。用止咳化矽糖浆再配合“抗矽14”治疗矽肺，实践结果表明，要比单纯应用中药或西药的疗效好得多。

【附注】“矽肺”是由于长期吸入含有二氧化矽粉尘而引起的以肺部弥漫性纤维化为主要特征的一种职业病。由于矽肺患者的正气亏虚，抵抗力较低。据统计约有1/3～1/2的矽肺病人合并肺结核。中医虽无矽肺之名，但在唐代就有“石痨”、“石工肺痨”之病名，宋代孔平仲《孔氏谈苑》更有“贾谷山采石人，末石伤肺，肺焦多死”的记载，明确指出矽肺的发生与职业和粉尘伤肺有关，并指出了它的慢性病程和严重预后。

本品还对结核菌有抑制作用，并有收敛止血、消肿生肌之功。因此，它对尘肺、肺结核等均有效。

【出处】朱良春．“止咳化矽糖浆”配合“抗矽14”治疗矽肺的疗效观察（J）．江苏中医杂志．1981（5）：22～23

【方名】清肺定咳汤（朱良春）

【药物组成】金荞麦20g，鱼腥草（后下）15g，白花蛇舌草20g，天浆壳12g，化橘红6g，苍耳子、枇杷叶（去毛包）各10g，生甘草5g。

【功效主治】清肺定咳。治疗风热流感，支气管炎，肺炎久咳而偏于痰热者。有清肺、化痰、定咳退热之效。尤对风温（肺炎）咳嗽、痰多、发热、痰黏稠或黄脓痰、苔微黄、脉数、并口渴欲饮之证，颇有速效。

【方义】清肺定咳汤，乃朱老自拟之通治风热久咳方。历年仿用，治疗上述诸证，屡收速效，此方对痰热蕴肺之久咳、痰多或痰黏阻滞、咳唾不爽之证最为合拍。方中金荞麦又称天荞麦、野荞麦、开金锁，名出《植物名实图考》，性味甘寒，微苦涩。有清热解毒，祛风利湿，活血祛瘀功能。《分类草药性》谓其能补中气，养脾胃。治咽喉肿痛、肺脓疡、肝炎、筋骨酸痛、菌痢、白带等，有清化痰热之功，朱老治疗风热久咳，肺、呼吸道及肠道感染，喜以本品和鱼腥草为对。考鱼腥草性味辛寒，功能清热、解毒、利尿、消肿。《分类草药性》谓能去食积，补虚弱，亦是治疗肺及呼吸道感染的良药。药理研究有抗菌消炎，增强免疫功能和利尿通淋三大作用。二药相伍，其清化痰热和利湿之功相得益彰，盖无湿不生痰，无热不生痰，湿和热是酿痰之因，湿和热交混蕴结，则痰旋除旋生。今二药相伍同为清热祛湿，湿热二邪分化则痰无再生，不是祛痰，胜似祛痰。痰消则久咳自止。

章次公言及“祛痰古称宣肺，镇咳古称肃肺”，故分化湿热二邪，即是杜绝痰热再生的治本之法。《分类草药性》谓金荞麦能补中气，益脾胃，鱼腥草能去食积。补虚弱，确有其理，因甘可悦脾，甘寒能养阴补益肝肾，且鱼腥草微辛，金荞麦微苦涩，微辛能开，微苦能降，微涩能补。方中白花蛇舌草除助其分化湿热二邪和清化痰热之外，还能提高机体抗病能力和调节免疫功能。天浆壳亦名萝莗，性味咸平，能软坚、化痰、清肺、止咳、平喘。枇杷叶微苦辛，清肺和胃，降气化痰，气下则火降痰顺。而逆者不逆，呕者不呕，咳者不咳矣。二药均镇咳平喘，用量不可过大，此方有宣肃同用之妙。方中借苍耳子有抑制流感病毒和抗过敏之作用。又能祛湿升阳通督，朱老喜掺用流感方中意寓扶正。橘红调中化痰，甘草润肺止咳，共奏清肺定咳之功。

【加减应用】高热咽喉肿痛，腮肿目赤加蝉衣、僵蚕（借两者疏风热，利咽化痰，抗过敏之用）；恶寒者加炙麻黄3g；高热便秘者加牛蒡子或生大黄；咳喘甚者加葶苗子、桑白皮。

【附注】朱老曾治汤某，咳嗽缠绵一月，服中西药多方未愈，咳呛胸痛，口干欲饮，纳食不香，痰多黏稠，夹黄脓痰，舌红、苔黄腻，脉弦细。朱老诊为痰热蕴肺，外感误治，投“清肺定喘汤”，服5剂，咳止痰净，诸证如失。

【出处】邱志济，朱建平，马漩卿．朱良春治疗外感久咳的经验和特色选析——著名老中医学家朱良春临床经验（25）（J）．辽宁中医杂志．2002，1，29（1）：8～9

【方名】旋覆夏麻芍草汤（朱良春）

【药物组成】旋覆花8g，生旱半夏6～10g，生麻黄1.5g，茯苓6g，生姜3片，生白芍、甘草各3g。

【煎服方法】临床反复体会生半夏、旋覆花、生姜、白芍、甘草五药在方中为举足轻重之品，不可代替，此方药简，剂小量轻，不取煎服，而取口杯加盖隔水炖服，亦是取效之关键。试以《伤寒论》太阳篇桂枝汤煎服法为例，煎前简单加工，火候、加水量、煎出量、服药量、服药温度、服后辅助措施、药效观察、重症服法、变证服法、饮食禁忌等，交代得详细备至。先圣医嘱之周全，足为吾人师法。读《伤寒论》除学习仲景辨证论治法则外，务必注意细微之处，《伤寒论》中的煎药方法、服药方法均有妙意所在。

【功效主治】此方以其简朴轻灵而屡建奇功，通治风寒久咳，凡因中西医误治之外感风寒久咳不愈者，毋论新久虚实或寒热夹杂，甚至缠绵数月或半年未见化燥化火者，或遍用中西诸药未效者，投此方效验如神。3～10 剂而愈，尤其对老弱虚人、小儿，不耐抗生素或市售中西止咳药无效者，更为合拍。

【方义】融仲景旋覆代赭汤、小半夏加茯苓汤、芍药甘草汤、甘草麻黄汤于一炉，并以旋覆花合小半夏汤为主方主药，辛开渗利，方中旋覆花、旱半夏，降逆和胃之中，而又加茯苓以涤饮除痰。在仲景伤寒金匮中咳者加半夏，痰多加茯苓，几为定律。盖旋覆花、半夏降逆，则气降咳自止，茯苓利水则水去痰自除。观金匮痰饮咳嗽篇，半夏原治支饮，苓甘五味姜辛条下，“咳者复内半夏以去其水”，此乃半夏既能治咳又能利水之明证也，故半夏治咳，何尝不利水，水为痰之源，茯苓渗利行水，何尝不治咳。更妙在轻用生麻黄，意在通阳于外，少用茯苓则通阳于内。水气搏于外，则用麻黄，水气搏于内，则用茯苓，两端兼顾，寓化气止咳，利水除痰之妙。方中旋覆花咸温微辛，功能消痰、下气、软坚、行水，《本草正义》云“旋覆花，其主治当以泄散风寒，疏通脉络为专主。”又云“或谓旋覆花降气，寒邪在肺，不宜早用，则止知疏泄之力足以下降，而不知其飞扬之性本能上升”，伍半夏、生姜。又取三药之辛开，辛者能散能横行，故能携麻黄宣散肺气达于皮毛，降中有宣，宣中有降，肺之治节有权，取旋覆花之味咸，咸能入肾，故能纳气下行以归根，禅胃中之痰涎或水饮下行，即无上逆犯肺之害。方中少用生白芍、甘草，以酸甘合化，既益肺津，又轻敛肺气，且二药为伍，有缓解支气管平滑肌痉挛之功，故有止咳作用。更值一提的是仲师用半夏乃是今之生旱半夏，近年全国大多地区均用水半夏，二者功效甚殊。

【加减应用】咽痛喉痒者加桔梗、前胡各 5g，薄荷 2g；恶风、食少乏力、手足不温者加徐长卿 10g，荆芥 6g；久咳痰少黏稠加浙贝、桑叶各 6g。

【附注】朱老治咳用药主张简朴轻灵。简朴轻灵之品能开达上焦，肺位上焦，“上焦如羽，非轻不举”。风寒郁闭于肺，是外感久咳不愈之主要原因。临证中见风寒久咳者较多。究有外感风寒误投辛凉或甘寒之过，有早用镇咳肃肺之品至风寒郁闭于肺，更值一提的是时医统以炎症为热证，不论寒热，气管炎、流感、上呼吸道感染，统以消炎论治，均投类似寒凉中药之类的抗生素和消炎药，或以清热解毒中药统治“炎症”，殊不知中医的辛温疏散，宣肺祛痰，发汗温阳等均有“消炎”之奇效。经云：“咳嗽之总病机为痰涎或水饮，聚于胃，关于肺”。

【出处】邱志济，朱建平，马漩卿．朱良春治疗外感久咳的经验和特色选析——著名老中医学家朱良春临床经验（25）（J）．辽宁中医杂志．2002，1，29（1）：8~9

【方名】定喘散（朱良春）

【药物组成】红参、北沙参、五味子各15g，麦冬、橘红各9g，紫河车20g，蛤蚧1对。

【煎服方法】共研末。每服1.5g，日3~4次。

【功效主治】补虚不滞邪，祛邪不伤正。用于各类因呼吸道疾病久治不愈所导致的老人虚性咳喘。

【方义】药虽七味，但对各类老人所致虚性咳喘，均能在用红参、紫河车、蛤蚧峻补肺脾肾之同时，佐以沙参、麦冬养阴，五味子收敛肺肾之气。朱老之定喘散，是宗李东垣《内外伤辨惑论》之生脉散（人参10~15g，麦冬15g，五味子6~10g）扩充而成。生脉散功能益气养阴，止咳敛汗。朱老补入润养肺肾之阴的北沙参峻补肾经气阴，且用血肉有情之品的蛤蚧、紫河车，更增加了本方的补益纳气作用，故对各种疾病所致的老年虚性咳喘收效尤佳。咳喘之症常与痰浊有关，故朱老复佐以理气化痰，功效平和且价廉易得的橘红，既可直接祛邪，又防蛮补壅中。药虽七味，却能补虚不滞邪，祛邪不伤正，足见其师古不泥的一代大家风范。

【加减应用】临症中，对肾之气阴过虚、咳喘较甚者，常加煅鹅管石15g，疗效有时更好些。《本草求原》曰鹅管石“暖肺纳气，治肺寒气逆，喘咳痰清”。

【出处】陶庭宝．朱氏定喘散治疗老年虚性咳喘验案2则（J）．中医药临床杂志，2005，4，17（2）：131

【方名】升降散（路志正）

【药物组成】僵蚕6g，蝉衣3g，姜黄9g，生大黄12g。

【煎服方法】共为细末。病轻者，分4次服，用无灰酒1盅，蜂蜜25毫升，调匀冷服，中病即止；病重者，分3次服，仍以黄酒、蜂蜜为引（均少量加）；最重者，分2次服，黄酒2盅，蜂蜜30克，调匀冷服。

【功效主治】升清降浊。主治温病“表里三焦大热，其证不可名状者”，如“头痛如破，腰痛如折，满面红肿，目不能开者；如咽喉红肿，痰涎塞盛，滴水不能下咽者，如头痛眩晕，胸腹胀满，心腹疼痛，呕哕吐食者；如憎寒壮热，一身骨节疼痛，饮水无度者”等十九种证候。

【方义】方中以僵蚕为君，其味辛苦，轻浮而升，能胜风除湿，清热解郁；蝉衣为臣，味甘性寒，可清热解表，宣毒透疹。二药轻清，能升阳中之清阳；姜黄为佐，气味辛苦，无毒，能行气解郁，祛邪避疫；大黄为使，味苦大寒，可泻火解毒，通腑逐瘀，推陈致新。二黄味厚气薄，能降阴中之浊阴。药虽四味，而升清降浊，轻重二法均在其中。

【附注】见于清·杨濬所撰之《伤寒温疫条辨》卷四。作者鉴于伤寒、温疫易于混淆，遂撷各家之长，结合个人心得，特别是根据“轻者清之，重者泄之”的原则，创制了十五个治温病的方剂，其中以升降散为最优。该方具有构思巧妙，制方谨严，药少力专等特点。如能辨证精确，灵活运用，确有桴鼓之效。

【出处】路志正．升降散运用一得（J）．山西中医，1985年01期

【方名】咳嗽自拟方（路志正）

【药物组成】南沙参15g，麦冬12g，桃、杏仁各12g，炒苏子9g，黛蛤散9g（包煎），炙百部9g，茅、芦根各15g，炙甘草6g。

【煎服方法】水煎，每日1剂，早晚空腹服。忌食咸甜滑腻辛香气燥之品。

【功效主治】清润平降。主治感时邪咳嗽，迁延不愈，干咳少痰，或咳逆痰滞，以咳为主，或呛咳面赤，甚或胶痰闭阻气道致喘憋，阵发性加剧，痰白黏量少，舌淡红，苔薄而不厚腻，脉弦，或细，或寸脉小滑，或小数。

【加减应用】久咳不止，加五味子9g；咽痒不适，加玉蝴蝶9g，或青果9g；痰滞难咯加紫菀9g；痰白量多，加清半夏12g，茯苓9g，桃、杏仁易为杏、苡仁各12g；肺气虚者加太子参15g；肾阴虚者加枸杞9g，山萸肉9g，制首乌9g，河车大造丸9g（早晚白水送服）。

【附注】诸咳上逆，皆属于肺。然“肺为娇脏”，“只受得脏腑之清气，受不得脏腑之病气”。咳嗽日久，故选用清润甘淡之南沙参、麦冬、茅根、芦根（色白中空入肺），润肺金、益肺气，故为君；“五脏六腑皆令人咳，非独肺也”，“诸逆冲上，皆属于火”，干咳少痰，或咳逆痰滞，或阵发呛咳，痰阻气道，致喘憋面赤，属肝（气）火挟痰上逆于肺系所致，故送黛蛤散（色青入肝）清肝火降逆气，除痰止咳以保肺金为臣；咳嗽日久，病机复杂，虚实兼见，但路老认为：从气血痰三个层次把握立法用药，临症才能思路不乱。宜苦辛平润降气，不宜选苦温及耗气走泄之品；宜清润以化痰，让痰易于排出，忌用逐饮、燥痰、豁痰等辛温燥烈之品（如葶苈子、瓜蒌、皂角等），若用之于治痰无益，而反伤肺气。“肺朝百脉”，气血相互影响，气机上逆，则气血失和，宜在方中佐以少量行瘀和血之品，通肺络以降肺气。故选用三子养亲汤之炒苏子，苦微辛平以降气化痰；止嗽散之百部，苦平润肺止咳，前人治疗久咳多选用；苦平辛润之桃、杏仁同用。既能肃降肺气止咳，又可辛润通络和血以利气机，熔降气、化痰、和血为一炉，共为佐药；另选少量甘而微温之炙甘草甘缓止咳，调和诸药。该方清润为主，苦平润降为辅，滋而不腻，凉而不寒，有补益之力而无升提之弊，不燥不烈，寓奇巧于平淡之中，气血痰标本兼顾，符合大多数咳嗽顽疾的病机特点，故收良效。

【出处】冷厚香．路志正治疗顽咳特色（J）．中医研究．2000，2，13（1）：16～17

【方名】宣肺利水汤（张琪）

【药物组成】麻黄15g，生石膏50g，苍术15g，杏仁15g，生姜15g，玉米须50g，西瓜翠衣50g，滑石20g，木通15g，红枣3个，甘草10g。

【功效主治】宣降肺气、利水消肿。适用于肺失宣降、水道失调、水湿泛滥之证。临床表现为水肿，头面肿甚，咳嗽，气促；胸闷，小便不利，舌苔白腻，脉滑。风邪袭表，肺失宣降，不能通调水道，下输膀胱，故见水肿，身体重痛酸沉，小便不利；风为阳邪，其性轻扬，风水相搏，故头面肿甚；肺气不宣，则咳嗽，气促；脾为湿困，阳气不得舒展，故见胸闷；舌苔白腻，脉滑为水湿之征。

【方义】方中麻黄宣散肺气，石膏解肌清热，苍术健脾燥湿，杏仁利肺气，生姜宣散发表，玉米须、西瓜翠衣、滑石、木通利水清热，助麻黄、石膏宣发肃降，通调水道，红枣、甘草健脾气，助脾运化水湿。

【附注】若肺气不宣且脾肾阳虚，见水肿、畏寒肢冷、面黄、便溏、小便不利者，宜用桂枝去芍药加麻黄附子细辛汤。以麻黄、细辛宣肺气，附子温肾助阳，使其开阖有度，桂枝、生姜、大枣、甘草温脾阳助运化。诸药合用，肺脾肾三脏同调，疗效颇佳。

【出处】葛红颖．张琪辨治肺系疾病经验（J）．山东中医杂志．2003，7，22（7）：437～438

【方名】清肺汤（张琪）

【药物组成】知母15g，麦门冬15g，天门冬15g，川贝母15g，黄芩15g，桑白皮10g，瓜蒌20g，半夏10g，杏仁15g，橘红10g，枳壳10g，桔梗10g，生甘草10g。

【功效主治】清肺化痰。主治肺热证，痰热壅肺，临床表现为咳嗽声高，咳痰黏稠或色黄，身热面赤，胸满气促，口干口苦，舌红、苔腻，脉滑数。

【附注】随着抗生素广泛普及，咳嗽求治于中医者多为西医常规治疗无效的顽固病人，久咳伤肺，反复发作，累及他脏，由轻到重，变证百出。因此，从某种意义来讲，目前中医临床所见咳嗽，多属疑难病范畴。

【出处】孙元莹，吴深涛，王暴魁．张琪教授治疗慢性咳嗽经验介绍（J）．甘肃中医．2007，20（6）：21～23

【方名】清金降气汤（张琪）

【药物组成】枇杷叶15g，葶苈子20g，桑白皮15g，杏仁15g，瓜蒌仁15g，黄芩15g，麦门冬15g，川贝母15g，紫菀20g，玄参15g，生地黄15g，枳壳15g，鱼腥草30g，桔梗15g，甘草10g。

【功效主治】清金降气。主治肺热咳嗽，气喘不得卧，身热，痰黏稠，舌红少津，脉滑数者。

【方义】葶苈子、枳壳、桑白皮、桔梗利气降气，与清肺化痰药合用，相互协同。

【出处】孙元莹，吴深涛，王暴魁．张琪教授治疗慢性咳嗽经验介绍（J）．甘肃中医．2007，20（6）：21～23

【方名】理饮汤（张琪）

【药物组成】白术12g，干姜15g，桂枝6g，炙甘草6g，茯苓6g，生杭芍6g，橘红4.5g，川厚朴4.5g。

【功效主治】主治脾咳，属于痰饮病的范畴，其病机为脾虚失于健运，不能正常运化水液，痰饮内生，上贮于肺，正所谓“脾为生痰之本，肺为贮痰之器”。症见咳嗽，痰多色白易于咳出，喉中痰声漉漉，脘闷呕恶，晨起尤甚，间或纳呆或便溏腹胀，舌苔厚腻，脉缓或濡，或有轻度浮肿。

【附注】《医学衷中参西录》载此方“治因心肺阳虚，致脾湿不升，胃郁不降，饮食不能运化精微而变为饮邪，停于胃口而满闷，溢于膈上为短气，渍满肺窍为喘促，滞腻咽喉为咳吐黏涎，甚或阴霾布满上焦，心肺之阳不得舒畅，转郁而作热，或为阴气逼阳外出而为身热，迫阳气上浮为耳聋，然必诊其脉，确乎弦迟细弱者，方能投以此汤。”

此方系苓桂术甘汤加味而成，张琪教授每以其治疗肺气肿、慢性支气管炎等辨证属于痰饮范畴，而无里热者，屡用屡验。在临床辨证时应注意以下几点：①咳喘短气，胸满；②痰涎多而清稀、咳吐不爽；③头眩耳鸣，烦躁身热；④脉象弦迟细弱或浮大无力，舌苔白滑或厚腻。其中①②④为主症，③则属于假热，乃为饮邪逼阳气外出的假象，间或有之，当从舌脉辨识，不可以误认为热证而误投以寒凉之剂，此证候在肺气肿、肺心病中常见，但是却并非主症。

【出处】孙元莹，吴深涛，王暴魁．张琪教授治疗慢性咳嗽经验介绍（J）．甘肃中医．2007，20（6）：21～23

【方名】加味清气导痰汤（张琪）

【药物组成】胆南星10g，半夏15g，橘红15g，杏仁10g，枳实10g，瓜蒌仁15g，鱼腥草20g，黄芩10g，茯苓10g，麦门冬15g，桑白皮15g，甘草10g。

【功效主治】顺气清热消痰。主治脾湿生痰，日久化热，痰热互结之证；或见于痰饮复感外邪，痰热壅肺。证见咳喘气憋，痰稠黏不易于咳出，脉滑，舌苔腻而少津，此为痰热蕴蓄上干于肺，肺失清肃所致，多见于慢性支气管炎、肺气肿感染等。

【方义】此方为二陈汤加胆南星化痰；黄芩、鱼腥草、麦门冬、桑白皮清肺热；另加杏仁、枳实、瓜蒌仁利气。配伍合理，用之则气顺热清痰消，诸症自除。

【附注】张教授认为，脾咳属于痰饮病的范畴，其病机为脾虚失于健运，不能正常运化水液，痰饮内生，上贮于肺，正所谓“脾为生痰之本，肺为贮痰之器”。

【出处】孙元莹，吴深涛，王暴魁．张琪教授治疗慢性咳嗽经验介绍．甘肃中医（J）．2007，20（6）：21～23

【方名】参赭镇气汤加味（张琪）

【药物组成】人参、生赭石、生芡实、生山药、萸肉、生龙骨、生牡蛎、生杭芍、苏子、熟地、枸杞子、山茱萸、五味子。

【功效主治】肺肾合治法，温肾纳气为主，上则温肺化饮，下则补肾摄纳。主治肾气虚、寒饮射肺、肾不纳气，症见喘息咳嗽、咳痰清稀、呼吸痰鸣音明显者。

【方义】生赭石压力最胜，能镇胃气冲气上逆，开胸膈，坠痰涎，止呕吐，通燥结，用之得当，诚有捷效。人参借赭石下行之力，挽回将脱之元气，以镇安奠定之。

【附注】“肺为气之主，肾为气之根”。肾为肺之主，主纳气归元，与肺共司呼吸，如肾气虚，失于摄纳则出现咳而兼喘，以喘为主，咳痰清稀，甚则咳而遗尿，腰酸膝软，表浅呼吸，呼多吸少，舌淡胖、苔白滑，脉细弱，或浮大而空，临床多见于支气管哮喘、肺心病，治疗以温肾纳气为主。

【出处】孙元莹，吴深涛，王暴魁．张琪教授治疗慢性咳嗽经验

介绍（J）. 甘肃中医. 2007，20（6）：21～23

【方名】泻白散加减（张琪）

【药物组成】桑白皮15g，地骨皮10g，郁金10g，柴胡15g，白芍15g，瓜蒌20g，黄芩10g，降香10g，麦门冬15g，甘草10g。

【功效主治】泻肝保肺，清热宁金。主治肝咳，即为肝火犯肺，木火刑金。主证为气逆呛咳，干咳少痰带血，胁痛咳引加剧，两目干赤，面色青，遇怒则加重明显，舌边赤、苔燥，脉弦或弦数。多见于肺结核、支气管扩张或感染性疾病。

【方义】方中桑白皮清肺热，泻肺气，平喘咳；地骨皮泻肺中深伏之火，对于阴虚有热者尤宜；甘草、粳米养胃和中。四药合用，清热而不伤阴，泻肺而不伤正，使肺气清肃，则咳喘自平。

【加减应用】咳血不止，加三七5～10g，研末吞服；如果伴有气逆咳血加代赭石30g。

【出处】孙元莹，吴深涛，王暴魁. 张琪教授治疗慢性咳嗽经验介绍（J）. 甘肃中医. 2007，20（6）：21～23

【方名】人参清肺汤（张琪）

【药物组成】人参、炙甘草、知母、阿胶、地骨皮、桑白皮、杏仁、罂粟壳、乌梅。

【功效主治】滋补收敛为主，辅以利肺气。用于肺虚久咳喘息效果甚佳。方名为清肺实际则为补肺，用于治疗肺气肿、慢性支气管炎、支气管扩张咳血、肺结核辨证属于肺气阴虚久嗽者。

【方义】方中人参、炙甘草补肺气之虚；知母、阿胶、地骨皮滋肺阴；桑白皮、杏仁利肺气；罂粟壳、乌梅敛肺气。

【附注】肺气虚，不能宣发卫气于肌表，腠理不固，故见恶风，自汗，易于感冒；肺气虚，宗气衰少，走息道以行呼吸功能衰退，故少气懒言，语声低微；面色淡白，倦怠乏力，舌淡苔白，脉弱或浮缓，均为气虚，功能衰减之象。

【出处】孙元莹，吴深涛，王暴魁. 张琪教授治疗慢性咳嗽经验介绍（J）. 甘肃中医. 2007，20（6）：21～23

【方名】清燥救肺汤（张琪）

【药物组成】瓜蒌、郁金、苏子、生地黄、玄参、麦冬、小蓟、白茅根、藕节、甘草。

【功效主治】清燥救肺。适用于肺阴不足、肺络失养证。肺为娇脏，性喜清润，职司清肃，肺阴不足，虚热内生灼肺，致肺热叶焦，清肃失职，气逆于上，故口干咽燥，干咳无痰，或痰少而黏，甚则虚火灼伤肺络，络伤血溢，则咳痰带血；虚火上炎则颧红，热扰营阴则盗汗；阴虚阳无所制，虚热内炽，则手足心热；舌红少津，脉数或细数为阴虚内热之象。

【方义】方中郁金、苏子疏肝解郁，气行则血止；生地黄、玄参、麦冬滋阴润肺；瓜蒌清肺化痰；小蓟、白茅根、藕节凉血止血。

【附注】若肺阴亏耗，肝郁化火，木火刑金，而见咯血、痰稠、心烦易怒、胸闷气喘、手足心热者，应以平肝肃肺、滋阴凉血为法。

【出处】葛红颖．张琪辨治肺系疾病经验（J）．山东中医杂志．2003，7，22（7）：437～438

【方名】咳嗽自拟方（郭子光）

【药物组成】蝉蜕、防风、僵蚕、桔梗。

【功效主治】主治咳嗽。

【加减应用】咽痒而干、咳嗽，责之于风燥者多，以上述面治风药配合玄参、青果等清润咽喉。咽痒而痛、咳嗽，责之于风热者多，以上面治风药配合射干、板蓝根、虎杖等清利咽喉。咽痒向胸骨下延，提示邪气有向气管蔓延趋势，可再配以银花、连翘、鱼腥草等。若患者频咳不止，无痰或少痰，影响休息，当以粟壳10～15g加入辨证方药。咽痒咳嗽，不宜过早使用苦寒药物，因为苦易化燥，寒致气涩，于病情不利。若咽痒而咳久治不愈，咽不红、苔润口和者，或治以寒药不愈者，多属风寒，又须干姜、细辛、五味子以温散止咳。

【附注】咳嗽一症，由外感所致者十之八九，而纯粹的内伤咳嗽则较少。新病自不待言，久病也多以内伤挟外感的形式出现，“凡有外感先治感”是郭老一贯的主张。六淫之邪皆能致咳，而常以风寒、风热、风燥为多。感证重者，以治感为主，感证微者，兼疏其邪。其中，近来称为“喉源性咳嗽”的一类，常缠绵难愈，多表现为咽痒而咳，咳则痒止，先生曾巧喻之为“肤痒用手挠，咽痒以咳挠”，治之每有妙法。治咳须治痒，有痒多有邪。

【出处】刘渊．郭子光教授治咳经验（J）．河南中医．1998，18（1）：39～40

【药物】麻黄（郭子光）

【功效主治】宣肺平喘

【分析】宣肺平喘，首推麻黄，凡咳嗽伴胸闷、气紧，或喘，或肺上听到哮鸣音，而又无高血压，皆可随证加入，或选用麻黄剂。

【加减应用】若血压偏高者，则不用之，而选用地龙。若肺气闭郁较甚，尚可加细辛、五味子、葶苈子等。宣肺一法，用于咳嗽伴肺气闭郁的患者可获良效；而咳嗽不伴有肺气闭郁之象的患者，则应注意保护肺气的宣发肃降功能，这样可缩短咳嗽的病程。如不宜过早使用收敛止咳药物，以免妨碍肺气宣发，导致邪气恋卫入肺，久稽不去，引起久咳。

【附注】肺之宣发肃降，是维持呼吸功能的一个重要作用，若肺失通宣，往往导致肺气闭郁，轻则可见呼气不利、胸闷、气紧，重则为喘。肺气郁极而伸，常诱发或加重肺气上逆，引发咳嗽。证诸现代医学，如气道阻力增加，则肺内残存气体增多，导致肺膨胀，刺激肺牵张感受器，常可诱发咳嗽。因此，临床上凡见有肺气闭郁之象者，应注意宣肺一法的运用。闭郁之浊气不出，天地之清气不入。肺得宣发，则肃降自行。

【出处】刘渊．郭子光教授治咳经验（J）．河南中医．1998，18（1）：39～40

【方名】寒痰自拟方（郭子光）

【药物组成】半夏、干姜、陈皮。

【功效主治】主治寒痰，痰色白、清稀、易咯、无腥臭。

【加减应用】凡痰经久难消，顽固不化，可酌加海浮石、蛤粉等消之。治痰要治气，气顺则痰降，常用陈皮、枳壳、桔梗等。久咳病人，震动肺络，易致瘀滞，血行不畅，影响津液的输布，也容易生痰。此时兼治其瘀，则顽痰易消，常用桃仁、矮地茶、虎杖等。久咳兼治络，郭老认为，津液的正常流通，有赖于肺之“治节”功能，咳嗽则肺气不利，易致津停为痰，血滞为瘀，久之痰瘀互结于肺络之中，而往往又成为外邪的伏藏之所，而致邪与痰瘀纠结。因已入络，非在气管，咳欲祛之，反复不能，易致咳引胸痛或胁痛，甚则频咳、痉咳。咳引胸痛或胁痛，可用降气祛痰之品如杏仁、杷叶、旋覆花、冬瓜仁、薏苡仁等配合桃仁、茜草等理络止咳。而对于频咳、痉咳，则须用虫类通络之法，选全蝎、僵蚕、地龙三味，加入辨证方药，搜剔络脉，常收速捷之效。郭老指出，使用时须注意两点，一是三药有协同之功，宜同用；二是全蝎性燥，个别病例服后常有咽干口燥之感，此时可停用，或配以石膏、麦冬之类。

【附注】痰触气管则咳，痰阻气管则喘，同时痰液潴留，郁久化热，又易耗气伤阴，加重咳嗽，故治咳要治痰。临床上，除干咳无痰，频咳不止，影响休息者，应以止咳为主外，凡因痰致咳，痰出咳止者，则须治痰为主。

【出处】刘渊．郭子光教授治咳经验（J）．河南中医．1998，18（1）：39～40

【方名】热痰自拟方（郭子光）

【药物组成】浙贝、瓜蒌皮、天竺黄、竹沥。

【功效主治】主治热痰，色黄、黏稠、难咯、腥臭。

【附注】痰触气管则咳，痰阻气管则喘，同时痰液潴留，郁久化热，又易耗气伤阴，加重咳嗽，故治咳要治痰。临床上，除干咳无痰，频咳不止，影响休息者，应以止咳为主外，凡因痰致咳，痰出咳止者，则须治痰为主。

【出处】刘渊．郭子光教授治咳经验（J）．河南中医．1998，18（1）：39～40

【方名】湿痰自拟方（郭子光）

【药物组成】半夏、苍术、茯苓。

【功效主治】主治湿痰，痰稀量多，滑而易出。

【附注】痰触气管则咳，痰阻气管则喘，同时痰液潴留，郁久化热，又易耗气伤阴，加重咳嗽，故治咳要治痰。临床上，除干咳无痰，频咳不止，影响休息者，应以止咳为主外，凡因痰致咳，痰出咳止者，则须治痰为主。

【出处】刘渊．郭子光教授治咳经验（J）．河南中医．1998，18（1）：39~40

【方名】燥痰自拟方（郭子光）

【药物组成】天花粉、瓜蒌皮、沙参、麦冬等。

【功效主治】主治燥痰，痰少难咯，涩而难出，实者咳声宏亮，燥热伤肺者。

【附注】痰触气管则咳，痰阻气管则喘，同时痰液潴留，郁久化热，又易耗气伤阴，加重咳嗽，故治咳要治痰。临床上，除干咳无痰，频咳不止，影响休息者，应以止咳为主外，凡因痰致咳，痰出咳止者，则须治痰为主。

【出处】刘渊．郭子光教授治咳经验（J）．河南中医．1998，18（1）：39~40

【方名】五味子汤（郭子光）

【药物组成】人参、麦冬、五味子、麻黄、生姜、大枣、杏仁、陈皮。

【功效主治】主治燥痰，痰少难咯，涩而难出，虚者肺气虚衰，无力排痰，此时宜适当益气。

【附注】痰触气管则咳，痰阻气管则喘，同时痰液潴留，郁久化热，又易耗气伤阴，加重咳嗽，故治咳要治痰。临床上，除干咳无痰，频咳不止，影响休息者，应以止咳为主外，凡因痰致咳，痰出咳止者，则须治痰为主。

【出处】刘渊．郭子光教授治咳经验（J）．河南中医．1998，18（1）：39~40

【方名】止咳方（郭子光）

【药物组成】粟壳、五味子、杏仁各15g，川贝、甘草各10g。

【功效主治】用于干咳无痰、频咳不止，影响休息者。

【出处】刘渊．郭子光教授治咳经验（J）．河南中医．1998，18

（1）：39～40

【方名】加味小陷胸汤（郭子光）

【药物组成】黄连、瓜蒌皮、法半夏、桔梗、杏仁、枳壳、浙贝、银花、连翘、鱼腥草、甘草。

【功效主治】凡痰热咳嗽，咳引胸痛者，用之效确。

【出处】刘渊．郭子光教授治咳经验（J）．河南中医．1998，18（1）：39～40

【方名】痰热咳血方（郭子光）

【药物组成】白及、百合、桑白皮、黄芩各15g，麦冬、生地、藕节各20g，鱼腥草30g，桃仁、瓜蒌、连翘各15g，白茅根40g。

【功效主治】多用于支气管扩张，证见咳嗽痰黄，大口咯血，或痰血交混，胸高气短、心烦口干、舌红、脉滑数者。

【附注】治咳要治痰，痰触气管则咳，痰阻气管则喘，同时痰液潴留，郁久化热，又易耗气伤阴，加重咳嗽，故治咳要治痰。临床上，除干咳无痰，频咳不止，影响休息者，应以止咳为主外，凡因痰致咳，痰出咳止者，则须治痰为主。治痰有三要：一是治痰要治因，分别寒痰、热痰、湿痰、燥痰等进行治疗。辨治之法，一般是痰色白、清稀、易咯、无腥臭属寒，常用半夏、干姜、陈皮等治疗；色黄、黏稠、难咯、腥臭属热，常用浙贝、瓜蒌皮、天竺黄、竹沥等治之；痰稀量多，滑而易出为湿痰，常用半夏、苍术、茯苓等治之；痰少难咯，涩而难出，谓之燥痰，郭老认为燥痰又当细辨虚实，实者咳声宏亮，燥热伤肺者多，宜天花粉、瓜蒌皮、沙参、麦冬等，虚者肺气虚衰，无力排痰，此时宜适当益气，如肺气肿、肺心病病人，郭老喜用《伤寒总病论》所载之顺阴阳五味子汤（人参、麦冬、五味子、麻黄、生姜、大枣、杏仁、陈皮），以扶正治痰。凡痰经久难消，顽固不化，可酌加海浮石、蛤粉等消之。二是治痰要治气，气顺则痰降，常用陈皮、枳壳、桔梗等。例如先生治疗胸膜炎病人咳声不扬，痰黏涩难出，认为这是炎性疼痛抑制了肺气的通宣，导致肺气闭郁所致，治疗上则当宣畅胸胁气机为主，常用小柴胡汤加降香、延胡索、枳壳等。三是治痰要治瘀。久咳病人，震动肺络，易致瘀滞，血行不畅，影响津液的输布，也容易生痰。此时兼治其瘀，则顽痰易消，常用桃仁、矮地茶、虎杖等。

【出处】刘渊．郭子光教授治咳经验（J）．河南中医．1998，18（1）：39～40

【方名】银翘散（颜正华）

【药物组成】金银花、连翘、薄荷、荆芥、芦根、枇杷叶、浙贝母、竹茹。

【功效主治】辛凉清解与甘寒滋润并施。主治临床表现既有热盛之征，又有伤津之象，如身热，咽痛，口渴，咳吐黄痰，小便短赤，大便或干，舌边尖红，苔薄黄少津，脉浮数。

【方义】方中金银花、连翘、薄荷、荆芥等辛凉清解，可解散风热；芦根甘寒滋润，可养阴生津；枇杷叶、浙贝母、竹茹清化痰饮，有助清肃肺气。

【加减应用】若痰黏难咳者，加瓜蒌皮化痰润肠通便。热客上焦而表证仍在者，用药谨避黄芩、黄连等入里之品，以免引邪入里，致生变局。

【附注】颜正华教授认为，临床所见风热咳嗽患者，大多是患病后经治疗无效而延诊中医，故多有伤津存在。

【出处】邓娟．颜正华教授临床治疗咳嗽病经验（J）．世界中西医结合杂志，2008，3（5）：249，251

【方名】加减止嗽散（颜正华）

【药物组成】荆芥、紫苏叶、百部、白前、紫菀、款冬花、紫苏子、杏仁。

【功效主治】宣肃并行。主治症见啬啬恶寒，鼻塞流涕，胸闷，咳吐稀白痰，甚或喘息，苔薄白，脉浮紧等症。肺失宣降则水液停聚而为痰饮，故风寒袭肺，多见咳痰。此时治疗，非宣通肺气则邪气留恋不解，非肃降肺气则难复肺气主降的生理特性。

【方义】方中荆芥、紫苏叶清解外邪；百部、白前、紫菀、款冬花、紫苏子、杏仁降气止咳。颜教授指出“此方能够散客邪而安肺气，治感冒后遗咳嗽者，亦应手有效”。

【附注】颜正华教授认为，风寒犯肺，郁闭肺气，使肺失宣发而气滞于中，肺失肃降而气逆于上。

【出处】邓娟．颜正华教授临床治疗咳嗽病经验（J）．世界中西医结合杂志，2008，3（5）：249，251

【方名】越婢汤加半夏（颜正华）

【药物组成】麻黄、石膏、半夏、姜、草、枣。

【功效主治】主治饮热并重，可见咳吐黄痰，胸闷肩息，面色暗滞，心烦躁扰，舌苔黄滑，脉浮大等。

【方义】方中麻黄开宣肺气；石膏性寒可清泄郁热；麻黄、石膏并用，可复肺脏宣降治节之权；半夏蠲饮；姜、草、枣调和营卫。

【附注】颜正华教授认为，寒饮停聚胸肺，阻闭阳气，阳气不通，则郁而化热，此热即尤在泾所说："痞坚之处必有伏阳"的"伏阳"。治此寒热兼夹证，须寒热并用，温热可以化散痰饮，寒凉可以清泄郁热。临床施治应根据饮与热孰轻孰重而选方遣药。

颜正华教授指出："肺为娇脏，易寒易热，故临证治疗肺系病证，若能把握寒热并用之法，多可收到理想疗效。人体气血互为影响，气行则血行，气滞则血瘀，寒饮内停，阻滞气机，可致血行不畅，故治疗此类喘咳，佐以活血化瘀之品，如当归、丹参等，《神农本草》谓"当归主咳逆上气"，其理在此。古云肺病以中气健旺、能食便硬为佳，其意即在建立中气，土旺可以生金，并能杜绝生痰之源，故治肺病者，用药宜肺胃兼顾。肺胃二脏，上下毗邻，其气同降，降胃气则有助于肺气肃降，故治咳证当辅以降胃气之法。颜正华教授深谙医理，治疗中运用半夏、陈皮、茯苓和降胃气之品，其意在于此。

【出处】邓娟．颜正华教授临床治疗咳嗽病经验（J）．世界中西医结合杂志，2008，3（5）：249，251

【方名】小青龙汤加石膏（颜正华）

【药物组成】麻黄、芍药、细辛、干姜、甘草炙、桂枝、五味子、半夏、石膏。

【功效主治】主治饮重于热，可见咳吐清稀白痰，胸闷不畅，面色黧黑，喘而烦躁，苔白滑，脉浮等。

【方义】小青龙汤中加入石膏，以证兼烦躁，虽宜汗散寒饮，犹防助热伤津也。心下有水，麻黄、桂枝发汗以泄水于外，半夏、干姜、细辛温中以散水于内，芍药、五味子收逆气以平肝，甘草益脾土以制水，加石膏以去烦躁，兼能解肌出汗也。

【附注】颜正华教授认为，寒饮停聚胸肺，阻闭阳气，阳气不通，则郁而化热，此热即尤在泾所说："痞坚之处必有伏阳"的"伏阳"。治此寒热兼夹证，须寒热并用，温热可以化散痰饮，寒凉可以清泄郁热。临床施治应根据饮与热孰轻孰重而选方遣药。

颜正华教授指出："肺为娇脏，易寒易热，故临证治疗肺系病证，若能把握寒热并用之法，多可收到理想疗效。人体气血互为影响，气行则血行，气滞则血瘀，寒饮内停，阻滞气机，可致血行不畅，故治疗此类喘咳，佐以活血化瘀之品，如当归、丹参等，《神农本草》谓"当归主咳逆上气"，其理在此。古云肺病以中气健旺、能食便硬为佳，其意即在建立中气，土旺可以生金，并能杜绝生痰之源，故治肺病者，用药宜肺胃兼顾。肺胃二脏，上下毗邻，其气同降，降胃气则有助于肺气肃降，故治咳证当辅以降胃气之法。颜正华教授深谙医理，治疗中运用半夏、陈皮、茯苓和降胃气之品，其意在于此。

【出处】邓娟．颜正华教授临床治疗咳嗽病经验（J）．世界中西医结合杂志，2008，3（5）：249，251

【方名】仿仲圣麦门冬汤（颜正华）

【药物组成】北沙参、麦门冬、知母、川贝母、百部、党参、山药、白术。

【功效主治】临床可见咳嗽日久不已，干咳或少痰，或痰中带血丝，口燥咽干，低热，消瘦，声低乏力，舌红少苔，脉沉细无力等症。治疗若徒滋阴则损伤阳气，但益气则耗劫阴津。

【方义】北沙参、麦门冬、知母、川贝母、百部滋阴润肺；党参、山药、白术补益肺气。

【加减应用】有痰者加瓜蒌皮、橘红、竹茹化痰以廓清肺气。并谆谆告诫，治此类咳嗽，不可初不见效，遂改弦易辙，转去转远，贻误病机，应守法守方，自可逐渐恢复。

【附注】颜正华教授认为，汗下太过，或外感温热，失治或治之不当，耗伤肺阴，阴虚则气无以生，可致其气阴两亏。

【出处】邓娟．颜正华教授临床治疗咳嗽病经验（J）．世界中西医结合杂志，2008，3（5）：249，251

【方名】利肺润肠自拟方（颜正华）

【药物组成】杏仁、全瓜蒌、冬瓜仁、紫菀、知母。

【功效主治】通利肺气，润通肠腑而不伤正。

【加减应用】若患者气虚较甚，临厕怒挣，汗出短气，可适量加用白芍、黄芪益气养阴通便，疗效甚佳。

【附注】颜正华教授认为，咳嗽之病位不离肺，但肺与大肠相表里，肺气肃降有度，则大肠传导正常；若肺气不能清肃下行，则逆而为咳喘，易使肠腑传导失司，大便秘而难行。腑气不通，又可使肺气不利，咳嗽更甚，故治疗咳嗽必须注意通腑。但咳嗽一病，即使实咳，亦有其虚，对于此种便秘，若以硝黄之辈泻下，则愈泻愈虚，使病情加重。

【出处】邓娟．颜正华教授临床治疗咳嗽病经验（J）．世界中西医结合杂志，2008，3（5）：249，251

【方名】痰浊壅肺自拟方（颜正华）

【药物组成】薏苡仁、甘草、茯苓、冬瓜子、半夏、橘红、竹茹、杏仁、川贝母、瓦楞子。

【功效主治】健脾化痰。主治痰浊壅肺之咳。

【方义】方中薏苡仁、甘草健脾补气；茯苓、冬瓜子能助脾利湿；半夏、橘红、竹茹行气化痰，三药相配，不燥不寒；杏仁、川贝母润肺止咳；瓦楞子一味，运用尤有新意，其功能软坚散结，化痰消瘀，调和胃气。

【附注】颜正华教授认为：咳嗽先有脓痰，脉见滑象，舌苔黄腻，是湿痰久积，蕴而化热的症状，治疗仅补脾气，会助热生痰；仅清湿热，会苦寒伤脾，因此必须既顾脾胃，又清湿热，化痰止咳。

【出处】邓娟．颜正华教授临床治疗咳嗽病经验（J）．世界中西医结合杂志，2008，3（5）：249，251

【方名】咳嗽自拟方（颜正华）

【药物组成】桑白皮、黄芩、浙贝母、瓜蒌皮、竹茹、白前、杏仁、化橘红、紫菀、百部、桔梗、生甘草。

【功效主治】温化宣降，化痰止咳。主治咳嗽。

【方义】颜正华教授告诫治疗痰黄稠量多，热与痰并盛之候，不能单用苦寒清泄之品，必须配伍适量温化宣降之品，只有这样才能尽快使痰热两清。倘若单用苦寒清泄之品，则易致肺热去而痰浊留伏，咳嗽难愈。投桑白皮、黄芩、浙贝母、瓜蒌皮、竹茹、白前、生甘草旨在清泄肺热，化痰止咳；投小量杏仁、化橘红、紫菀、百部、桔梗旨在增强化痰止咳之力。若痰多未减，仍用原方，去桔梗加苏子，以再增降气化痰止咳之功。

【附注】颜正华教授认为风温肺病，发热咳嗽，当恪守“治上焦如羽，非轻不举”之法，重在宣肺解表，表解方可清里，或用表里双解之法，如表邪未解，而单用清肃肺气化痰止咳，必致病情缠绵难愈，甚至发生变证。外感咳嗽，表证已解，而痰热阻肺，虽病情单纯，辨析不难，然欲数剂取效，亦属不易。

【出处】邓娟．颜正华教授临床治疗咳嗽病经验（J）．世界中西医结合杂志，2008，3（5）：249，251

【方名】代激素方（颜德馨）

【药物组成】首乌、山药、黄芪、太子参、甘草、紫河车。

【功效主治】抑制哮鸣音和喘息，有止咳化痰作用。主治哮喘。

【附注】中药激素，综合治疗。哮喘是多种炎症细胞介导的慢性炎症，糖皮质激素迄今仍为最有效的抗炎药物，长期使用可产生难以避免的副作用。我们使用“中药激素”，如雷公藤能够抑制哮鸣音和喘息，有止咳化痰作用，虽见效较皮质激素慢，但作用时间长，无皮质激素样副作用。动物实验证明，雷公藤可明显抑制支气管平滑肌痉挛，拮抗组织胺和乙酰胆碱的释放。

【出处】王跃．难治性哮喘证治体会（J）．实用中医药杂志．2002，5，18（5）：46

【方名】小青龙汤、阳和汤（颜德馨）

【药物组成】首乌、山药、黄芪、太子参、甘草、紫河车、鹿角胶、炮姜、肉桂、白芥子、地黄。

【功效主治】温肺祛寒。主治哮喘反复频发、本虚表实者。

【方义】小青龙汤：方中麻黄、桂枝相须为君，发汗散寒以解表邪，且麻黄又能宣发肺气而平喘咳，桂枝化气行水以利里饮之化。干姜、细辛为臣，温肺化饮，兼助麻、桂解表祛邪。然而素有痰饮，脾肺本虚，若纯用辛温发散，恐耗伤肺气，故佐以五味子敛肺止咳、芍药和营养血，二药与辛散之品相配，一散一收，既可增强止咳平喘之功，又可制约诸药辛散温燥太过之弊；半夏燥湿化痰，和胃降逆，亦为佐药。炙甘草兼为佐使之药，既可益气和中，又能调和辛散酸收之品。阳和汤：以鹿角胶、炮姜、肉桂温肺，麻黄、白芥子宣肺，熟地黄补肺。温、宣、补三法并用，攻补兼施，用治哮喘反复频发、本虚表实者，常应手而效。

【附注】哮喘有新、久、虚、实之分，新喘属实，多责之于肺，久喘属虚，多责之于肾。颜老认为哮喘为沉痼之病，日久属纯虚者极少，且缠绵反复，正气溃散，精气内伤，最易招六淫之邪侵袭，六淫之中，又以寒邪十居八九。寒犯娇脏，气失升降，痰浊内生，寒痰胶滞，则痰鸣气促，胸中满塞，不能平卧。故《圣济总录》谓："肺气喘息者，肺肾气虚，因中寒湿至阴之气所为也。"

【出处】韩天雄，邢斌，窦丹波．颜德馨运用温阳法经验撮要（J）．上海中医药杂志．2006，40（9）：10～11

【方名】葛根芩连汤（方和谦）

【药物组成】葛根30g，黄连5g，黄芩20g，炙甘草5g。

【功效主治】表里两解。主治表里同病的喘证，"太阳病，桂枝证，医反下之，利遂不止，脉促者，表未解也，喘而汗出者，葛根黄芩黄连汤主之"，这段条文讲的是由于误下之后，造成胃肠受伤，中气受损，但正气不虚，仍能抗邪，外邪尚未完全陷于里，而表证仍在，又可见到患者有喘而且多汗，知邪热已经内传，影响了大肠的传导功能。更由于肺与大肠相表里，里热壅盛，上蒸于肺则喘逆。其病为表里同病，治法亦用表里两解之法，以葛根芩连汤治疗，热清利自止，喘自平。

【方义】葛根为君，以通阳明之津而散表邪；以黄连为臣，黄芩为佐，以通里气之热，降火清金，而下逆气；甘草为使，以缓其中而和调诸药者也。

【附注】方老认为本条文所现之喘是兼证，而不是主证。主证还是下利证。因为它是误下之后首先造成胃肠受伤，中气受损，邪热内传，影响了大肠的传导功能，又因肺与大肠相表里，间接影响肺而致喘。所以下利为主，喘为次证。在临床应用时主要还是以现代医学所说的肠炎、痢疾等为其主治者多见。

【出处】赵铁良. 方和谦谈《伤寒论》治喘诸方运用（J）. 中医杂志. 1994，35（9）：567~568

【方名】大陷胸丸（方和谦）

【药物组成】大黄、葶苈子、芒硝、杏仁、甘遂。

【功效主治】主治水热胶结的喘证，方老认为大陷胸丸是治疗结胸证的一种缓治方法，虽然它与大陷胸汤的证机相同，皆是由于邪陷与水饮痰浊相结而成，病性属热属实，但病变的部位不同。大陷胸汤病变部位在胸隔，大陷胸丸邪结位置偏高，在胸隔以上。正象原文所云："结胸者项亦强……"。由于邪结部位偏高，所以不用大陷胸汤而改用大陷丸以图缓治。病位偏高，势甚于上，肺气不得舒展，可有呼吸迫促气喘等证。

【方义】本方中以葶苈、杏仁泻胸水利肺气，大黄、芒硝泻热破结。由于甘遂峻猛有毒，所以别捣甘遂，配以白蜜解毒为辅助药，既可达逐水破结，又不失峻药缓攻之目的。在方老所治疗的呼吸道疾患如慢性喘息型气管炎急性发作时以引用葶苈子、杏仁，兼以清降利肺之病例也不为鲜见。

【出处】赵铁良. 方和谦谈《伤寒论》治喘诸方运用（J）. 中医杂志. 1994，35（9）：567~568

【方名】小柴胡汤（方和谦）

【药物组成】柴胡、黄芩、人参、甘草炙、半夏洗、生姜切、大枣擘。

【功效主治】主治邪踞半表半里的喘证，伤寒五六日，中风，往来寒热，胸胁苦满，嘿嘿不欲饮食，心烦喜呕，或心中烦而不呕，或渴，或腹中痛，或胁下痞硬，或心下悸，小便不利，或不渴，身有微热，或咳者，小柴胡汤主之”。方老认为小柴胡汤中也可出现因咳致喘证。这就要从少阳病的病因病理谈起，病因是由于气血虚弱，肌腠疏松，卫阳不密，因而邪气直入，由于邪气侵入虚弱的肌体，呈现出一系列的病理变化，如胸胁苦满，往来寒热，心烦喜呕，嘿嘿不欲饮食。因邪踞半表半里，出与阳争则热，入与阴争则寒，其中咳证就是与阴争时肺寒气逆证，咳急咳甚则可出现喘，咳喘时所出现的痰多为白色泡沫状。因此在治疗时以柴胡汤中去参、枣，生姜易干姜，加五味子。这样既可温肺，又可敛饮平喘。

【方义】 柴胡味苦微寒，少阳主药，以升阳达表为君。黄芩苦寒，以养阴退热为臣。半夏辛温，能健脾和胃，以散逆气而止呕。人参、甘草，以补正气而和中，使邪不得复传入里为佐。邪在半里半表，则营卫争。故用姜、枣之辛甘，以和营卫为使也。

【出处】 赵铁良．方和谦谈《伤寒论》治喘诸方运用（J）．中医杂志．1994，35（9）：567～568

四、泌尿生殖系统

（一）概论

慢性肾小球肾炎，简称慢性肾炎，系由多种原发性肾小球疾病所致的一组长病程（一至数十年）的，以蛋白尿、水肿、高血压为临床表现的疾病。有的可发展成渐进性慢性肾功能衰竭。仅少数慢性肾炎是由急性肾炎发展而来（病情不愈直接迁延或临床痊愈若干时间后重出现），而绝大多数慢性肾炎是由病理类型决定其病情必定迁延发展，起病即属慢性肾炎，与急性肾炎无关。

急性肾小球肾炎，常简称急性肾炎，临床上表现为急性起病，以血尿、蛋白尿、水肿、高血压和肾小球滤过率下降为特点的肾小球疾病，故也常称为急性肾炎综合征。临床上绝大多数属急性链球菌感染后肾小球肾炎。属于中医水肿病的范畴。

慢性肾功能不全，是由多种原因引起的，导致肾小球不断被破坏，肾功能呈慢性进行性恶化进展的肾病。慢性肾功能不全是慢性肾病发生的一个进展过程，一旦发生后，病人体内将出现排泄代谢废物和调节水电解质、酸碱平衡等功能性紊乱，由此而在临床上表现出贫血、高血压、恶心呕吐、血肌酐升高等症状的临床症候群。慢性肾功能不全病情持续恶化性进展，最终发展成为尿毒症，且此病的预后严重，是威胁生命的主要病症之一。

急性肾功能衰竭，是肾脏本身或肾外原因引起肾脏泌尿功能急剧降低，以致机体内环境出现严重紊乱的临床综合征。主要表现为少尿或无尿、氮质血症、高钾血症和代谢酸中毒。中医学认为本病发生多与外感六淫疫毒、饮食不当、意外伤害、失血失液、中毒虫咬等因素有关。本病病位在肾，涉及肺、脾（胃）、三焦、膀胱。初期主要为火热、湿毒、瘀浊之邪壅滞三焦，水道不利，以实热居多；后期以脏腑虚损为主。

肾病综合征（NS）它不是一独立性疾病，而是肾小球疾病中的一组临床症候群。典型表现为大量蛋白尿（每日 >3.5g/1.73m^2 体表面积）、低白蛋白血症（血浆白蛋白 <30g/L）、水肿伴或不伴有高脂血症。诊断标准应为大量蛋白尿和低蛋白血症。属于中医“水肿”范畴。

系统性红斑狼疮性肾炎，简称狼疮性肾炎（LN），是系统性红斑狼疮（SLE）临床最常见的内脏损害，由免疫复合物在肾脏沉积而引起，其最主要病变在肾小球，而肾小管和间质病变也很常见。临床常表现为肾病综合征、血尿、蛋白尿、高血压、浮肿，在病程中缓解期与临床发作期交替出现，随着病情的发展，将出现肾功能不全。

IgA 肾病，是指肾组织免疫荧光检查有大量的 IgA 或以 IgA 为主的免疫复合物在肾小球系膜区沉积的一种原发性肾小球疾病，是肾小球源性血尿的常见原因。本病以反复发作的肉眼血尿，持续性的镜下血尿，伴有或不伴有轻度蛋白尿为主要表现，可归属于中医尿血、腰痛、虚劳等范畴。

尿路感染，是指尿路的细菌感染，根据感染的部位可分上尿路感染和下尿路感染；前者主要是指肾盂肾炎和输尿管炎，后者主要指膀胱炎和尿道炎症，下尿路感染可单独存在，而上尿路感染往往伴下尿路感染。慢性肾盂肾炎、尿路感染，以小便频数涩痛，遇劳即发，缠绵难愈为特征，属于中医“劳淋”范畴。

乳糜尿，因乳糜液逆流进入尿中所致，外观呈不同程度的乳白色，作尿乳糜试验可阳性。如含有较多的血液则称为乳糜血尿。乳糜尿的特征是小便混浊如乳汁，或似泔水、豆浆，故名乳糜尿。发病年龄以 30～60 岁为最高。乳糜尿为现代医学病名，类属于中医“尿浊”、“膏淋”病范畴。

尿潴留，膀胱内积有大量尿液而不能排出，称为尿潴留。引起尿潴留的原因很多，一般可分为阻塞性和非阻塞性两类。阻塞性尿潴留有前列腺肥大、尿道狭窄、膀胱或尿道结石、肿瘤等疾病，阻塞了膀胱颈或尿道而发生尿潴留。非阻塞性尿潴留即膀胱和尿道并无器质性病变，尿潴留是由排尿功能障碍引起的。如脑肿瘤、脑外伤、脊髓肿瘤、脊髓损伤、周围神经疾病以及手术和麻醉等均可引起尿潴留。属于中医“癃闭”范畴。

阳痿，是指在有性欲要求时，阴茎不能勃起或勃起不坚，或者虽然有勃起且有一定程度的硬度，但不能保持性交的足够时间，因而妨碍性交或不能完成性交。属于中医“阳痿”范畴，中医认为阳痿是指青壮年男子，由于虚损、惊恐或湿热等原因，致使宗筋弛纵，引起阴茎萎软不举，或临房举而不坚的病证。

（二）论治

【方名】参苓白术散加减（邓铁涛）

【药物组成】党参、薏苡仁、猪苓各15g，白术、桂枝（或肉桂1.5g），山药、川牛膝各12g，茯苓皮25g，黄芪20g，甘草4g。

【功效主治】健脾固肾，利湿化浊。用于慢性肾炎脾虚湿阻型。

【加减应用】若湿重而见苔白厚腻的，去山药，加防己12g，砂仁8g；血虚明显的去猪苓、桂枝，加当归12g（或鸡血藤30g），枸杞子12g以养血；若见血压升高的，重用黄芪（用至30g以上可降压），去桂枝、山药，加生石决明（先煎）、代赭石（先煎）各30g，以潜虚阳；若见血尿（镜下血尿）者，去桂枝，选加小叶凤尾草15g，淡豆豉30g，三七末（冲服）3g。

若水肿严重，尤其是胸腹腔有大量积水，则先治其标。邓老早年多采用十枣汤或枳苍丸逐水，后来邓老摸索到一个更简捷的方法，即用甘遂末1g装于空心胶囊，早晨白粥送服。患者上半身肿甚或胸腔积液，则先予麻黄（微炒）15g，苦杏仁10g，熟附子3g，生姜3片，赤小豆30g，茯苓皮60g，以开鬼门，夏天冷服，冬天温服，服后微汗出为度。待水肿或胸水减轻后，仍予参苓白术散加减。

【附注】慢性肾炎，多属中医水肿证阴水之范围，邓老认为慢性肾炎主要因脾肾两脏虚损所致。对该病的辨证分型，邓老主张分为：脾虚湿阻、脾肾阳虚、肝肾阴亏、脾肾衰败并浊蒙心窍4个证型；并强调脾虚是本病的共性，治疗过程中时时注意调补脾气，保持脾气的健运。

【出处】邓中光．邓铁涛教授临证中脾胃学说的应用（二）[J]．新中医，2000，32（3）：11~12

【方名】消蛋白饮（邓铁涛）

【药物组成】黄芪15g~30g，龟版、玉米须各30g，山药、薏苡仁各15g。

【功效主治】主治慢性肾小球肾炎，经治疗后病人症状基本消失，唯尿蛋白长期不除者。

【出处】邓中光. 邓铁涛教授临证中脾胃学说的应用（二）[J]. 新中医，2000，32（3）：11~12

【方名】自拟珍凤汤（邓铁涛）

【药物组成】珍珠草、小叶凤尾草、太子参各15g，茯苓12g，白术、百部各9g，桑寄生18g，甘草5g。

【功效主治】健脾扶正，祛邪。用于慢性肾盂肾炎，邓老认为其属中医淋证中气淋、劳淋一类，乃邪少虚多之证。

【方义】本病既是邪少虚多之证，要使正气充足以逐邪气，健脾便是重要的一着，故用四君子汤以健旺脾胃，增强人体抗病能力；用珍珠草、凤尾草以祛邪，形成内外夹击之势；百部逐邪；桑寄生既能帮助扶正，又入肝肾经，为本方之使药。

【出处】邓中光. 邓铁涛教授临证中脾胃学说的应用（二）[J]. 新中医，2000，32（3）：11~12

【方名】补气益肾汤（李振华）

【药物组成】熟地20g，黄芪30g，淮山药15g，泽泻10g，丹参20g，山茱萸10g，枸杞15g，半边莲15g，岗梅10g，大黄10g。

【煎服方法】每日1剂，水煎，稳火久煎30min后内服。

【功效主治】滋补肝肾、气阴两补、清热活血、利尿泄浊。主治慢性肾小球肾炎。

【方义】方中以滋阴补肾、填精益髓之熟地和补气摄血、利尿消肿之黄芪为君药，《本草纲目》谓熟地能“填骨髓，长肌肉，生精血，补五脏内伤之不足，通血脉”，《珍珠囊》云：“黄芪甘温纯阳，其用有补诸虚不足，益元气，去肌热”，两药同用，气阴并补，气血得以充足，阴阳得以调和；淮山药、山茱萸、枸杞补脾益肾；岗梅、半边莲清热解毒；泽泻通淋利水而补阴不足；丹参活血而通经脉；佐大黄以荡涤血中之瘀浊。诸药合用，共奏滋补肝肾、气阴两补、清热活血、利尿泄浊之效，为标本兼治、治本为主之方。

【加减应用】脾肾阳虚症状突出者，加仙茅、仙灵脾；肺肾气虚汗出等症状明显者，加白术、防风；气阴两虚为主者，加太子参、麦冬；兼夹水湿浮肿明显者，加前仁、茯苓；湿热较盛有尿血者，加炒黄柏、小蓟、白茅根。

【出处】李振华，吴琼祝，王自毫. 中西医结合治疗慢性肾小球肾炎疗效分析［J］. 现代医药卫生，2008，24（9）：1325～1326

【方名】黑豆薏仁饮（路志正）

【药物组成】黑大豆30g，生熟薏仁各20g，赤小豆15g，荷叶6g组成。

【煎服方法】以水1000毫升，煮极熟，任意食豆饮汁。

【功效主治】补肾健脾、行水散瘀。主治慢性肾炎后期，脾肾双亏，湿阻血瘀，以致蛋白尿长期不愈。

【方义】黑大豆味甘寒，性平无毒，能补肾、消肿、止痛；薏苡仁甘淡微寒，益肾渗湿、健脾胜水、微寒胜热；赤小豆味甘酸，性平无毒，性下行，通小肠、利小便、行水消肿；荷叶轻宣，味苦平，能升发阳气、散瘀血而不伤好血。诸药相配可以补肾健脾、行水散瘀。

【出处】路志正. 黑豆薏仁饮治疗慢性肾炎蛋白尿［J］. 国医文选，1991，（2）：30

【方名】当归六黄汤加减（裘沛然）

【药物组成】当归、生地黄、熟地黄、黄芩、黄柏、黄连、黄芪等。

【功效主治】养阴清热，益气和血。主治慢性肾病。

【加减应用】裘沛然教授常选用党参、巴戟肉、仙灵脾佐黄芪、生地黄、熟地黄等加强补益脾肾；加黑大豆、土茯苓、泽泻、牡蛎等利水退肿；加白花蛇舌草、半枝莲、漏芦、白薇佐黄芩、黄连、黄柏清热泄毒；加益母草、丹参、桃仁、红花等化瘀活血。

【出处】邹纯朴，梁尚华. 裘沛然治疗慢性肾病验案3则［J］. 上海中医药杂志，2009，43（2）：3～4

【方名】慢性肾炎急性发作自拟方（裘沛然）

【药物组成】羌活、白芷、苍耳子、苍耳草、蝉衣、漏芦、半枝莲、白术、生甘草、黄芪、土茯苓等。

【功效主治】辛散祛邪，解毒泄浊，健脾利水。主治慢性肾炎因感冒而引起急性发作者。

【方义】选用羌活、白芷、苍耳子、苍耳草、蝉衣辛散祛邪；漏芦、半枝莲、白术、生甘草、黄芪、土茯苓等药解毒、泄浊、健脾利水。

【出处】邹纯朴，梁尚华．裘沛然治疗慢性肾病验案3则［J］．上海中医药杂志，2009，43（2）：3～4

【方名】慢性肾病自拟方（裘沛然）

【药物组成】生地黄、熟地黄、巴戟天、肉苁蓉、茯苓、黄芩、龙胆草、炮附子、肉桂、生姜、大枣、黄柏、知母、仙茅、仙灵脾等。

【功效主治】寒热兼施。主治慢性肾病呈阴阳两亏、上盛下虚之证。

【方义】本方寒热兼施，不仅可改善临床症状，而且对改善肾功能有一定帮助。

【出处】邹纯朴，梁尚华．裘沛然治疗慢性肾病验案3则［J］．上海中医药杂志，2009，43（2）：3～4

【方名】慢性肾病蛋白尿自拟方（裘沛然）

【药物组成】生米仁、茯苓、猪苓、汉防已、大黄、玉米须、覆盆子、金樱子、五味子、乌梅肉、补骨脂、楮实子、牡蛎等。

【功效主治】通利水湿，固摄肾精。主治慢性肾病蛋白尿明显者。对消除蛋白尿效果较好。

【方义】本方利涩同用。邪去则正安，水湿不除则肾气不能化精，精气流失也就难以控制。因此，两者不可偏废。

【出处】邹纯朴，梁尚华．裘沛然治疗慢性肾病验案3则［J］．上海中医药杂志，2009，43（2）：3～4

【方名】补泄理肾汤（裘沛然）

【药物组成】黄芪30～50g，巴戟肉15g，黄柏15g，黑大豆15～

30g，大枣5~10枚，牡蛎30~50g，土茯苓20~30g，泽泻15~20g。

【功效主治】益气补肾，行水泄浊。用于慢性肾炎、肾病综合征，或伴有肾功能不全，肾阴阳两虚、浊邪留滞者。

【加减应用】慢性肾炎因外感引动伏邪者，可加用羌活、白芷、苍耳草、蝉衣等。其中羌活与黄芪相伍，对预防感冒复发，功胜玉屏风散。

如果血压偏高，可加用夏枯草、防己等，另如党参、黄芪、附子等对血压有双向调节作用，血压偏高而见阳虚症状者可用。

如伴有湿热内蕴者，可加用漏芦、生大黄、白蔹、猪苓等。

阳虚明显者，加炮附子、干姜、肉桂、仙茅等。

【出处】李敏娟．裘沛然治疗肾病的独到经验［J］．上海中医药杂志，1996，(7)：2~3

【方名】自拟温阳逐水饮（颜德馨）

【药物组成】鹿角片9g，肉桂3g，巴戟天9g，附子4.5g，黄芪12g，杜仲9g，猪苓9g，商陆9g，黑丑、白丑各9g，泽泻15g，椒目2.4g，茯苓15g。

【功效主治】温肾治水。用于治疗慢性肾炎水肿。

【方义】本方附子、肉桂同用，能守能走，其守者，下元得暖而肾气方充；其走者，经络瘀水一并冲决，大有还复真火、启发神机之功。

【附注】用药宜峻宜猛，但宜中病即止，水肿大势已却，即当减量或停用，矫枉过正非良策也。

【出处】韩天雄，邢斌，窦丹波等．颜德馨运用温阳法经验撮要［J］．上海中医药杂志，2006，10（9）：10~11

【方名】疏风汤（颜德馨）

【药物组成】生紫菀、浮萍各9g，蝉衣6g，荆芥、防风、芫荽子、西河柳各9g，薄荷4.5g，米仁根30g。

【功效主治】宣肺法。用于慢性肾炎顽固性蛋白尿。

【附注】颜老尝谓："水无风则平静而澄，遇风则波起浊泛，慢性肾炎蛋白尿缠绵不解，祸根往往为风邪作祟。"

【出处】吕立言．颜德馨治疗慢性肾炎慎过六关的经验［J］．辽宁中医药杂志，1994，21（9）：385～386

【方名】龙蜂方（颜德馨）

【药物组成】龙葵30g，蜂房9g，蛇雷、蜀羊泉各30g。

【功效主治】以祛邪化瘀，拨乱反正，可增强疗效。用于慢性肾炎顽固性蛋白尿。

【出处】吕立言．颜德馨治疗慢性肾炎慎过六关的经验［J］．辽宁中医药杂志，1994，21（9）：385～386

【方名】琥珀散（颜德馨）

【药物组成】滑石6g，琥珀、木通、萹蓄、木香、当归、郁金炒3g。

【煎服方法】为末服。

【功效主治】清心补阴。治气淋，血淋，膏淋，砂淋。

【方义】滑石，滑可去着，利窍行水。萹蓄，苦能下降，利便通淋。琥珀，能降肺气，通于膀胱。木通，能泻心火，入于小肠。血淋由于血乱，当归，能引血归经。气淋由于气滞，木香，能升降诸气。诸淋由心肝火盛，郁金，能凉心散肝下气而破血也。

【附注】肾炎浮肿伴有血尿，不宜概用止涩之品，《医学心悟》云："凡治尿血不可轻用止涩药"。因止涩太过，瘀阻肾络可导致尿闭危证，故浮肿而伴血尿，既要止血又要利水。

【出处】吕立言．颜德馨治疗慢性肾炎慎过六关的经验［J］．辽宁中医药杂志，1994，21（9）：385～386

【方名】慢性肾炎贫血自拟方（颜德馨）

【药物组成】山药、黄芪、生晒参、生甘草、首乌、胎盘等。

【煎服方法】分研末。每服1.5g，日服2～3次。用大枣、鹿衔草煎汤，冲服，疗效更佳。

【功效主治】补脾益气。用于慢性肾炎导致贫血。

【附注】肾炎导致贫血，原因颇多，每至于此，诸症蜂起，治疗往往顾此失彼。叶天士谓："上下交损，当治中焦"。颜老认为，脾是贫血转归之关键，脾的健复，对改善各方面机能均为有益，因“脾统四脏”，一荣俱荣，一衰俱衰，临床每见脾气一败，江河日下，元气渐离，故颜老治疗常从补气益脾入手。

【出处】吕立言．颜德馨治疗慢性肾炎慎过六关的经验［J］．辽宁中医药杂志，1994，21（9）：385～386

【方名】前列腺肥大外用方2个（颜德馨）

【药物组成】①豆豉15g，栀子9g，加葱1握，盐半匙，生姜2片，捣烂贴敷关元穴；②田螺1只，或活蝼蛄2～3只，加盐1匙，麝香0.15g，共捣烂，调敷于脐下。

【功效主治】急则治其标。主治前列腺肥大，患者受各种因素诱发，突然小便点滴不通，颜德馨教授常配合外治疗法，可收“急则治其标”之效。

【方义】外治法每选渗透之药，必佐以辛温芳香之品，方可使药性透过皮毛，内达脏腑三焦。使气机畅通，窍开尿通。

【出处】邢斌，颜德馨．颜德馨教授治疗前列腺肥大经验［J］．新中医，2004，34（3）：10～11

【方名】自拟加减二仙汤（颜德馨）

【药物组成】仙茅、仙灵脾、当归、赤芍、丹皮、黄柏、知母各9g，生地15g，川芎4.5g，泽泻9g。

【功效主治】肾阴阳并调。用于慢性肾炎出现高血压。

【加减应用】上盛加望江南、石楠叶各9g；下虚甚加牛膝、杜仲各9g；恶性高血压有危象先兆加山羊角、石决明各30g，常能取效。

【附注】慢性肾炎出现高血压，病之本在于阴阳失调，其标为痰浊内阻。肾藏阴而寓阳，以阴阳互根之理而论之，单用平肝潜阳，此乃舍本而求末，非治本之法，当以滋阴补阳并进，木得阴阳两气之助，能遂其条达畅茂之性。

【出处】吕立言．颜德馨治疗慢性肾炎慎过六关的经验［J］．辽宁中医药杂志，1994，21（9）：385～386

【方名】二至丸合小蓟饮子加减（颜德馨）

【药物组成】生地12g，女贞子15g，小蓟30～60g，蒲黄炭、藕节各12g，丹皮、山栀各10g，竹叶12g，白茅根30g，旱莲草15g，地骨皮12g。

【功效主治】滋阴化瘀。主治临床常见尿血鲜红，或显著的镜下血尿，五心烦热、口干咽燥、腰酸腰痛、舌红少苔、脉细数，辨证要点是尿血鲜红。

【方义】肾炎，或素体阴虚；或邪热伤阴（包括风热、湿热、热毒等）；或情志过极，郁而化热伤阴；或误服或过服温补之品等原因导致阴虚生内热，迫血妄行故尿血。颜老认为，所用白茅根、小蓟以鲜为佳，用量宜大30~60g；女贞子、旱莲草滋阴补肾为必用之品。

【加减应用】祛风通络以全蝎为最佳；活血化瘀还可选用益母草、泽兰叶、马鞭草、三七粉冲服，其适应症为长期慢性镜下血尿，“久病入络”“久病多瘀”，使用常规诊治效果不佳者；确有瘀血征象者，如唇舌紫黯，舌有瘀斑或瘀点，肌肤甲错等症状；尿中有凝血块者；病史中有过早使用止血固涩之品而尿改变长久不愈者。根据颜老经验，上述四项具有一者皆可使用活血化瘀止血药，其中藏红花1~3g焗服治疗肾小球病变明显优于川红花。

若风热外感，鼻塞咽痛加菊花12g，银花15g，荆芥6g，连翘12g以辛凉解表；湿热留恋，小便时有灼热感加石韦12g，黄柏10g以清热利湿；热毒壅盛，有咽喉、扁桃体、皮肤感染加金银花15g，紫地丁15~30g，蒲公英、大青叶各15g以清热解毒；风入肾络、血尿和腰痛为主且较久，加忍冬藤、鸡血藤各30g，牛膝12g，全蝎3g以祛风通络止血；阴虚挟瘀，久治不愈且有瘀血征象加丹参15g，川芎6g，当归12g，红花5g，赤芍12g以活血化瘀止血。

【出处】吕立言．颜德馨教授治疗肾炎血尿临证经验浅识［J］．中医药学刊，2004，22（5）：784

【方名】大补元煎加减（颜德馨）

【药物组成】太子参30g，生地、地骨皮各12g，怀山药、枸杞子各15g，当归、丹皮、地榆各12g。

【功效主治】补益气阴。主治隐匿性肾炎血尿，虽以阴虚内热为常见，但久病可致气阴两虚。造成气阴两虚的原因有，邪热耗气伤阴，血尿日久导致脾气虚弱，运化失司，阴血乏源，以致脾肾气阴两虚。临床常见血尿时轻时重，平时以少量镜下血尿为主，稍有劳累即见肉眼血尿，气短乏力，手足心热，口干咽燥，纳差食少，舌质红、苔薄白，脉沉细或细数。辨证以血尿时轻时重，遇劳加重，既有气虚表现，又有阴虚症状为要点。

【方义】颜老认为，太子参其味甘性平，具有益气之功，兼有生津之效，而无刚燥伤阴之弊，与党参相配能加重益气之力，与沙参相伍能增强滋阴之功，如此则气阴两补。本型基本上不用黄芪，以避其温燥，免致血尿加重，若用人参亦勿用红参之温，不利于血尿病情，而用生晒参或西洋参每日 3～6g，另煎 100ml 分 2 次口服，并且认为，在血尿止后，仍用气阴双补以善后，长期服用可防复发。

【加减应用】若气虚为主，乏力神疲纳少加党参 12g，白术、茯苓各 15g 以健脾益气摄血；若阴虚为主，有慢性咽炎，口干喜饮，舌红苔少加沙参 15g，玄参、麦冬、五味子各 12g 以滋阴生津。

【出处】吕立言．颜德馨教授治疗肾炎血尿临证经验浅识［J］．中医药学刊，2004，22（5）：784

【方名】无比山药饮加减（颜德馨）

【药物组成】黄芪 15g，党参 12g，山药、菟丝子、枸杞子各 15g，当归 12g，桑寄生 15g，茜草、白术各 12g，三七粉（冲服）3～6g，芡实、金樱子各 12g。

【功效主治】补益脾肾。主治肾炎日久，正气日虚，复因劳倦过度，七情内伤，饮食失节，酒色房欲等更戕正气，遂使脾气虚弱，运化失司，气血乏源，虚不摄血，故尿血难愈。肾主藏精，肾气虚则精血不循常道，下泄而为血尿，脾肾相互为因。临床常见血尿颜色淡红，以镜下血尿为主，神疲乏力，气短懒言，面萎欠华，饮食不振，腰膝酸软，舌淡有齿痕，脉沉缓软弱。

【方义】颜老认为，对于此型，正虚为本，治疗尤应重视培补脾肾，故临床喜用党参、黄芪、熟地、杜仲，尤其是黄芪一味，既能益气摄血，又能增强免疫功能，预防外感诱发和病情加重，故为必用之品，临床应用得当，常有桴鼓之应。

【加减应用】若肺卫气虚，反复感冒、恶风加防风 6g，黄芪 30g，合白术为玉屏风散以益气固表；气血两虚，脉虚舌淡贫血者加熟地、阿胶各12g烊服以补益气血；虚阳失血，伴恶寒肢冷脉沉迟加艾叶、血余炭各12g以温经止血；气虚挟瘀加红花、当归各10g以活血止血。

【出处】吕立言．颜德馨教授治疗肾炎血尿临证经验浅识［J］．中医药学刊，2004，22（5）：784

【方名】**化瘀赞育汤（颜德馨）**

【药物组成】柴胡、红花、桃仁、赤芍、川芎、当归各9g，熟地30g，紫石英20g，枳壳、桔梗、牛膝各9g。

【功效主治】肝肾同治。主治性功能障碍，肝郁血虚，脾胃失和，两胁作痛，胸胁满闷，头晕目眩，神疲乏力，腹胀食少，心烦失眠，月经不调，乳房胀痛，脉弦而虚者。

【方义】肝肾同治。用治阳痿、早泄、不射精、睾丸肿痛、阴囊萎缩等男科疾病多验，对久服补肾药，实其所实者尤宜。

【加减应用】阳痿加蛇床子、韭菜子各9g；早泄梦遗去紫石英、牛膝，加黄柏、知母各9g；不射精加炮穿山甲、王不留行各9g；睾丸肿痛加橘核、小茴香各6g，川楝子9g；睾丸肿块加三棱、莪术、海藻、昆布各9g。

【出处】颜德馨，颜乾麟．化瘀赞育汤治男科疾病［J］．新中医，1991，（6）：14

【方名】**益气化瘀补肾汤（朱良春）**

【药物组成】生黄芪30g，全当归、川芎、红花各10g，丹参30g，仙灵脾15g，川续断、怀牛膝各10g，石韦20g，益母草120g。

【煎服方法】益母草煎汤代水煎药。

【功效主治】活血化瘀，益气补肾。用于治疗隐匿性肾炎。

【方义】方中以黄芪为主药。黄芪能充养元气，实表固卫，调整肺、脾、肾三脏之功能，促进全身血液循环，提高机体免疫能力，且又兼有利尿作用，用量宜30～60g；方中配以仙灵脾温肾；合丹参、当归、红花以增强活血化瘀、推陈致新之力；川断、怀牛膝益肾壮腰膝；肾病日久，必有湿热逗留，故加石韦。益母草用大剂量（60～120g）有明显的活血利水作用，黄芪与益母草相伍，扶正气，化瘀滞，行水湿。

【加减应用】“慢肾”急性发作，或各型“慢肾”合并上呼吸道感染，或其他继发感染，出现严重蛋白尿者，去黄芪、红花，加金银花、连翘、漏芦、菝葜各15g，地鳖虫10g，鱼腥草、蛇舌草各30g，蝉衣5g。

各型慢肾以肾功能低下为主者，加炮山甲8g。

临床辨证为阳虚者，加附子、肉桂、鹿角霜、巴戟天；肾阴虚者加生地黄、龟版、杞子、女贞子、旱莲草；脾虚加党参、白术、山药、苡仁；气虚甚者重用黄芪，加太子参30g；肾关不固加金樱子、芡实、益智仁；浮肿明显，并伴高血压者，加水蛭2g（研末，胶囊装，分吞）以化瘀利水；血尿者加琥珀3g（研，分吞），茅根30g；血压高者，去川芎，加桑寄生30g，广地龙15g。

朱氏认为单用清热凉血法、健脾益气法、补肾法、活血化瘀法治疗隐匿性肾炎，疗效不够满意，如将活血化瘀、益气补肾等结合起来治疗具有较好的疗效。

【出处】王爱梅，胡顺强．朱氏益气化瘀补肾汤治疗慢性肾炎27例．中医药临床杂志．2005，12（17）：6

【方名】尿毒症灌肠方（朱良春）

【药物组成】生大黄10～20g，蛇舌草、六月雪各30g，丹参20g。

【煎服方法】煎成200毫升，每日2～4次，保留灌肠。同时推注“醒脑静”注射液，每次2～4支，加50%葡萄糖40毫升，缓缓推注，每6小时1次。一般次日神糊即清，呕吐亦止，即改为每日2次，继用3日。

【功效主治】清泄、解毒、化瘀。对肾功能衰竭的尿毒症阶段出现呕吐、厌食、乏力、高血压及防止感染与出血，有明显之作用，并可降低血中非蛋白氮、肌酐，使非蛋白氮等毒性物质从肠道排出，还可降低血钾，减轻肾周围水肿，改善肾血流量，有利于肾功能之恢复，促使症情好转。

【加减应用】有阴凝症象者加熟附子15g，苍术20g；血压较高或有出血倾向者，加生槐米45g，广地龙15g；湿热明显者加生黄柏20g；阴虚者加生地黄、川石斛各20g。

【出处】朱良春临床经验集萃

【方名】肾衰自拟方（朱良春）

【药物组成】熟附子10～20g，生白术20g，姜半夏10g，紫丹参、六月雪、扦扦活各30g，党参15g，绿豆、蛇舌草、半枝莲各30g，黄连2g，益母草120g。

【煎服方法】用益母草煎汤代水煎药，每日1剂。

【功效主治】温肾解毒、化瘀利水。主治肾衰。

【加减应用】肌酐、尿素氮不下降者，加白金丸6g（包煎）；皮肤瘙痒者加白鲜皮、地肤子各30g；血压较高或有出血倾向者加生槐米45g，广地龙12g。

症情稍见稳定后，即重用黄芪90g，仙灵脾30g，以温肾助阳，益气利水。

若尿量少者，另用蟋蟀10g，人工牛黄1g，琥珀4g，共研细末，装胶囊，每服4粒，1日2次，有解毒、化瘀、利水之功。

【出处】朱良春临床经验集萃

【方名】肾炎自拟方（朱良春）

【药物组成】益母草90g，泽兰、白槿花各15g，生甘草5g。

【功效主治】清热解毒利水。主治肾炎。

【方义】益母草除能利水外，尚有清热解毒之功，《新修本草》谓："能消恶毒疖肿。"故不失为治疗急性肾炎之要药。

【加减应用】若风邪未罢，肺气不宣加生麻黄5g；内热较甚加生大黄5g，生黄柏10g；气血虚弱加当归10g，生黄芪15g。屡获其效。

鲤鱼为寻常之食品，结合辨证用药，朱老也常用于急性肾炎的治疗。

葎草，利水泄热，朱老常在疏风之肺剂中加葎草，能促使浮肿尽快消退，有助于肾功能恢复。

【出处】董汉良，陈雷．朱良春治疗肾系疾病经验用药［J］．云南中医杂志，1993，14（4）：17～19

【方名】海马健肾丸（朱良春）

【药物组成】海马、党参、萸肉、砂仁各30g，熟地、仙灵脾各90g，丹参、山药、茯苓各60g。

【煎服方法】共研细末，蜜丸如绿豆大。每服6g，日3次。

【功效主治】温肾壮阳、调气和血、祛瘀生新。主治慢性肾炎，时肿时消，肾功能损害，蛋白尿持续不消，日久不愈。

【方义】海马为海龙科动物，斑海马、刺海马、克氏海马除去内脏的全体，性温，味甘微咸，入肾经。是一味温肾壮阳、调气和血、祛瘀生新的佳品，所以《本经逢原》认为它“可代蛤蚧”。《本草纲目》对其功效叙述最为全面：“暖水藏，壮阳道，消痛块，治疗疮肿毒。”《药材学》指出它能“温通任脉，用于喘息及久喘”。朱老认为这些论述，符合临床实际；因其有温肾助阳、兴奋强壮的作用，不仅能催进性欲，治阳痿不举，女子宫冷不孕，而且对老人及衰弱者之精神衰惫，服之有转弱为强，振奋精神之功效。对于妇女临产阵缩微弱者，有增强阵缩而催生之功，故孕妇需禁用。妇女体虚带多质稀者，用之亦宜。

因其性温，凡非阳衰不振，而血压偏高，或有阴虚阳亢之征者，均不宜使用。

【出处】董汉良，陈雷．朱良春治疗肾系疾病经验用药［J］．云南中医杂志 1993，14（4）：17～19

【方名】清淋合剂（朱良春）

【药物组成】生地榆、生槐角、大青叶、半枝莲、白花蛇舌草、白槿花、飞滑石、甘草。

【功效主治】清热泻火、凉血止血、渗利湿毒。主治淋之初病，热结膀胱（急性泌尿系统感染或慢性泌尿系统感染急性发作）。

【方义】地榆生用凉血清热力专，直入下焦凉血泄热而除疾；生槐角能入肝经血分，泄血分湿热为其特长。淋乃前阴之疾，足厥阴肝经循阴器，绕腹里，肝经湿热循经下行导致小便滴沥涩痛，槐角泻肝凉血而利湿，每建奇功。二药配伍治淋，除了有明显的解毒抗菌消炎作用外，还能迅速改善和消除尿频、急、痛等尿路刺激症状。

【出处】蒋熙，朱琬华．朱良春老中医治疗淋证拾粹［J］．吉林中医药，1992，（1）：7～8

【方名】肾病综合征自拟方（陆广莘）

【药物组成】生北芪、苍术、防风、柴胡、仙灵脾、桂枝、枳壳、赤芍、瓜蒌、石斛、牛膝、车前子、生地、山楂、苡仁、路路通、乌梅、五味子、浮小麦、大枣、生甘草等。

【功效主治】阴阳平衡。主治肾病综合征，临床上见患者头面部、四肢水肿明显，怕冷、四肢不温等肾阳虚衰诸症。

【方义】方中包括了瓜石汤、玉屏风散、四逆散、排脓散、过敏煎、甘麦大枣汤、四妙散等。陆老认为，瓜石汤、甘麦大枣汤对神经内分泌系统有较好的调节作用，两方合用尤其如此。由于肝肾同源，通过用酸甘入肝之品补肝阴而达到补肾的目的。此外，甘味补益和中而入脾，使后天之本恢复，才能为先天之本提供能源。其中并未使用峻猛的药物，这是由于患者全身功能低下，病程长，“其病久，其去必迟”。如果采取大攻大补的药物，必不能奏效，反而加重了内环境的紊乱，不利于患者体内阴阳的平衡。

【附注】同时用花椒水泡脚。脚上有大量穴位，也是六经汇聚的地方，通过用热花椒水泡脚后，促使患者发汗，而促进血液循环，提高免疫功能，加强患者的皮肤排泄功能，增加邪毒的排泄。

【出处】黄学阳，谭志健．从治疗肾病综合征中体会陆广莘教授治疗慢性疾病的整体观［J］．山西中医，2005，21（4）：10～11

【方名】萆薢分清饮加减（张镜人）

【药物组成】川萆薢15g，瞿麦15g，薏苡仁30g，玉米须10g，泽泻12g，陈皮9g，陈葫芦30g，瘪竹（枯死的幼竹）15g，猪苓9g，汉防己9g，白茅根30g。

【功效主治】清热利湿解毒。用于肾病综合征，湿热壅滞，决渎不利型。症见全身浮肿，口苦口黏，口干不欲饮，咽痛，或痤疮感染，或皮肤继发疖肿，小便短涩，大便不畅，苔黄腻或薄黄，舌尖边红，脉弦数。常见于疾病初期，以全身水肿，口苦口腻，舌苔黄腻为辨证要点。患者往往病情缠绵，水肿、蛋白尿顽固不消，加之大剂量激素治疗过程中，免疫功能下降且容易感染而常出现咽痛，皮肤疖肿，小便短涩等症。其病机多为湿阻气机，三焦决渎不利，聚水郁而化热。水湿壅遏经隧，流散肌肤，故而身浮肿；湿热上扰则口苦口腻，皮肤疖肿；湿热下注，膀胱气化不利，肠道气机不畅，则小便短涩，大便秘结。舌苔黄腻，舌尖边红，脉弦数，均为湿热内盛之征。

【加减应用】咽痛者，加野荞麦根30g，挂金灯15g；痤疮，皮肤痈、疖者，加连翘10g，金银花10g；大便秘结者，加全瓜蒌30g（打）、望江南15g；湿盛口腻者，加佩兰梗10g。

【出处】张亚声，翁雪松，陆瑛瑛．张镜人教授治疗肾病综合征的经验［J］．中西医结合学报，2004，2（6）：425

【方名】参苓白术散加减（张镜人）

【药物组成】党参10g，白术10g，茯苓10g，陈皮10g，山药10g，扁豆10g，薏苡仁30g，大腹皮10g，莲须3g。

【功效主治】健脾胃，通调水道。用于肾病综合征，脾气虚损，水湿泛滥型。症见面浮肢肿，倦怠乏力，腹胀，身体沉重，纳少便溏，苔白滑，舌质淡胖，脉沉缓。

【加减应用】蛋白尿明显者，加石韦30g，薏苡仁根30g，大蓟根30g；水肿甚者，加生黄芪10g，泽泻30g，瘪竹15g；便溏甚者，加焦楂炭10g，炮姜炭10g。

【附注】脾运化水谷，供给全身，又能通调水道，布散体液于全身的经脉，所以有“脾主为胃行其津液”的认识。胃主表而属腑，司受纳以降浊；脾主里而属脏，司运化以升清。两者一升一降，构成人体重要的生理活动。不难理解脾胃两虚势必影响水液的运化、精微的摄取和精气的固密，因而出现浮肿和蛋白尿等症。

【出处】张亚声，翁雪松，陆瑛瑛．张镜人教授治疗肾病综合征的经验［J］．中西医结合学报，2004，2（6）：425

【方名】补中益气汤加减（张镜人）

【药物组成】生黄芪30g，苍术5g，香扁豆9g，淮山药9g，柴胡5g，升麻5g，陈皮5g，茯苓皮15g，泽泻15g。

【功效主治】补中益气，升清降浊。用于肾病综合征，中气下陷、清浊不分型。症见形瘦肢肿，而色少华，精神困顿，体倦食少，气短而语声低细，小腹坠胀，时欲小便而不得出，或量少而不爽利，苔薄，舌质淡，脉缓。

【加减应用】易感冒者，加防风9g，白术9g；血尿者，加仙鹤草30g，旱莲草30g，女贞子10g；纳呆口腻者，加香砂六君丸（包煎）、豆蔻3g（后下）；小便量少者，加车前草15g，白通草3g。

【附注】《素问·经脉别论》说："饮入于胃，游溢精气，上输于脾，脾气散精，上归于肺，通调水适，下输膀胱，水精四布，五经并行。"说明体液代谢的关键在脾。《临证指南医案》指出"脾宜升则健"，脾"得阳始运"，从脾阳化生脾气，在阳气的升散力量鼓动下，水谷精微得以向上输送，这一"升清"作用，是运化功能的重要组成部分。反之，升清作用减退，精微失于固密，不能营养全身，则水液代谢障碍，积液内停，导致浮肿胀满，大量蛋白尿等。

【出处】张亚声，翁雪松，陆瑛瑛．张镜人教授治疗肾病综合征的经验［J］．中西医结合学报，2004，2（6）：425

【方名】保真汤加减（张镜人）

【药物组成】太子参9g，白术9g，茯苓9g，淮山药9g，泽泻30g，芡实9g，莲须3g，薏苡仁根30g，石韦15g，大蓟根30g。

【功效主治】补益脾肾，通利水湿。用于肾病综合征，脾肾两虚、湿浊潴留型。症见全身皆肿，腰背以下尤甚，或伴胸水、腹水，小便不利，面色苍白，头晕，腰酸，神倦乏力，纳差便溏，苔薄白，舌体胖大，舌质淡，脉沉细。

【方义】脾气虚则清不升而浊不降，肾气亏则封藏精气功能失职，渐致血浆白蛋白偏低，胆固醇反高，尿蛋白大量丧失。因知浮肿乏力等症确与脾肾同病、湿浊中困有关。按"无阴则阳无以化，无阳则阴无以生"及"湿从热化"之说，主张"脾肾同治，气阴兼顾，湿热两清"。

保真汤由人参、黄芪、白术、甘草、茯苓、五味子、当归、生地、熟地、天冬、麦冬、柴胡、黄柏、知母、地骨皮、莲心、陈皮、姜、枣等药组成。惟五味子嫌涩敛，熟地嫌腻补，天冬、麦冬嫌润，知母、黄柏与地骨皮嫌凉，恐壅滞水湿浊邪，均宜去之。人参易孩儿参，莲子易莲须，再增芡实、山药平补脾胃，薏苡仁根、石韦、大蓟根、泽泻清化湿热。

【加减应用】若腰酸甚者，加炒川断15g，炒杜仲15g；胸腹水者，加地骷髅10g，瘪竹15g，陈麦杆15g，腹水草15g。

【出处】张亚声，翁雪松，陆瑛瑛．张镜人教授治疗肾病综合征

的经验［J］. 中西医结合学报，2004，2（6）：425

【方名】秦艽合犀角地黄汤化裁（周仲瑛）

【药物组成】秦艽、十大功劳、犀角（水牛角代替）、牡丹皮、赤芍、白芍、漏芦、白薇、生地黄、地龙、乌梢蛇、青风藤、鬼箭羽、凌霄花、商陆等。

【功效主治】祛风解毒，凉血化瘀。用于狼疮性肾炎，风毒痹阻、络热血瘀证。症见肌肤瘙痒，关节肿痛，两膝为甚，腰胁疼痛，红斑隐隐，尿赤便结，心烦口苦，或吐血衄血，舌质紫暗、舌尖偏红、苔黄腻，脉弦数或弦滑。

【出处】杜新，王敬卿. 周仲瑛治疗狼疮性肾炎经验［J］. 中医杂志，2002，43（11）：814～815

【方名】清骨散加减（周仲瑛）

【药物组成】青蒿（后下）、白薇、银柴胡、炙鳖甲、葎草、知母、牡丹皮、生地黄、雷公藤、太子参、白芍。

【功效主治】清透血热，益气养阴。用于狼疮性肾炎，血分毒热、气阴耗伤证。症见忽起壮热，迁延不解，或寒热往来，或定时发热而自平，反复难已，肌肤红疹隐隐，关节酸痛，头痛目赤，溲赤便干，神疲乏力，精神不振，食纳无味，苔薄少津、舌质红或暗红，脉弦细数。

【出处】杜新，王敬卿. 周仲瑛治疗狼疮性肾炎经验［J］. 中医杂志，2002，43（11）：814～815

【方名】自拟狼疮肝肾方（周仲瑛）

【药物组成】十大功劳、生地黄、制黄精、制何首乌、枸杞子、石斛、秦艽、漏芦、紫草、乌梢蛇、炙僵蚕、白薇、凌霄花。

【功效主治】培补肝肾，祛风解毒。用于狼疮性肾炎，肝肾阴虚、风毒留恋证。症见低热绵绵，或时起时平，面颧升火，皮疹色暗，腰膝酸痛，头晕耳鸣，关节酸楚，头发稀疏或焦枯，月经不调或经闭不行，小溲短少，大便偏干，苔少、舌质红少泽，或有裂纹，脉细数。

【出处】杜新，王敬卿. 周仲瑛治疗狼疮性肾炎经验［J］. 中医

杂志，2002，43（11）：814～815

【方名】自拟狼疮脾肾方（周仲瑛）

【药物组成】太子参、生黄芪、淫羊藿、制附子、生地黄、制黄精、木防己、天仙藤、泽兰、泽泻、雷公藤、商陆、蜂房。

【功效主治】补肾健脾，活血行水。用于狼疮性肾炎，脾肾两虚，血瘀水停证。症见面色㿠白无华，目胞及下肢浮肿，面颧红，斑色暗，或仅见色素沉着，四肢不温，形寒怕冷，腰膝酸软，足跟疼痛，纳少腹胀，小便不利，大便溏薄，舌质紫暗、舌体淡胖或边有齿痕，苔薄腻，脉细弱。

【出处】杜新，王敬卿．周仲瑛治疗狼疮性肾炎经验［J］．中医杂志，2002，43（11）：814～815

【方名】苦参消浊汤（李济仁）

【药物组成】苦参20g，熟地、山萸肉各15g，怀山药、萹蓄、车前子各20g，石菖蒲、乌药、益智仁、炮山甲各10g。

【煎服方法】水煎温服，每日1剂，早晚分服，忌油腻饮食。

【功效主治】益肾健脾、养精固涩、清热祛湿。用于治疗乳糜尿。

【出处】李艳，李梢，李标．苦参消浊汤在辨治乳糜尿中的应用［J］．安徽中医学院学报，1992，11（2）：28～29

【方名】加味越婢汤（张琪）

【药物组成】麻黄15g，生石膏50g，苍术10g，杏仁10g，甘草7g，生姜15g，红枣3枚，西瓜皮50g，红小豆50g，车前子25g（布包）。

【功效主治】本方功效宣肺解表、利水清热。适用于风寒犯肺，肺气不宣，水气不行而致水肿证。临床多见于慢性肾炎急性发作或肾病综合征，面目浮肿或周身浮肿，尿少黄赤，咽喉肿痛，恶寒发热，头痛，咳嗽气喘，苔薄白，舌尖赤，脉滑或滑数。

【方义】肺为水之上源，肺气不宣则水道不利，故用麻黄以宣肺气而解表，杏仁降肺气，苍术燥湿，生姜、红枣温脾除湿，湿气除则脾得健运，西瓜皮、车前子、红小豆利水清热，尤以重用石膏以清肺热，与麻黄合用一宣一清，奏宣发肃降之效。

【加减应用】肿甚者，麻黄可重用至15~20g；并发咽喉肿痛者可加山豆根、白花蛇舌草、七叶一枝花、射干；兼发疖肿、脓疱疮者可选加蒲公英、银花、连翘、苦参、蝉蜕等；血尿重者可选加生侧柏叶、生贯仲、生地榆、大小蓟、白茅根等。

【出处】张佩青．张琪教授辨治慢性肾病的经验（一）［J］．中国临床医生，2000，28（2）：22~25

王少华，赵德喜，孙元莹．张琪治疗原发性肾病综合征的经验［J］．山西中医，2000，16（5）：5~6

【方名】麻辛附子桂甘姜枣汤（张琪）

【药物组成】桂枝15g，甘草10g，附子15g，麻黄10g，细辛5g，生姜15g，益母草50g，川椒目10g。

【功效主治】本方功效宣肺温肾利水。适用于既有肺气失宣之风水，又具有肾阳衰微、水气内停之水肿证。多见于慢性肾病周身浮肿或头面及上半身肿甚，小便不利，畏寒肢冷，周身酸楚，面色㿠白，舌苔白滑，脉沉或弱。

【方义】麻黄入手太阴，与桂枝、生姜、川椒目合用具温阳宣肺之功能，且麻桂皆足太阳膀胱经之药，膀胱气化失司得麻桂则小便通利；附子温肾阳以复其开合之功能，得细辛其效益彰；益母草利水消瘀，与诸药合而用之，奏利水消肿之功尤捷。

【加减应用】如水肿重者，可加椒目入肺脾膀胱经，助行水消水之功；如水肿顽固，或反复发作者可加益母草活血利水。

【出处】张佩青．张琪教授辨治慢性肾病的经验（一）［J］．中国临床医生，2000，28（2）：22~25

【方名】增味疏凿饮子（张琪）

【药物组成】槟榔20g，商陆15g，茯苓皮15g，腹皮15g，椒目15g，红小豆50g，秦艽15g，羌活10g，木通15g，姜皮15g，车前子15g（布包），萹蓄20g，海藻30g，二丑各20g（砸碎）。

【功效主治】本方功效清利三焦水热。主要用于水邪夹热弥漫三焦，水热壅结之水肿证。见于慢性肾炎、肾病综合征，高度水肿，头面遍身皆肿，腹膨大，小便不利，尿黄浊量少，大便秘，口舌干燥而渴，脉沉滑或沉数有力，舌苔厚腻。

【方义】本方特点为表里上下分消水湿、湿热，使邪无滞留余地。诸皮类药行水于表；商陆、椒目、槟榔散结行水于里；羌活、秦艽疏风解表除湿于上；木通、车前、萹蓄泻热利水于下。再加海藻软坚消肿以治大腹水肿，二丑攻逐水饮。诸药合用，为水肿之重剂，尤适用于肾病湿热壅滞三焦之高度水肿。

【出处】张佩青. 张琪教授辨治慢性肾病的经验（一）［J］. 中国临床医生，2000，28（2）：22~25

【方名】中满分消饮（张琪）

【药物组成】川朴15g，枳实15g，黄连10g，黄芩15g，半夏15g，陈皮15g，知母15g，泽泻15g，茯苓10g，砂仁10g，干姜10g，姜黄5g，人参10g，白术15g，猪苓15g，甘草10g。

【功效主治】本方功效清热利湿和中。主要用于脾湿胃热、湿热互结于中焦，健运失职，以腹水为主之水肿证。见于慢性肾病顽固性水肿，腹部膨满，呕恶不食，口苦口干，小便短赤，舌苔黄腻或白腻而干，舌质红，脉滑。

【方义】本方为李东垣治中满热胀之方，用人参、白术、茯苓健脾以除湿；干姜、砂仁温脾阳以燥湿；四苓以淡渗利湿；二陈化痰湿，湿浊除脾阳健而清阳升；用黄连、黄芩苦寒清胃热除痞满；知母滋阴，协同芩连清热，热清则浊阴降，清升浊降则胀满自除；脾胃不和则肝气得以乘之，又用枳实、厚朴、姜黄以平肝解郁、行气散满。方从四君、四苓、二陈、泻心等组成，看似药味复杂，实则配伍严谨。慢性肾病临床多有脾胃不和证，如脘腹胀满、纳呆、口苦、尿少黄赤、舌干苔腻等湿热中阻证候，服用此方后胃脘症状多明显好转，尿量亦随之增多，尿蛋白及管型逐渐减少，或消失。

【出处】张佩青. 张琪教授辨治慢性肾病的经验（一）［J］. 中国临床医生，2000，28（2）：22~25

【方名】中满分消汤（张琪）

【药物组成】厚朴15g，炙川乌10g，吴茱萸10g，当归15g，麻黄

7.5g，半夏15g，升麻5g，木香7.5g，干姜10g，草果仁10g，党参20g，黄芪30g，茯苓15g，泽泻15g。

【功效主治】本方功效温中散寒除湿。主要用于寒湿凝聚中焦，运化失职，水湿潴留，以腹水为主之水肿证。见于慢性肾病周身浮肿，脘腹膨隆胀满，面皖形寒，四肢厥冷，尿短少，呕恶纳少，舌淡嫩、苔白滑，脉沉缓或沉迟。

【方义】本方为李东垣治中满寒胀之方，方中川乌、干姜、吴茱萸、草果温脾除寒湿；党参、黄芪益中气补脾胃；茯苓、泽泻淡渗利湿；厚朴、木香开郁理气；升麻、柴胡升阳；麻黄辛温宣通。温散寒湿、淡渗利湿、益气健脾、开郁理气，合用一方，消中有补，降中有升，相反相成，以达上下分消之目的，对寒湿困脾、水湿潴留之水肿腹胀满等证效果尤佳。

【出处】张佩青．张琪教授辨治慢性肾病的经验（一）[J]．中国临床医生，2000，28（2）：22~25

【方名】加味牡蛎泽泻饮（张琪）

【药物组成】牡蛎20g，泽泻20g，葶苈子15g，商陆15g，海藻30g，花粉15g，常山15g，车前子15g（布包），五加皮15g。

【功效主治】本方功效清利湿热，散结逐饮。适用于慢性肾病，湿热壅滞于下焦，气化失常，水湿泛滥之证。症见腰以下及膝胫足踝肿甚，阴囊肿大，小便不利，尿色黄赤，舌苔白腻或黄腻，脉沉滑有力。

【方义】方中牡蛎、海藻软坚散结，清利湿热；常山、葶苈子、商陆逐水饮化痰浊；尤以花粉配牡蛎、泽泻，既可养阴清热散结，又能利水逐饮，更能益胃生津，能防止商陆、常山攻逐过甚而伤阴液，又能协助牡蛎软化水结，以奏利尿消肿之功。

【附注】本方由《伤寒论》牡蛎泽泻散加味而成。《伤寒论·辨阴阳易差后劳复病》篇云："大病差后，从腰以下有水气者，牡蛎泽泻散主之。"慢性肾病虽非大病差后，但其反复发作，湿热壅滞于下为应用本方的依据。

【出处】张佩青．张琪教授辨治慢性肾病的经验（一）[J]．中国临床医生，2000，28（2）：22~25

【方名】花粉瞿麦汤（张琪）

【药物组成】天花粉20g，瞿麦20g，附子10~15g，山药20g，茯苓20g，麦冬15g，知母15g，泽泻20g，黄芪30g，桂枝15g，甘草15g。

【功效主治】本方功效温肾利水，清热生津。针对肾阳衰微，水气不行，肺中燥热之上热下寒证而设。主要用于慢性肾炎、肾病综合征，久病不愈，或屡用肾上腺皮质激素而见寒热夹杂、上热下寒之水肿证。症见周身浮肿、尿少、腰酸痛、口干渴、咽痛、畏寒肢冷、四肢困重、大便不实、舌质红、苔白干、脉沉或滑等症。

【方义】本文系由《金匮要略》瓜蒌瞿麦丸加味而成。《金匮要略·消渴小便不利淋病脉证并治第十三》云："小便不利者，有水气，其人若渴，瓜蒌瞿麦丸主之。"原方由瓜蒌根、瞿麦、附子、山药、茯苓组成，有清上之燥热，温下之虚寒，助气化利小便之功效。张老认为本方最适用于慢性肾病水肿属上热下寒者，因此在原方基础上加麦冬、知母以助花粉清热生津之力，加泽泻以助茯苓利水祛湿，加桂枝助附子通阳化气以行水，加生黄芪、甘草补脾气助运化。诸药合用，寒温并施，熔清上温下补中于一炉，使肺脾肾功能协调，故能于错综复杂的病机中而取效。

【出处】张佩青．张琪教授辨治慢性肾病的经验（一）［J］．中国临床医生，2000，28（2）：22~25

张佩青，张少麟．张琪变通古今治疗肾病举隅［J］．黑龙江中医药，1994，（2）：1~3

【方名】茯苓利水汤（张琪）

【药物组成】茯苓30g，猪苓20g，木瓜10g，槟榔20g，泽泻20g，白术20g，紫苏15g，陈皮15g，木香10g，党参20g，海藻30g，麦冬15g。

【功效主治】本方功效健脾行气利水。适用于慢性肾病，脾虚不运，气滞水蓄之腹水证。临床表现腹胀腹满，周身浮肿，小便不利，神疲面皖，食少纳呆，腰痛乏力，大便溏泄，舌质淡，苔白滑或白腻，脉沉缓或沉弱。

【方义】方中茯苓、猪苓、泽泻利水；槟榔、木香、海藻、紫苏理气，水与气同出一源，气顺则水行，气滞则水停；本方在用党参、白术、茯苓益气健脾扶助脾胃的基础上，用理气利水之剂，消补合用，故奏效甚佳。

【加减应用】如兼肾阳虚，畏寒肢冷便溏，可于方中加入附子、肉桂以扶助肾阳。

【出处】张佩青．张琪教授辨治慢性肾病的经验（一）［J］．中国临床医生，2000，28（2）：22~25

【方名】坤芍利水汤（张琪）

【药物组成】益母草50g，赤芍20g，茯苓20g，泽泻15g，桃仁15g，红花15g，白花蛇舌草50g，萹蓄20g，瞿麦20g，甘草10g。

【功效主治】本方功效活血化瘀、利水消肿。针对慢性肾病，水停日久、瘀血阻滞，或病久入络、瘀血内阻、气化不利、水湿内停之病机而设。症见浮肿屡治不消，面色晦暗，腰痛如刺或痛处固定，舌质紫暗或瘀点瘀斑，脉细涩。

【方义】方中益母草活血祛瘀，利水消肿，配合赤芍、桃仁、红花助活血祛瘀之力，配合茯苓、泽泻、瞿麦、萹蓄加强利水之功。诸药合用，对慢性肾病水肿日久不消，伴有血瘀见症者效果尤为明显。

【出处】张佩青．张琪教授辨治慢性肾病的经验（一）［J］．中国临床医生，2000，28（2）：22~25

【方名】真武汤合生脉饮加味（张琪）

【药物组成】附子（先煎）25g，茯苓30g，白芍25g，生晒参、麦冬、五味子各15g，益母草30g，红花、桃仁、生姜或干姜、甘草各15g。

【功效主治】温肾健脾，活血利水。主治慢性肾病、肾病综合征。病人周身水肿，腰以下肿甚，按之凹陷，或水肿时轻时重，反复不愈，尿少腰痛，畏寒肢冷，纳少便溏，脘腹胀满，舌体淡胖，舌质淡，舌苔白滑，脉沉细，或同时伴有面色晦黯，舌质紫有瘀斑，脉沉涩等。是由于脾肾阳虚无力温运水湿而形成水肿，正所谓“阴水”，辨证为脾肾阳虚兼有瘀血之证。

【方义】方中以附子温肾助阳；生晒参、白术、茯苓、甘草益气健脾；白芍、五味子、麦冬敛阴滋阴；附子、生晒参、白术均为辛燥温热之药，故用敛阴滋阴之剂辅助顾护阴液，以防止其热燥伤阴；高度水肿循环受阻，用益母草活血利水，桃仁、红花活血散瘀，与温热药合用以改善血行以及肢体末端循环，实践证明，效果满意。

【出处】孙元莹，张玉梅，姜德友．张琪运用附子经验介绍［J］．辽宁中医杂志，2006，33（10）：1234～1236

孙元莹，郭茂松，姜德友．张琪治疗肾病综合征经验介绍［J］．辽宁中医杂志，2006，33（8）：920～922

【方名】增减清心莲子饮（张琪）

【药物组成】黄芪30g，党参20g，石莲子15g，地骨皮15g，柴胡15g，黄芩15g，茯苓15g，麦冬15g，车前子15g（布包），白花蛇舌草30g，益母草30g，甘草10g。

【功效主治】本方功效益气养阴，清利湿热。用于慢性肾病由于气阴两虚、湿热留恋所致，持续尿蛋白不消失，血浆蛋白低，症见周身乏力，少气懒言，口干舌燥，食少纳呆，五心烦热，无浮肿或轻微浮肿，舌淡红或舌尖赤，苔薄白或苔白微腻，脉细数或滑。

【方义】清心莲子饮为清补兼施之剂，原方主治淋浊崩带。蛋白尿从中医角度属水谷之精微下注，用本方治疗肾病蛋白尿，补气与清利湿热兼施，有较好疗效。方中党参、黄芪、甘草补气健脾，助气化以治气虚不摄之蛋白尿；但气虚火热故用地骨皮退肝肾之虚热；黄芩、麦冬、石莲子清心肺之热；茯苓、车前子利湿；益母草活血利水；白花蛇舌草清热解毒。合之具有益气固摄、清热利湿解毒之功，奏补中寓清之妙。

【出处】张佩青．张琪教授辨治慢性肾病的经验（二）［J］．中国临床医生，2000，28（3）：14～17

【方名】升阳益胃汤加减（张琪）

【药物组成】黄芪30g，党参20g，白术15g，黄连10g，半夏15g，陈皮15g，茯苓15g，泽泻15g，防风10g，羌活10g，独活10g，柴胡15g，白芍15g，生姜15g，红枣3枚，甘草10g。

【功效主治】本方功效补气健脾，升阳除湿。用于慢性肾小球肾炎或肾病综合征，水肿消退后，脾胃虚弱，清阳不升，湿邪留恋之证。临床表现身重倦怠，面色萎黄，饮食无味，口苦而干，肠鸣便溏，尿少，大量蛋白尿，血浆蛋白低，舌质淡、苔薄黄，脉弱。

【方义】本方以党参、黄芪、白术、茯苓与防风、羌活、独活、柴胡合用，补中有散，发中有收，具有补气健脾胃、升阳除湿之效。国内有关单位报道，用祛风药治疗肾炎蛋白尿有效。张老经验体会，风药必须与补脾胃药合用方有效，取其风能胜湿升清阳，以利脾之运化，脾运健则湿邪除而精微固。

【出处】张佩青．张琪教授辨治慢性肾病的经验（二）［J］．中国临床医生，2000，28（3）：14～17

孙元莹，郭茂松，姜德友．张琪治疗肾病综合征经验介绍［J］．辽宁中医杂志，2006，33（8）：920～922

【方名】加味八味肾气丸（张琪）

【药物组成】熟地 20g，山茱萸 15g，山药 20g，茯苓 20g，泽泻 15g，丹皮 15g，肉桂 7g，附子 7g，菟丝子 20g，枸杞子 20g，桑螵蛸 15g，金樱子 20g。

【功效主治】本方功效补肾壮阳摄精。用于慢性肾病日久，肾气不足，固摄失司，精微外泄所致蛋白尿日久不消。症见腰酸乏力，头晕耳鸣，遗精滑泄，舌体胖，舌质淡红，脉沉或沉而无力。

【方义】方中熟地、山茱萸补益肾阴而摄精气；山药、茯苓健脾渗湿；桂附补命门真火而引火归原；再加桑螵蛸、金樱子以固摄精气。肾中真阴真阳皆得补益，阳蒸阴化，肾气充盈，精微得固，而诸证自消。

【加减应用】若伴有脾虚，可于方中加党参、黄芪、莲子等；若以肾阴虚表现为主，症见口干咽燥，手足心热，尿色黄赤，脉细数等，于前方减附子、肉桂，加知母 20g，黄柏 20g，女贞子 15g，旱莲草 20g。

【出处】张佩青．张琪教授辨治慢性肾病的经验（二）［J］．中国临床医生，2000，28（3）：14～17

【方名】清热利湿解毒饮（张琪）

【药物组成】土茯苓 50g，萆薢 20g，白花蛇舌草 30g，萹蓄 20g，竹叶15g，山药20g，苡仁20g，滑石20g，通草10g，茅根25g，益母草30g，金樱子15g。

【功效主治】 本方功效清热利湿解毒。用于湿热毒邪蕴结下焦，精微外泄所致蛋白尿。临床主要见于慢性肾病日久，水肿消退或无水肿，尿蛋白仍持续不消失者。症见腰酸腰痛，尿黄赤或尿混浊，咽痛，口苦口干，舌质红、苔白腻，脉滑数。

【方义】 本病日久多夹有湿热，湿热不除则蛋白尿难消。张教授强调应用清热利湿药时，要注意防止苦寒伤脾。本方皆淡渗利湿之品，务使清热不碍脾，利湿不伤阴，以轻灵淡渗取效。金樱子为固涩之品，加入清热利湿药中有通中寓涩之意。

【加减应用】 如病久气虚者亦可于方中加入黄芪30g，党参20g，扶正与祛邪同时并举；咽痛者可加山豆根20g，重楼30g，玄参15g，麦冬15g。

【附注】 临床观察，有些肾炎患者蛋白尿长期不消，用健脾补肾法难以取效，而由于反复感染，临证中出现一派湿热证候，用此方后蛋白尿往往可以消失。但是辨别湿热证，应从热与湿之孰轻孰重分析，此方对湿重于热者较佳。

如热重于湿，可用加味八正散治疗。

总之，慢性肾炎多因脾肺肾功能失调，水液代谢障碍，湿浊内留，郁而化热，故许多学者认为湿热贯穿于慢性肾病病程的始终是有一定道理的。

【出处】 张佩青．张琪教授辨治慢性肾病的经验（二）［J］．中国临床医生，2000，28（3）：14～17

【方名】山药固下汤（张琪）

【药物组成】 生山药30g，芡实15g，莲子15g，黄柏15g，车前子15g，山茱萸15g，菟丝子15g，萆薢20g，益母草20g，甘草10g。

【功效主治】 本方功效补肾健脾固摄，清利湿热。用于慢性肾病日久，脾肾俱虚，精微不固，下有湿热所致蛋白尿。症见尿色混浊，轻度浮肿，腰酸膝软，倦怠乏力，舌苔白腻，脉象沉缓。

【方义】 本方重用生山药健脾固肾，辅以芡实、莲子健脾固摄，山茱萸、菟丝子补肾固精。再加黄柏、车前子、萆薢、益母草清利湿热。补中有清，通补兼施，对慢性肾病属脾肾两虚失于固摄、下有湿热者为适宜。

【出处】张佩青．张琪教授辨治慢性肾病的经验（二）［J］．中国临床医生，2000，28（3）：14～17

【方名】滋肾清热活血汤（张琪）

【药物组成】生熟地各15g，山茱萸15g，山药15g，茯苓15g，丹皮15g，泽泻15g，枸杞子20g，女贞子20g，知母15g，黄柏15g，赤芍20g，丹参20g。

【功效主治】本方功效补肾阴，清虚热，活血祛瘀。用于慢性肾病肾阴不足，阴虚火旺，封藏失职，精微暗耗之蛋白尿。症见腰酸腰痛，头晕耳鸣，五心烦热，尿短赤，咽干而赤，舌红少苔，脉细数等。

【方义】本方乃六味地黄汤加味组成。六味地黄汤滋补肾阴，加生地、知母、黄柏凉血清热；阴虚火旺易灼伤脉络，煎熬阴津而致气血凝涩，故加赤芍、丹参以活血通络。诸药合用使阴津扶，虚热清，气血行则肾之封藏有力，精微得固。

【出处】张佩青．张琪教授辨治慢性肾病的经验（二）［J］．中国临床医生，2000，28（3）：14～17

【方名】加味八正散（张琪）

【药物组成】白花蛇舌草50g，大黄7.5g，生地20g，萹蓄15g，瞿麦15g，木通15g，车前子15g（布包），小蓟50g，甘草10g。

【功效主治】本方功效清热利湿、凉血解毒。适用于各种肾小球肾炎见肉眼血尿或尿黄赤，尿中大量红白细胞，尿道灼热或疼痛，或腰痛，小腹痛，口干，舌红苔黄腻，脉滑数等属湿热毒邪蕴结下焦，灼伤血络，迫血妄行者。

【方义】本方由八正散化裁加白花蛇舌草、小蓟组成。白花蛇舌草清热解毒，利尿消肿；大黄泻热止血；瞿麦、萹蓄、车前子利湿泻热；生地、木通降心火利小便；小蓟凉血止血。诸药配伍共奏清热利湿，解毒止血之效。

【加减应用】临床此类型血尿，多兼有风热犯肺之咽红肿痛，发热咳嗽等，可于方内加桑叶、菊花、银花、连翘、杏仁等以疏散风热，外疏内清，表里同治，外邪解则血尿亦遂之痊愈。

【出处】张佩青．张琪教授辨治慢性肾病的经验（二）［J］．中国临床医生，2000，28（3）：14～17

【方名】桃黄止血汤（张琪）

【药物组成】桃仁15g，大黄7～10g，桂枝10g，赤芍20g，生地30g，茅根50g，茜草20g，黄芩15g，侧柏叶20g，甘草10g。

【功效主治】本方功效泻热逐瘀、凉血止血。适用于各型肾小球疾病，见尿血色紫或尿如酱油色，或镜下血尿，排尿涩痛不畅，小腹胀闷或胀痛，腰痛，便秘，手足心热，舌暗红或红紫少津，苔白而干，脉滑或滑数，属热壅下焦、瘀热结滞、血不归经者。

【方义】本方为《伤寒论》桃核承气汤去芒硝加入凉血止血之剂而成。《伤寒论·辨太阳病脉证并治中第六》篇中谓："太阳病不解，热结膀胱，其人如狂，……外解已，但少腹急结者，乃可攻之，宜桃核承气汤"。张老认为此方具有泻热逐瘀止血之功。方中用桃仁活血祛瘀，大黄泻下祛瘀，桂枝疏通经络，桂枝得大黄宣导瘀血邪热，同时藉大黄泻下作用使瘀血从肠腑而出。配伍赤芍、生地、茅根、茜草、侧柏叶凉血止血之品，以增强泻热逐瘀止血之力。应用本方的要点在于有"瘀热互结"之征象，如下腹满痛，小便赤涩，大便秘结，舌红苔干等。临床观察各类尿血，日久不愈，而有瘀热之象者，用之多可收效。但大黄用于凉血止血，量不宜大，量大则易导致腹泻。

【出处】张佩青．张琪教授辨治慢性肾病的经验（二）［J］．中国临床医生，2000，28（3）：14～17

【方名】益气凉血清利方（张琪）

【药物组成】黄芪30g，党参20g，生地20g，赤芍20g，黄芩15g，茅根25g，小蓟30g，侧柏叶20g，旱莲草20g。

【功效主治】本方功效益气养阴，清利湿热，凉血止血。用于各型肾小球疾病见肉眼或镜下血尿，尿黄赤而灼热，倦怠乏力，五心烦热，口干而黏，舌淡红，苔白微腻或少苔，属气阴两虚、湿热留恋、血失固摄者。

【方义】血尿日久必伤气阴，且湿热内停又易灼伤血脉，故拟此方，以黄芪、党参益气；生地、旱莲草、黄芩、赤芍养阴清热凉血；茅根、小蓟、侧柏叶清热利湿止血。

【加减应用】热盛者，加栀子、白花蛇舌草。若湿热渐去，常配龙骨、牡蛎、海螵蛸、茜草以固摄止血。

【出处】张佩青．张琪教授辨治慢性肾病的经验（二）［J］．中国临床医生，2000，28（3）：14~17

【方名】加味知柏地黄汤（张琪）

【药物组成】知母20g，黄柏15g，熟地20g，山茱萸15g，山药20g，丹皮15g，茯苓15g，泽泻15g，龟版20g，阿胶15g（烊化），甘草15g。

【功效主治】本方功效滋阴补肾降火止血。用于各类慢性肾小球肾炎见肉眼或镜下血尿，腰酸腰痛，耳鸣目花，心烦口干，手足心热，脉细数，舌质红、少苔或无苔，属肾阴不足、虚火妄动、伤及血络、血溢脉外者。

【方义】阴虚火旺之尿血，既不可用桂附以助阳伤阴，又不可用苦寒之剂以直折其热，必以“壮水之主，以制阳光”，则诸症自除。本方以大补真阴之六味地黄汤加知母、黄柏、龟版以滋阴清热，使水升火降则诸症可平；阿胶育阴止血，治阴虚火动之出血最宜。

【加减应用】如尿血较重，也可加入三七、旱莲草、生地炭、仙鹤草等止血药，标本兼顾。

【出处】张佩青．张琪教授辨治慢性肾病的经验（二）［J］．中国临床医生，2000，28（3）：14~17

【方名】当归拈痛汤（张琪）

【药物组成】当归15g，羌活15g，防风15g，升麻15g，猪苓15g，泽泻15g，茵陈20g，黄芩15g，白术15g，苍术15g，苦参15g，知母15g，甘草10g。

【功效主治】本方功效祛风清热利湿止血。用于慢性肾小球肾炎血尿日久不愈，反复咽痛咽痒，尿黄赤，舌白苔；或慢性肾炎急性发作而尿血不愈，属于风湿热邪内蕴，灼伤脉络；或外感风湿热邪循经入侵于肾所致者。

【方义】本方为李东垣《兰室秘藏》治疗湿热之名方，原方主治湿热相搏之肢节烦痛及湿热下注之脚气肿痛等症。其组方特点为用羌活、独活以散风除湿；猪苓、泽泻甘淡利湿；苍术、白术健脾燥湿；苦参、黄芩、茵陈、知母苦寒清热除湿；升麻、葛根解毒清热，引清气上行以散风湿；再加当归补血活血。诸药合用，上下分消湿热，使壅滞得以宣通。张老根据其方义而用于湿热侵伤血络之尿血取得良好疗效。

【出处】张佩青．张琪教授辨治慢性肾病的经验（二）［J］．中国临床医生，2000，28（3）：14~17

【方名】参芪地黄汤（张琪）

【药物组成】红参 15g，黄芪 15g，熟地 20g，山萸肉 15g，山药 20g，茯苓 20g，泽泻 15g，龙骨 20g，牡蛎 20g，海螵蛸 20g，茜草 15g。

【功效主治】本方功效健脾补肾，益气摄血。用于慢性肾小球肾炎，尿血日久不止或镜下血尿，辨证属脾肾气虚，脾不统血，肾失封藏者。临床表现尿血淡红，腰酸痛，倦怠乏力，四肢不温，面色萎黄或皖白，气短懒言，舌质淡、苔白，脉弱或沉。

【方义】本方为脾肾双补之剂，红参、黄芪补气健脾，气足则血得摄，脾健则血自统；六味地黄汤补肾以固摄；配合龙骨、牡蛎、海螵蛸、茜草收敛固摄。合之以治脾肾两亏、血失统摄之尿血。

【出处】张佩青．张琪教授辨治慢性肾病的经验（二）［J］．中国临床医生，2000，28（3）：14~17

【方名】清热解毒饮（张琪）

【药物组成】柴胡 20g，生石膏 50~100g，白花蛇舌草、银花各 50g，连翘 20g，蒲公英 30g，瞿麦 20g，大黄 5g，生地 30g，玄参 20g，甘草 10g。

【功效主治】疏风清热，利湿解毒。本法针对外邪侵袭、湿热蕴蓄下焦之病机而设。用于急性肾小球肾炎及急性尿路感染见尿血鲜红或尿色如浓茶，恶寒发热，肢体酸痛，咽痛，尿频尿急涩痛，或腰痛，舌边尖红、苔白干，脉洪数或滑数。

【方义】 此类血尿多因外感风寒或寒湿之邪，循经入里化热，热伤肾与膀胱血络；或素有蕴热，复感外邪，热迫下焦，伤及血络而致。外有表邪，内有里热，属表里同病。治若单用清里则表邪不除，且易引邪内陷；只用解表则里热不清，血亦难安，故用表里同治法。用柴胡解肌清热透邪外出，生石膏解肌清热泻火，二药配合，解表清热效果尤佳。配银花、连翘、白花蛇舌草、公英，皆清热解毒之品；生地、玄参养阴清热；生大黄泻下焦湿热，利水通淋。诸药合用外疏内清，表里皆安，血尿自止。

【出处】 张佩青．张琪教授辨治慢性肾病的经验（二）［J］．中国临床医生，2000，28（3）：14～17

【方名】温肾利湿饮（张琪）

【药物组成】 茴香15g，附子7.5g，桂枝15g，蒲公英、白花蛇舌草各50g，竹叶15g，茅根30g，小蓟40g，熟地、旱莲草各20g，甘草10g。

【功效主治】 温肾清热，利湿止血。本法针对肾阳不足，湿热内蕴致尿血的病机而设。用于慢性肾盂肾炎、前列腺炎及精囊炎等，症见肉眼或镜下血尿，尿道灼热或尿有余沥，小腹凉，腰酸痛，排尿不畅，或尿色混浊，脉沉滑或沉缓，舌苔白。

【方义】 慢性肾盂肾炎及前列腺炎等病，临床多以寒热错杂证为主，既有湿热内蕴症状，如尿道灼热、排尿不畅等，又有肾阳不足、寒湿不除之症，如小腹凉、腰酸痛等。治疗若单用清热则寒邪不除，纯用温阳又能助热，只有寒温并用方能取效。方中茴香、附子、桂枝温补肾阳以祛寒邪；公英、白花蛇舌草、竹叶清热利湿；茅根、小蓟、旱莲草凉血止血，诸药合用，温肾祛寒，清热解毒，兼以凉血止血。

【出处】 张佩青．张琪教授辨治慢性肾病的经验（二）［J］．中国临床医生，2000，28（3）：14～17

【方名】加味理血汤（张琪）

【药物组成】 乌贼骨20g，茜草20g，龙骨20g，牡蛎20g，白头翁

15g，白芍20g，阿胶15g，山药20g，牡丹皮15g，知母10g，黄柏10g，血余炭20g，地榆炭20g，三七10g，赤石脂20g，儿茶15g，焦栀子15g，甘草15g。

【功效主治】补肾、固脱、清热凉血、止血。治疗慢性肾炎患者尿血病程日久耗伤肾阴者，因肾司二便，肾虚失于封藏固摄，肾阴虚虚火灼络，血溢脉外，精微外泄则有血尿、蛋白尿。

【方义】方中龙骨、牡蛎、茜草、乌贼骨为固摄尿血之要药，收涩兼有开通之力；山药补肾健脾统摄补血；白芍酸寒敛阴；白头翁性寒凉而清肾脏之热且有收敛作用；赤石脂、儿茶、血余炭、地榆炭等皆具有收敛固涩止血之功效。而收涩固脱可减少蛋白精微的泄下，减少蛋白尿。

【出处】王今朝，张佩青，李淑菊．张琪教授运用大方复治法治疗慢性肾脏病的经验浅析［J］．中医药信息，2007，24（5）：38~39

【方名】慢性肾功衰竭自拟方（张琪）

【药物组成】黄芪15g，党参15g，白术10g，当归10g，何首乌15g，熟地黄15g，菟丝子15g，女贞子15g，山茱萸15g，淫羊藿15g，仙茅15g，枸杞子20g，丹参15g，山楂15g，益母草30g，山药20g。

【功效主治】健脾补肾。主治慢性肾衰的早期。

【附注】就是指肾功能不全的代偿期，临床上无明显慢性肾衰时湿浊毒邪留滞的症状，可能仅表现为腰酸腰痛、乏力倦怠、夜尿频多、恶寒、肢冷等症状。这个时候机体的正气虽然受损，但邪气不盛，治疗以扶正为主，正气恢复邪气自然消失。这个时期如果得到有效的治疗，就能减慢疾病继续发展的速度，甚至可阻止其恶化。

【出处】林启展，徐大基，马育鹏．张琪治疗慢性肾功衰竭经验［J］．中医杂志，2006，47（8）：576~577

【方名】扶正化浊活血汤（张琪）

【药物组成】红参15g，白术15g，菟丝子20g，熟地黄20g，淫羊藿叶15g，黄连15g，大黄7g，草果仁15g，半夏15g，桃仁15g，红花15g，丹参20g，赤芍15g，甘草15g，茯苓15g。

【功效主治】补益脾肾，活血泻浊。主治慢性肾衰的中期。

【方义】方中用红参、白术、茯苓、甘草取四君子汤益气健脾之意，助气血生化之源；菟丝子、熟地黄等补肾益精养血；大黄、黄连合草果仁、半夏以清热解毒化浊；桃仁、红花、丹参、赤芍活血化瘀。

【附注】中期是指肾功能不全失代偿期及肾功能不全衰竭期，此期体内毒素潴留增多，临床以脾肾两虚、湿浊瘀阻者居多，临床表现为面色萎黄或苍白、倦怠乏力、气短懒言、腰膝酸软、腹胀呕恶、口中秽味、舌淡暗、苔厚，脉沉滑或沉缓。治疗重视补泻兼施，以扶正祛邪，标本兼顾。

【出处】林启展，徐大基，马育鹏．张琪治疗慢性肾功衰竭经验［J］．中医杂志，2006，47（8）：576～577

【方名】脾肾双补方（张琪）

【药物组成】黄芪30g，党参20g，白术20g，当归20g，山药20g，首乌20g，羊藿叶15g，仙茅15g，菟丝子20g，女贞子20g，枸杞子20g，山茱萸20g，熟地20g，五味子15g，丹参15g，益母草30g，山楂15g。

【功效主治】补脾益肾，利水消肿，活血化瘀。主治慢性肾功能衰竭肾功不全代偿期，临床上无明显湿浊毒邪留滞的症状，仅表现为腰酸痛，倦怠乏力，夜尿较多，畏寒肢冷以及原发肾病如高血压、水肿等症，此期一般以扶正治本为其治疗原则，重在恢复正气，扶正祛邪，使肾功得以恢复。

【方义】方中黄芪、党参、白术、山药健脾益气；首乌、羊藿叶、仙茅、菟丝子、女贞子温补肾阳而不燥；枸杞子、山茱萸、熟地、五味子滋养肾阴，与参、术合用既不妨碍脾之运化功能，且与温补肾阳药相伍，使阴阳调济以助肾气，而恢复肾之功能，助化源益气补血。CRF其病本在脾肾两虚，此方为固本之药，妙在又加入丹参、当归、益母草、山楂活血之品使其改善肾之血流量，补消合用，其效颇佳。

【出处】张雅丽，张玉梅．张琪治疗慢性肾功衰竭的经验［J］．黑龙江中医药，2003，（6）：3～4

【方名】加味活血解毒汤（张琪）

【药物组成】连翘20g，桃仁15g，红花15g，当归15g，枳壳

15g，葛根20g，赤芍15g，生地黄20g，牡丹皮15g，丹参20g，柴胡20g，甘草15g，大黄7g。

【功效主治】清热解毒，活血化瘀。主治慢性肾功能衰竭尿毒症期，湿热毒邪入侵血分，血络瘀阻，症见头痛少寐、五心烦热、恶心呕吐、舌紫少苔，面色青晦，脉弦数。

【方义】方中桃仁、丹皮、红花、赤芍、生地活血散瘀、凉血清热；大黄、丹参、连翘活血解毒；当归、柴胡、枳壳行气活血。瘀血既是肾衰病理产物，同时又是致病因素，长期作祟于机体，使病机复杂化，迁延难愈。活血药能改善肾实质的血流量，延缓肾衰进展，甚至可以中止肾脏病变。

【出处】张雅丽，张玉梅．张琪治疗慢性肾功衰竭的经验［J］．黑龙江中医药，2003，(6)：3～4

【方名】加味甘露饮（张琪）

【药物组成】生地15g，茵陈15g，黄芩10g，枳壳15g，枇杷叶15g，石斛15g，天冬15g，麦冬15g，麦芽20g，佛手10g，草果仁15g，砂仁15g。

【功效主治】养阴清胃，醒脾祛湿。主治慢性肾功能衰竭，症见口干，呕恶，不欲食，口中氨味，脘腹痞闷不舒、胀满，便秘或黏滞不爽，全身乏力，面色萎黄，舌质红、苔腻，脉象沉滑。

【方义】加味甘露饮是在《太平惠民和剂局方》甘露饮的基础上化裁而成。方中生地、熟地、石斛、二冬滋养脾胃之阴，清虚热；阴亏又由热耗，黄芩、茵陈、黄连苦寒清热又祛湿，以清热存阴；枇杷叶降逆气，枳壳行气和胃，以降气清上蒸之湿热；麦芽、佛手开胃醒脾，与甘寒药合用防其滋腻有碍脾之运化；草果仁、砂仁芳化湿浊。

【加减应用】张琪教授常在此方基础上加减变化。若血瘀表现重者加活血化瘀药，如桃仁、红花、丹参、赤芍等；若热较甚呕吐明显者加竹茹、半夏、芦根清热降逆止呕，加旋覆花、代赭石重镇降逆止呕；如脾阳不振加干姜、公丁香温运脾湿助脾运；若热甚便秘者加大黄、枳实、厚朴攻下泻毒导滞，给毒邪以出路；若阴伤甚者加天花粉、沙参、知母等养阴清热；若伴有脾气虚者加黄芪、党参健脾益气；若兼有肾虚者加熟地、山萸肉、何首乌等以补肾。

【出处】李淑菊，张佩青，王今朝．张琪以加味甘露饮治疗慢性肾功能衰竭的经验分析［J］．北京中医，2007，26（9）：569～570

【方名】补脾肾泄浊汤（张琪）

【药物组成】人参15g，白术15g，茯苓15g，菟丝子20g，熟地黄20g，羊藿叶15g，黄连10g，大黄7g，草果仁10g，半夏15g，桃仁15g，红花15g，丹参20g，赤芍15g，甘草15g。

【功效主治】补脾肾，泻湿浊，解毒活血。主治慢性肾功能衰竭患者，往往以脾肾两虚、阴阳俱伤、湿毒贮留、虚实夹杂出现者居多，治应攻补兼施，正邪兼顾，补与泻熔为一炉，扶正不留邪，祛邪不伤正。

【方义】方中人参、茯苓、白术补气健脾，以熟地黄、菟丝子、羊藿叶补肾，脾肾同补；大黄、黄连、草果仁泄热化浊；桃仁、红花、丹参、赤芍活血之品共融一方，扶正祛邪，消补兼施。补得消则补而不滞，消得补则泄浊作用益彰。

【出处】王今朝，张佩青，李淑菊．张琪教授运用大方复治法治疗慢性肾脏病的经验浅析［J］．中医药信息，2007，24（5）：38～39

【方名】化浊泻热饮（张琪）

【药物组成】醋炙大黄10g，黄连10g，黄芩10g，草果仁15g，藿香15g，苍术10g，紫苏10g，陈皮10g，半夏15g，砂仁10g，甘草10g，生姜15g。

【功效主治】本方功效芳化湿浊，苦寒泄热。主要用于慢性肾功能衰竭，以恶心呕吐、胃脘胀满、口气秽臭、尿素氮及肌酐明显增高表现为主者，舌苔垢腻，舌质淡，舌体胖大，脉弦滑或沉滑等。病情多较急重，用此方以缓解病情，为治标之法。

【方义】本方用醋炙大黄、黄连、黄芩苦寒泄热；砂仁、藿香、草果仁、苍术等辛香开散、驱除湿邪。两类药熔于一炉相互调济，既不致苦寒伤胃、又无辛燥耗阳之弊，使湿浊毒热之邪得以蠲除。

本方主药为大黄、草果仁二味。关于大黄降尿素氮，必须是湿热毒邪蕴结者方为适宜，反之不仅无效，更能促使病情恶化。临床确见属于脾胃寒湿者，医者一味用大黄降尿素氮，反而加重脾阳虚衰，化源匮乏，病情加重。关于草果仁，亦为本方首选药，该药辛温燥烈，善除脾胃之寒湿，慢性肾衰氮质贮留，湿毒内蕴，非此辛温燥烈之品不能除。然湿蕴化热，又必须伍以大黄、黄连以泄热开痞。

【出处】张佩青．张琪教授辨治慢性肾病的经验（二）［J］．中国临床医生，2000，28（3）：14～17

【方名】归芍六君子汤（张琪）

【药物组成】红参15g，白术15g，茯苓15g，甘草10g，半夏15g，陈皮15g，当归15g，白芍20g，首乌15g，砂仁10g。

【功效主治】本方功效益气健脾，养血敛阴。主要用于慢性肾功能衰竭，脾肾虚衰、气血不足，临床以贫血表现为主者。症见面色无华，体倦乏力，气短懒言，纳少腹胀，腰酸膝软，舌淡嫩有齿痕，脉象沉弱，或口淡不渴，大便不实，夜尿清长。

【方义】本方即常用方药六君子汤加当归、白芍、首乌、砂仁而成。慢性肾衰病位虽在肾，然以阴阳俱虚者居多，此时用温补刚燥之药，则使阴虚愈甚，临床出现诸如五心烦热、咽干鼻衄等症。此时若纯用甘寒益阴之品，则阴柔滋腻，有碍阳气之布化，影响脾之运化功能，腹胀满、便溏、呕逆诸症亦加重，且脾胃受损则药难达病所。此时只有抓住健运脾胃，升清降浊，调理阴阳这个关键环节。因此选用气味中和之六君子调理脾胃，资助化源，补益气血，最为适宜。但此方人参甘温，白术苦温，虽有茯苓之淡渗，甘草之甘平，但仍偏于燥，且重于补气，故于原方加入当归、白芍二药，白芍酸苦微寒，敛阴养血，当归为补血润药，二药一则可以调剂六君子汤之偏于燥，二则助六君子以补血，使补血与补气并重，脾胃得以调动，进食增加，营血化源得复，体现了张老善用“欲求阴阳和者，必求之于中气”之说，临床颇见效验。用首乌以助归、芍益精血，用砂仁以助夏、陈行气健脾。

【加减应用】湿浊偏盛者加草果仁、苍术；湿浊化热盛者加大黄、黄连、黄芩；呕吐甚者加紫苏、藿香；阴虚明显者加熟地、山茱萸、枸杞；阳虚明显加附子、淫羊藿。

【出处】张佩青．张琪教授辨治慢性肾病的经验（二）［J］．中国临床医生，2000，28（3）：14～17

【方名】半夏泻心汤合温胆汤化裁（张琪）

【药物组成】半夏、黄芩、黄连、枳实、竹茹、厚朴、干姜、茯苓、砂仁等。

【功效主治】清热和胃、降逆化痰、降浊。主治肾功能衰竭，尿少、尿闭、恶心呕吐、胃脘痞满、大便不通、嘈杂喜冷、口中秽臭、发热口干、虚烦不眠、惊悸不安、舌质红、苔黄腻，脉滑数。辨证为胃气不和，痰热内扰，浊毒内蕴。

【方义】黄连、黄芩苦寒清胃热；干姜温脾除湿；半夏降逆和胃，人参、甘草、大枣补中健脾，合之热清、湿除，脾气得以健运，胃气得以和谐，清生浊降，痞满自然消除矣。半夏降逆和胃，燥湿化痰；竹茹清热化痰，止呕除烦；枳实行气消痰，使痰随气下；佐以陈皮理气燥湿；茯苓健脾渗湿，俾湿去痰消；使以姜、枣、甘草益脾和胃而协调诸药。

【加减应用】若肿甚酌加泽泻、白术、猪苓、大腹皮、木瓜等利水之品；若大便闭、呕不止，可酌加活血解毒降浊之剂，如桃仁、赤芍、丹参、葛根、大黄、草果仁、连翘、紫苏等；完谷不化者可加神曲、山楂、麦芽。

若伴有外感发热者，可用小柴胡汤加石膏加减治疗。多年来张老临证，屡用此方，常常随手奏效。

【出处】于梅，秦曼，王立范等．张琪治疗急性肾功能衰竭经验[J]．中医杂志，2004，45（10）：741～742

【方名】木香疏气饮（张琪）

【药物组成】白术、茯苓各20g，生晒参、青皮、枳实、厚朴、槟榔、香附、陈皮、半夏各15g，公丁香、草果仁、甘草、大黄各10g，肉桂、广木香各7g。

【功效主治】强健脾胃，温肾助阳，疏肝理气，泻热利湿。主治肾病综合征，病人大腹膨胀，四肢肿胀，面目虚浮，两胁作痛，小便不利，大便闭结，呕吐少食，口苦咽干，舌苔白厚腻或稍黄，脉滑而有力。辨证为气滞水蓄，水气同病。气滞则水积，水积则气郁，气与水互结，阻遏三焦，不得运行，故见大腹膨满，四肢肿胀；气不得行则两胁作痛；木气侮土，脾失健运，故见脘腹胀满，小便不利，大便闭结等。

【方义】方中六君子汤健脾胃除痰湿；丁香、肉桂、草果仁温振脾阳；枳壳、厚朴、槟榔、香附、青皮、木香疏郁理气以醒脾；大黄清泻胃热以利湿浊。诸药相伍共奏强健脾胃，温肾助阳，疏肝理气，泻热利湿之功效。病人服药后尿量增多，排气增多，腹部胀满随之宽松，水肿随之减轻，直至消退，尿蛋白也随着水肿的消退而逐渐减少。

【出处】孙元莹，郭茂松，姜德友．张琪治疗肾病综合征经验介绍［J］．辽宁中医杂志，2006，33（8）：920～922

【方名】疏凿饮子加减（张琪）

【药物组成】羌活、泽泻各10g，秦艽、茯苓皮、生姜皮、商陆、椒目、大腹皮各15g，槟榔20g，海藻、赤小豆、二丑（砸碎）各30g。

【功效主治】发汗利小便通大便，表里上下分消水。主治肾病综合征，病人周身浮肿，头面肿甚，喘息口渴，口干咽干，小便不利，大便闭结，脘腹胀满，舌质红、舌苔白厚，脉沉数或沉滑而有力，辨证为水热壅结于三焦。三焦为水液代谢的枢纽，三焦功能通调，则水液分布代谢正常，反之感受外邪，饮食内伤，气滞不调，则三焦水湿与热邪郁结不得输布，出现周身上下水肿。

【方义】本方发表、泻下、利尿三者合用，其中羌活、秦艽发汗解表，开鬼门使水从汗解；大腹皮、生姜皮、茯苓皮辛散淡渗消皮肤之水；商陆、槟榔破坚攻击使水湿从大便排出；椒目、赤小豆、泽泻利水道使水从小便出；海藻、二丑软坚散结攻逐水饮，实践证明，效果满意。

【出处】孙元莹，郭茂松，姜德友．张琪治疗肾病综合征经验介绍［J］．辽宁中医杂志，2006，33（8）：920～922

【方名】中满分消丸（张琪）

【药物组成】黄芩、黄连、草果仁、槟榔、半夏、猪苓、泽泻、知母、陈皮、姜黄、茯苓、生晒参各15g，白术、干姜各10g。

【功效主治】健脾胃，祛湿热。主治肾病综合征，病人周身水肿，腹部膨满，腹水明显，小便不利，大便闭结，五心烦热，恶心呕吐，胃脘胀满，口干纳少，舌质红、苔白黄厚腻，脉弦滑或弦数，往往伴有大量蛋白尿或肌酐、尿素氮升高。此型的主要病机为脾气虚不能升清而湿浊中阻，胃气滞不能降浊而郁热阻滞，从而形成虚中夹瘀，湿热中阻之证。

【方义】方中生晒参、白术、茯苓健脾以除湿；干姜、草果仁温脾阳以燥湿；四苓淡渗利湿健脾，二陈化痰湿，除湿浊，使脾阳健而清阳升。黄芩、黄连苦寒清胃热以除痞满；知母滋阴，协同芩连清热，热清则浊阴降，清升浊降则胀满自除。脾胃不和又肝气得以乘之，又用枳实、厚朴、姜黄，以平肝解郁，行气散满。本方由四君、四苓、二陈、泻心等组成，看似药味复杂，实则配伍严谨。肾病综合征病人多有脾胃不和之证、湿热中阻之候，服此方后胃脘症状大多明显好转，尿量也随之增多，蛋白尿、管型也随之减少或消失。

【出处】孙元莹，郭茂松，姜德友．张琪治疗肾病综合征经验介绍［J］．辽宁中医杂志，2006，33（8）：920～922

【方名】肾病综合征自拟方（张琪）

【药物组成】白花蛇舌草50g，蒲公英、金银花各30～50g，生地20g，萹蓄、瞿麦、车前子、地骨皮、滑石、麦冬、甘草各15g，大黄7.5g。

【功效主治】养阴清热、解毒化瘀。主治肾病综合征，病人经过激素治疗之后，表现为满月脸，面部痤疮，皮肤疮疖，毛发增生，五心烦热，咽痛口苦，甚则口舌生疮，脉滑数，舌质红，苔白黄而干等一系列湿毒阻滞、阴虚内热症状。

【方义】其中萹蓄、瞿麦、车前子、滑石清热利水通淋；生地、地骨皮清热养阴；白花蛇舌草、蒲公英、金银花清热解毒；大黄为苦寒泻下药，此处取其清热解毒、开瘀利水通淋之效，用量宜小，一般5～10g，多用则导致泄泻，少量则通淋止痛开瘀，为方中不可缺少之药。

【出处】孙元莹，郭茂松，姜德友．张琪治疗肾病综合征经验介绍［J］．辽宁中医杂志，2006，33（8）：920～922

【方名】参芪地黄汤加减（张琪）

【药物组成】红参15g，黄芪30g，熟地20g，山茱萸、山药、茯苓、丹皮、泽泻各15g。

【功效主治】温肾健脾。主治肾病综合征，病人倦怠乏力、畏寒肢冷、纳少便溏、脘腹胀满，舌体淡胖、舌质淡，舌苔白滑，脉沉或沉滑等。辨证为脾肾阳虚。

【出处】孙元莹，郭茂松，姜德友．张琪治疗肾病综合征经验介绍［J］．辽宁中医杂志，2006，33（8）：920～922

【方名】清心莲子饮加减（张琪）

【药物组成】黄芪30g，党参20g，麦冬20g，地骨皮15g，白茅根50g，茯苓20g，生地20g，车前子15g，小蓟50g，甘草15g。

【功效主治】益气阴、利湿热止血。主治原发性肾小球肾病，以反复不愈血尿为主要症状，伴有周身乏力，气短心悸，腰膝酸软，咽干口燥，手足心热，舌淡，脉沉数或细数无力。辨证为气阴两虚，湿热留恋，血失固涩，溢于脉外。

【方义】久病血尿，以气失统摄为多，血尿日久必将伤及阴分，而且湿热内停又容易灼伤血脉，故张教授立此一法，黄芪、党参补气；生地、地骨皮、麦冬滋阴固摄；茯苓、车前子利水渗湿通淋；白茅根、小蓟清热解毒利湿止血。此时如单纯见血止血。则血更难止，必以补气滋阴从本论治，方能达到固涩止血效果。

【出处】孙元莹，郭茂松，王暴魁等．张琪治疗原发性肾小球肾病经验介绍［J］．时珍国医国药，2007，18（2）：509～511

【方名】参芪凉血汤（张琪）

【药物组成】黄芪30g，党参20g，黄芩15g，生地20g，赤芍20g，侧柏叶20g，茜草20g，白茅根30g，甘草10g。

【功效主治】益气清热，凉血止血。主治原发性肾小球肾病，尿血日久不愈，尿道灼热，身热不退，午后尤甚，气短乏力，精神疲惫，舌淡红，苔白而干，脉细弱或虚弱。辨证为下焦蕴热日久耗气，邪热迫血妄行，气虚统摄失司。适用湿象表现不明显，以热象为主，邪热迫血妄行而致的血尿，日久而引起气虚诸症出现。

【出处】孙元莹，郭茂松，王暴魁等．张琪治疗原发性肾小球肾病经验介绍［J］．时珍国医国药，2007，18（2）：509~511

【方名】自拟益气养阴摄血合剂1（张琪）

【药物组成】侧柏炭20g，大黄炭10g，阿胶15g，蒲黄炭15g，生地25g，熟地25g，黄芪30g，党参20g，血余炭15g，地榆炭20g，小蓟30g。

【功效主治】益气养阴。主治气阴两虚IgA肾病，患者反复出现血尿，迁延不愈，症见周身乏力，气短心悸，腰酸膝软，咽干口燥，手足心热，舌淡，脉沉细或细数无力，属气阴两虚之证。

【方义】方中用黄芪以补气，生地、熟地、阿胶滋阴益气以固摄，诸炭止血标本兼顾。此时见血止血则难使血止，必以补气滋阴从本论治，方能达到固摄止血之效。当然，诸炭类止血相辅相成亦不可忽视，中药方剂之配伍，有主有辅，君臣佐使，非单味药可以解决，张老认为以此方治疗IgA肾病日久不愈常可获良效。

【出处】林启展，马育鹏，潘碧琦等．张琪教授辨治IgA肾病尿血证经验［J］．广州中医药大学学报，2006，23（3）：234~236

【方名】自拟益气养阴摄血合剂2（张琪）

【药物组成】生地、熟地各20g，生山药20g，阿胶15g，白芍15g，龙骨20g，牡蛎20g，海螵蛸20g，茜草20g，白头翁15g，金樱子15g，龟版20g。

【功效主治】滋阴凉血。主治IgA肾病，患者症见头昏腰酸，疲倦乏力，五心烦热，肉眼血尿或镜下血尿，舌红苔白少津，脉细数。辨证属肾阴亏耗相火妄动者。

【方义】生熟二地、阿胶、龟版、生山药滋补肾阴，芍药养血敛阴，白头翁清热凉血，味苦而涩，凉血中兼有固涩之功，海螵蛸味涩收敛止血，茜草性寒凉血止血，金樱子、龙骨、牡蛎收敛固涩。全方以滋阴补肾药为主，辅以清热止血、收敛固涩之品，适用于IgA肾病之血尿日久不止之证，用之多能收效。

【出处】林启展，马育鹏，潘碧琦等．张琪教授辨治IgA肾病尿血证经验［J］．广州中医药大学学报，2006，23（3）：234~236

【方名】清热解毒饮加减（张琪）

【药物组成】柴胡 20g，生石膏 50～100g，白花蛇舌草 50g，双花 50g，连翘 20g，公英 30g，瞿麦 20g，大黄 5g，生地 30g，玄参 20g，甘草 10g。

【功效主治】疏风清热，利湿解毒。主治原发性肾小球肾病，尿色鲜红或色如浓茶，恶寒发热，肢体酸痛，尿频、尿急、尿痛，舌边尖红，苔白而干，脉滑数。辨证为外邪侵袭，湿热蕴蓄下焦。

【方义】柴胡解肌清热透邪外出，生石膏清热泻火，二者相配解表清热效果尤佳；同时金银花、连翘、白花蛇舌草、蒲公英皆为清热解毒之品；生地、玄参养阴清热；生大黄泻下焦湿热，利水通淋。诸药相伍外疏内清，表里皆安，血尿自止。

【出处】孙元莹，郭茂松，王暴魁等．张琪治疗原发性肾小球肾病经验介绍［J］．时珍国医国药，2007，18（2）：509～511

【方名】八正散寒汤（张琪）

【药物组成】瞿麦、萹蓄、大黄、木通、车前子、滑石、甘草、小茴、肉桂。

【功效主治】清热利湿通淋、温通散寒。主治慢性肾盂肾炎，小便频数，艰涩难下，尿道灼热疼痛，或见发热，小腹觉凉，下肢欠温，舌质红，脉数或沉。

【出处】王暴魁，张少麟，王颖．张琪治疗慢性肾盂肾炎临床经验拾贝［J］．黑龙江中医药，1994，（6）：1～2

【方名】清心莲子温肾汤（张琪）

【药物组成】黄芪，党参、石莲子、茯苓、柴胡、寸冬、车前子、白花蛇舌草、公英、茅根、小茴、肉桂、附子、橘核、甘草。

【功效主治】益气清热，解毒，清热利湿，温阳散寒。主治慢性肾盂肾炎，小便涩痛频急较轻，尿有余沥，受凉或劳累或房劳则加重，倦怠乏力，口干，腰酸困痛或腰背冷感，小腹凉，膝软足凉，舌质红或尖红，苔薄白少津，脉沉弱。

【出处】王暴魁，张少麟，王颖．张琪治疗慢性肾盂肾炎临床经验拾贝［J］．黑龙江中医药，1994，（6）：1～2

【方名】温肾湿热汤（张琪）

【药物组成】附子、肉桂、小茴、故纸、贯众、瞿麦、萹蓄、公英、地丁、马齿苋、白花蛇舌草、黄芩、甘草。

【功效主治】温补肾阳，解毒，清热利湿。主治慢性肾盂肾炎，小便频数，尿道涩痛或不适，腰膝冷痛，畏寒，男子阴囊湿冷，女子白带量多清稀、尿色黄、舌苔白、脉沉。

【出处】王暴魁，张少麟，王颖．张琪治疗慢性肾盂肾炎临床经验拾贝［J］．黑龙江中医药，1994，（6）：1~2

五、肝　病

（一）概论

慢性肝炎包括慢性迁延性肝炎（简称“慢迁肝”）和慢性活动性肝炎（简称“慢活肝”）两类。其病因主要为乙型肝炎病毒，两者均可由急性肝炎演变而来（急性期可以不明显）。如急性肝炎的病程超过6月~1年，症状持续或肝功能试验仍有异常，即可认为已进入慢性阶段。“迁肝”的病情发展属良性，多数病人迁延多年后病情好转、稳定，肝功能试验恢复正常，达到临床痊愈，极少数变为“慢活肝”。后者病情较复杂，且可有自身免疫机制的参与，亦可有肝硬变的伴发，最终演变成肝硬变，预后较差。

肝硬化是一种常见的慢性肝病，可由一种或多种原因引起肝脏损害，肝脏呈进行性、弥漫性、纤维性病变。具体表现为肝细胞弥漫性变性坏死，继而出现纤维组织增生和肝细胞结节状再生，这三种改变反复交错进行，结果肝小叶结构和血液循环途径逐渐被改建，使肝变形、变硬而导致肝硬化。本病早期可无明显症状，后期则出现一系列不同程度的门静脉高压和肝功能障碍，直至出现上消化道出血、肝性脑病等并发症死亡。属中医学积聚、癥瘕。

肝硬化是引起腹水的主要疾病，肝硬化腹水俗称肝腹水。正常人腹腔内有少量的游离腹水，一般为50毫升左右，起着维持脏器间润滑作用，当腹腔内出现过多游离液体时，称为腹水。肝硬化是引起腹水的主要疾病，肝硬化患者一旦出现腹水，标志着硬化已进入失代偿期（中晚期）。属于中医鼓胀范畴。

黄疸又称黄瘅。为胆色素代谢障碍引起血液中胆红素浓度增高，渗入组织，尤其是巩膜、黏膜和皮肤，使之黄染的征象。以身黄、目黄、小便黄为特征之病证。中医认为黄疸多由感受时气疫毒，或酒食不节，湿热或寒湿内阻中焦，以致肝胆脾胃机制失调，气机郁滞，胆失疏泄，迫使胆汁不循常道所致。大致包括西医之病毒性肝炎、肝硬化、溶血性黄疸、胆石症、胆囊炎、钩端螺旋体病等，均可参照黄疸治疗。

脂肪肝是指由于各种原因引起的肝细胞内脂肪堆积过多的病变。正常肝内脂肪占肝脏湿重的3%~5%，由于各种原因使肝脏脂肪代谢功能发生障碍，导致脂类物质的动态失衡，过量的脂肪在肝细胞内蓄积，若蓄积的脂肪（主要是甘油三酯）含量超过肝湿重的5%，或在组织学上有50%以上肝细胞脂肪化，即称为脂肪肝。多数情况下，肝脂肪沉积是可逆的，绝大多数的脂肪肝预后良好。

（二）论治

【方名】慢肝六味饮（邓铁涛）

【药物组成】党参、茯苓、黄皮树叶（注）各15g，白术12g，甘草5g，川萆薢10g。

【功效主治】健脾补气，扶正抑木。适于单纯脾气虚型的慢性肝炎患者，临床主要表现为面色淡白，少气自汗，倦怠身重，食欲不振，胁部不适，腹胀便溏，舌淡嫩或有齿印，苔白或带浊，脉虚弱。

【方义】本方取四君子汤补气健脾，黄皮树叶疏肝解郁，行气化浊，川萆薢去除困郁脾土之湿浊。

【加减应用】若脾虚较甚，气短声低，精神不振者，加黄芪15~25g，湿浊上泛，而并见脘闷，恶心呕吐，舌苔厚浊，脉缓滑者，加法夏10g，砂仁6g以和胃降浊，湿浊中阻，肢体困重，腹胀便溏明显者，加苡仁15g，白蔻仁6g，以通阳除湿，肝气郁结，胁痛较显，急躁、头痛，脉兼弦者，加素馨花、郁金各10g以舒肝解郁，肝阴不足，头目眩晕，失眠多梦，舌边尖红，苔少，脉弦细稍数者，加桑寄生30g，（或桑椹15g）、旱莲草、女贞子（或五味子）各12g，以太子参20g易党参，去川萆薢，以养肝阴；兼肾阴虚，面白唇红，头晕眠差，口干咽燥，腰膝酸痛，舌质红嫩，苔薄白或苔少，脉细数而弱者，加首乌30g，山萸肉12g，熟地20g，桑寄生30g，旱莲草12g，以太子参18g易党参，淮山12g易白术以养肾阴；兼肾阳虚，面色青白或暗晦，精神不振，腰腿酸痛，四肢欠温，脉兼迟或稍沉者，加杜仲、狗脊各15g，巴戟、肉桂各12g，楮实子10g，以温补肾阳，血淤阻络，而并见面色黧黑或唇色紫暗，胁痛明显，胁下症块（肝大，质较硬易扪及)，舌质紫暗，或有淤点，脉弦缓或涩的，选加丹参15g，茜根10g，桃仁10g，蛰虫10g，活血祛淤，湿郁化热，口苦，小便黄浊，或轻度黄染，或低热，舌嫩红，苔黄白厚浊，脉虚数，选加金钱草25g，田基黄（或鸡骨草）25g，茵陈24g，以太子参18g易党参，以清利湿热。

【出处】周海平，邓中炎．邓铁涛治疗慢性肝炎经验［J］．湖北中医杂志，1981，(3)：11~13

【方名】四君子汤加味（邓铁涛）

【药物组成】党参15g，茯苓15g，白术15g，甘草5g，革薢10g，楮实子15g。

【功效主治】补气健脾，疏肝解郁，行气化浊。本方适用于单纯脾气虚型的慢性丙肝患者，临床症见面色淡白，少气自汗，倦怠乏力，身重，食欲不振，胁部不适感，腹胀便溏，舌淡嫩或胖有齿印、苔白或兼浊，脉虚弱。

【方义】本方取四君子汤补气健脾，楮实子疏肝解郁、行气化浊，革薢祛除困郁脾土之湿浊。

【加减应用】脾虚较甚，并见气短声低、精神不振者，加黄芪15~25g，兼湿浊上泛，并见脘闷、恶心呕吐、舌苔厚浊、脉缓滑者，加法半夏10g，砂仁6g以和胃降浊；若湿浊中阻，以身肢困重、腹胀便溏明显者，加薏苡仁15g，白豆蔻6g以通阳除湿；兼肝气郁结，并见胁痛较明显，易急躁、头晕头痛、脉弦者，加柴胡12g，郁金10g以舒肝解郁；兼肝阴不足，并见头目眩晕、失眠多梦、舌边尖红、苔少、脉弦细弱者，加桑寄生30g，女贞子12g，以太子参20g易党参，去革薢，以养肝阴；兼肾阴虚，并见面白唇红、头晕、睡眠不佳、口干咽燥、腰膝酸痛、舌质红嫩、苔薄白或苔少、脉细数而弱者，加首乌30g，山茱萸12g，熟地黄20g，桑寄生30g，旱莲草12g；兼肾阳虚，并见面色青白、精神不振、腰腿酸痛、四肢欠温、脉兼迟或稍沉者，加杜仲15g，巴戟天12g，肉桂2g，以温补肾阳；兼血瘀阻络，并见面色黧黑或唇色紫暗、胁痛明显、肋下癥块、舌质紫暗、或有瘀点、脉弦缓或涩者，加丹参15g，茜草根12g，桃仁10g，以活血祛瘀；兼湿郁化热，并见口苦、小便黄浊、或轻度黄染、或低热、舌嫩红、苔黄白厚浊、脉虚数者，加金钱草25g，茵陈25g，鸡骨草25g，以清利湿热。

此外，邓老根据慢性丙肝的特点，采用健脾舒肝、行气活血、除湿解毒的治疗法则组成协定方“肝舒胶囊”。该方的主要药物有：太子参、茯苓、白术、萆薢、楮实子、丹参、珍珠草、白芍、白花蛇舌草、甘草等。在经过数十例慢性丙肝患者服用后，显示出良好的疗效。

【出处】肖会泉，罗日永．邓铁涛治疗慢性丙型肝炎经验［J］．中医杂志，1999，40（9）：524～525

【方名】肝硬化自拟方（邓铁涛）

【药物组成】处方一：白丽参9g，陈皮1.5g，炖服以健运脾阳；处方二：太子参、白术、菟丝子、丹参、雷丸各12g，茯苓、楮实、芜荑各9g，何首乌15g，谷芽24g，甘草5g。

【功效主治】健脾，养肝活血，软坚驱虫。用于血吸虫肝硬化。

【附注】对于血吸虫肝硬化，邓老认为病因是虫，病位在肝，但由于经久不愈，正气已败，损及他脏，为正虚邪实之证，其中腹水之形成，与脾虚不能健运，水湿停留关系最大，故治疗以健脾为主，兼予养肝、驱虫。

【出处】邓中光．邓铁涛教授临证中脾胃学说的应用（二）［J］．新中医，2000，32（3）：11～12

【方名】软肝煎（邓铁涛）

【药物组成】太子参、白术、茯苓、萆薢、楮实子、菟丝子、鳖甲、土鳖虫、丹参、甘草。

【功效主治】补气健脾、养肝肾。主治肝硬化晚期出现腹水。

【加减应用】腹水未退时则攻补兼施，加牵牛子逐水，炒穿山甲活血软坚；腹水退后则以补气健脾，养肝肾为主，加麦芽、大枣、黄芪等增强补气健脾功效，并稍加利水活血的益母草。

【出处】严峻峻，刘小斌．邓铁涛教授治疗肝硬化验案1则［J］．新中医，2002，34（3）：20

【方名】和肝汤（方和谦）

【药物组成】当归12g，白芍药12g，白术9g，柴胡9g，茯苓9g，生姜3g，薄荷（后下）3g，炙甘草6g，党参9g，苏梗9g，香附9g，大枣4枚。

【功效主治】调和气血、疏理肝脾、体用结合、补泻适宜。主治肝郁血虚，脾胃失和，两胁作痛，胸胁满闷、头晕目眩，神疲乏力，腹胀食少，心烦失眠，月经不调，乳房胀痛，脉弦而虚者。

【方义】“和肝汤”的组成有三个特点：其一，本方以当归、白芍药为君药，养血柔肝。肝为刚脏，体阴而用阳，当归、白芍药以阴柔之性涵其木。其二，以柴胡、薄荷、苏梗、香附为臣药；柴胡、薄荷疏肝解郁，加入苏梗、香附不仅降肝之逆，且能调达上、中、下三焦之气。四药合用有疏肝解郁、行气宽中之功，此所谓：“肝欲散，急食辛以散之。”以辛散之剂遂其性。其三，又以党参、茯苓、白术、甘草四君汤为佐药，甘温益气、健脾和胃。既遵仲景“见肝之病，知肝传脾，当先实脾”之旨，又收“肝苦急，急食甘以缓之”之用，达到以甘温缓急杜其变的目的。上述特点使“和肝汤”成为一个调和气血、疏理肝脾、体用结合、补泻适宜的方剂，在临床上广泛应用于肝脾失和的多种病证。

【加减应用】以肝郁脾虚、气血失调为主证，根据兼证的寒热虚实加减用药。

【出处】李文泉，权红，高剑虹等．方和谦创“和肝汤”的组方原则和临床应用［J］．上海中医药杂志，2008，42（2）：1~3

【方名】阻肝硬变饮（李玉奇）

【药物组成】马鞭草20g，连翘20g，公英20g，生侧柏15g，山栀15g，卷柏20g，黄连15g，龙胆草15g，桃仁10g，红花10g，地龙10g，海金砂15g，黄芪10g，当归25g，白芍20g，白术20g，石韦15g，香橼15g，槟榔15g，桂枝10g。

【煎服方法】以赤小豆50g煮水煎药。

【功效主治】养肝理脾，化湿解毒，消肿化瘀。用于治疗慢性迁延性肝炎，患者面色晦暗无华，双目少神。自觉乏力异常，胸胁隐痛，日晡低热，脘腹胀满，食少纳呆，或见蜘蛛痣、肝掌。脉来弦实，舌绛苔黄白相间。

【方义】马鞭草、连翘、公英、生侧柏充当“四门卫”，解毒消肿，扫清肝脾之路；山栀、卷柏、黄连、龙胆草乃本方之“四君子”，泻肝清火，降浊阴；桃仁、红花、地龙、海金砂实为“四剑客”，活血化瘀，攻打将军府；黄芪、白芍、当归、白术甘作“四进士”，养肝理脾，坚守后宫院。

【出处】张会永．临证如迎战　组方如布阵　用药如遣兵［J］．中华中医药学刊，2007，25（3）：444～446

【方名】柔肝软坚饮（李玉奇）

【药物组成】旱莲草20g，柴胡20g，土茯苓20g，琥珀10g，生蒲黄10g，牡蛎40g，龟版25g，鳖甲25g，瞿麦20g，青皮10g，当归25g，桃仁15g，茅根20g，丝瓜络15g，漏芦15g，黄芪15g。

【功效主治】益气柔肝、软坚化瘀、疏通气机。用于治疗单腹胀。患者除腹胀如鼓外，可表现为胸胁胀满不疼，呃逆欲吐不吐，午后低热不下，消瘦与腹胀明显对照，脉来弦实有力，舌质多淡，灰苔如云叠。临床重要体征为肝脾肿大，若治疗及时而得当，是可以延长生命的。

【方义】方中旱莲草、当归、柴胡、黄芪坐镇中央，柔肝益气，休养生息。久病似连年征战，内部杂乱，肝脾脉络受阻，恶血流内，以琥珀、生蒲黄、桃仁等疏理内政，更以土茯苓、瞿麦、青皮疏理气机，仿韩信之“明修栈道”，而此时龟版、鳖甲、牡蛎借丝瓜络、漏芦之通络暗渡陈仓，软肝散结。

【附注】师谓：单腹胀之肝脾肿大，辨证为积聚内停，古方常用三棱、莪术攻伐之品。汝等切莫不假思索，沿用古方，却犯“虚虚实实”之戒。对肝脾肿大，我的毕生经验可归为“软坚”二字，以软坚代替攻伐，个中缘由，汝等慢慢领会。

肝硬化出现肝脾肿大，正气已虚，抗邪无力。故有盛人无积聚之说，《素问》指出“大积大聚，其可犯也，衰其大半而止。”是说驱邪要顾护正气。肝脾肿大或日攻伐，或日扶正，师翁避开攻伐之争，总结出“软坚”大法，以咸以软坚，譬之愚公移山，消肝脾肿大于不觉。即不扰正气之不足，又避开病邪之锐气。

现代医学对脾肿大，尤其是出现脾功能亢进时，往往采取切脾保肝以期达到李代桃僵之目的，然而患者切除脾脏之后，出现种种症状：形瘦自汗、四肢沉重、心悸气短、惊恐少寐、食少纳呆、胃胀腹满、衄血便溏、唇裂甲青……尽管中医之“脾”与西医之“脾”不能相提并论，但临床实践表明，割除脾脏之后，脾气大伤，元气大亏，脾脏缺如，更无力运化。

【出处】张会永．临证如迎战　组方如布阵　用药如遣兵［J］．中华中医药学刊，2007，25（3）：444~446

【方名】养肝育阴煎（李玉奇）

【药物组成】土茯苓20g，猪苓20g，泽泻20g，当归25g，文蛤40g，浮萍15g，全蝎5g，阿胶50g，冬瓜仁20g，白术20g，大腹皮20g，桑皮40g，白芍20g，姜皮20g，石斛20g，槐花40g，茅根25g，女贞子20g。

【煎服方法】以黑豆50g煮水煎药。

【功效主治】养肝柔肝、利水育阴。用于鼓胀后期，严重腹水，病患急剧消瘦，面容憔悴无华，少气无力，呼吸短促，全无食欲，小便短涩，甚至出现癃闭。此阶段病情错综复杂，极易反复一段时间稳定并向好转方向演化；一段时间突然加重，高热、吐血、腹满尿闭，甚至出现晕厥、神昏谵语。

【方义】方中猪苓、泽泻、阿胶取法猪苓汤，利水育阴；当归、白芍、女贞子、石斛等柔肝养肝；文蛤效法仲景之文蛤散，利水而补阴之不足；槐花清肝降压，降门脉高压；白茅根凉血止血，防出血于未然；地肤子、浮萍化气行水。

【附注】师谓：肝水治法，古方传下十枣汤，尔等切莫孟浪，见水利水，加速病亡。治水要则乃“化湿”二字，以化湿代替利水，其中道理，尔等细细体会。

肝硬化出现腹水，已到中晚期。此时虽腹内停水，而机体确是一派阴亏津液不足之象，日晡低热即可为证。如大肆利尿，更损阴液，导致津液干涸。此外，后期腹水，是由肝血所化，“血不利则为水”，反复利水，实伤肝血。师翁告以“化湿”二字，细细玩味，其中暗含气化之理：阴霾之气弥漫三焦，即是气机不得畅达，邪无出路，聚而为水，此时调畅气机，佐以渗湿之药，决渎通畅，而水湿自除。此外，“化”字还暗含天机：肝病自发病起，即多备受苦寒之药攻伐，寒凝则气滞，何谈气化？于此之时，当少佐温药以煦之，水湿自能

“气化则出矣”！师翁于此常以生姜皮温化膀胱之气以“洁净腑”，以浮萍温通肌表之寒以“开鬼门”。

【出处】张会永．临证如迎战　组方如布阵　用药如遣兵［J］．中华中医药学刊，2007，25（3）：444～446

【方名】健脾疏肝饮（颜德馨）

【药物组成】苍术9g，白术9g，桂枝4.5g，茯苓9g，厚朴9g，郁金9g，木瓜6g，谷麦芽（各）9g，姜半夏9g，青陈皮（各）6g，甘草3g。

【功效主治】健脾疏肝。主治慢性肝炎，早期肝硬化患者属脾虚肝郁、湿浊内蕴者。

【出处】颜新．颜德馨治疗肝病经验方二则［J］．江苏中医，1998，19（10）：12～13

【方名】犀泽汤（颜德馨）

【药物组成】广犀角粉（吞）3g，泽兰9g，大金钱草30g，土茯苓30g，平地木30g，败酱草15g。

【功效主治】清热利湿，活血祛瘀。用于乙型肝炎、肝硬化患者属湿、热、瘀交结为患，症见面色晦黄，巩膜混浊，神萎乏力，烦躁易怒，口苦而黏，脘腹胀满，不思饮食，嗳气泛恶，胁肋胀痛或刺痛，小溲黄赤，脉弦数或濡数，舌红有紫斑，苔黄白而腻。

【方义】方以广犀角、泽兰入血以清热解毒，活血化瘀为君；臣以土茯苓、金钱草、平地木以疏肝清热，利尿化湿；败酱草凉血活血为佐，六药皆归肝脾等经，故无须赘加引经药为使。诸药配伍，共奏清热毒，消瘀血，利湿浊之功效。

广犀角不仅善清热凉血，且解毒力大功宏，正如李时珍所谓“犀角能解一切诸毒”，对乙型肝炎的SGPT长期不降及HBsAg转阴多有效。苍术能解郁、燥湿、辟恶，历代诸多医家对其极为推崇，如刘守真谓“苍术一味，学者最宜注意”，朱丹溪谓“苍术治湿，上中下皆有可用，又能总解诸郁，”李时珍谓“辟一切恶气，”临床常用于乙型肝炎湿浊交结难化者。广犀角与苍术同用，擅长搜剔血分湿热，对于某些缠绵难愈的乙型肝炎患者，经辨证属湿热交结为患的，常可取得意想不到之效。

【加减应用】湿重者加苍术、猪苓、赤苓、生苡仁；气滞甚者加沉香曲、川楝子、大腹皮、枳壳、广木香；瘀血证明显者加丹参、桃仁、郁金、红花、赤芍、延胡索、三棱、莪术；热重加银花、山栀、夏枯草、蒲公英；热毒甚则选加白花蛇舌草、龙葵、蜀羊泉、蛇莓、半枝莲、七叶一枝花、石打穿等。

【出处】颜新．颜德馨治疗肝病经验方二则［J］．江苏中医，1998，19（10）：12～13

颜新．颜德馨治疗乙型肝炎的经验［J］．黑龙江中医药，1985，（2）：3～4

【方名】下瘀血汤（颜德馨）

【药物组成】大黄9g，桃仁20枚，䗪虫20枚（熬，去足）。

【功效主治】活血化瘀。用于治疗臌胀。

【方义】方中大黄荡涤瘀血，桃仁活血化瘀，䗪虫逐瘀破结，三药相合，破血之力颇强。

【加减应用】对大量腹水，腹胀难忍，小溲极少，体质尚实者，本方与峻下逐水商陆、大戟、芫花同用；或以甘遂粉少量蜜糖调服；或以黑丑末少量研末冲服；体质较虚，又可以与党参、黄芪、白术等补益之品同用。对本病的治疗当宗《内经》“大毒治病，十去其六”之训，衰其大半而止，或以糜粥自养，或以健脾之丸药善后，以防及正元。颜师在处方中，必参活血之品，常用药如益母草、泽兰叶、地鳖虫、丹参、赤芍等活血利水搜剔之品，颇有事半功倍之效。

【出处】魏铁力．颜德馨治疗臌胀经验［J］．实用中医杂志，1992，（4）：4～5

【方名】肝一方（张琪）

【药物组成】柴胡15～20g，白芍10g，枳实15～20g，甘草15g，白术15～20g，茯苓15～20g。

【功效主治】柔肝止痛，敛阴养血。主治迁延性或慢性肝炎见下列症状者。①肝区（右季肋部）隐痛或胀痛、刺痛，腹胀满，食纳不佳，全身疲乏，头晕心烦，目干涩，手足心热，小溲色黄，舌苔白腻，脉弦滑或滑数。②肝肿大（少数病人有脾肿大），触之痛，肝功能有改变（或无改变），有蜘蛛痣及肝掌。

【方义】本方以白芍为主药，取其柔肝止痛，敛阴养血之功，为治肝脾不和、肝气郁滞之要药。适用于肝气不和所致的胸腹疼痛、痛经、手足拘挛等症。日本吉益东洞氏谓："白芍主治结实拘挛也。"以白芍能解痉而缓和肝气之"刚悍"，称之为柔肝。

【加减应用】血清谷丙转氨酶活性增高，可加龙胆草15g，板蓝根30g；乙肝表面抗原阳性者加白花蛇舌草50g，公英30g，以清热解毒；舌质红，小溲黄赤，手足热，热重于湿者，可加金银花30g，败酱草25g，大青叶20g；食纳不佳，可加山楂15g，麦芽30g，神曲15g；腹泻除加重茯苓、白术用量外，可选加扁豆15g，山药25g；脘腹胀满加厚朴、木香、槟榔；体弱气虚酌加人参、黄芪；部分正虚邪恋患者可用人参、黄芪与解毒清热之剂合用，肝功能亦多随之恢复或好转。

【出处】王颖航．慢性肝炎效方四首［J］．中国社区医师，2007，23（14）：32～33

【方名】肝二方（张琪）

【药物组成】当归20g，赤芍15g，生地20g，丹参20g，丹皮15g，桃仁15g，柴胡15g，甘草10g。

【功效主治】主治慢性肝炎、迁延性肝炎见下列症候者。①肝区、脾区（左、右季肋部）有顶、胀、热、痛之感，心烦易怒，掌心热红紫，目干，视物不清，有时齿衄、鼻衄，面色黧黑，妇女月经异常，经行发热。②舌质紫，有瘀斑，口唇紫，有蜘蛛痣，脉弦有力。③肝大或脾大，肝功能有改变。

【出处】王颖航．慢性肝炎效方四首［J］．中国社区医师，2007，23（14）：32～33

【方名】肝三方（张琪）

【药物组成】人参15～20g，黄芪30g，当归25g，白芍30g，白术20g，茯苓20g，枳实15g，郁金15g，丹参15g，山楂15g，甘草15g。

【功效主治】益气补血，补而不滞邪，通而不伤正。主治用于慢性肝炎见下列症候者。①病程久，体质瘦弱，呼吸气短，体衰乏力，食纳欠佳，腰酸腿软，眩晕耳鸣，脘腹胀满，便溏，胁痛。②无里热证（间或有假热现象，如口干苦，尿黄，脉虚数）。③肝脏肿大，肝功能有明显改变，舌苔白润或腻，脉弦细无力。

本方应用于病程久，病人身体虚弱，腰胁作痛，无里热证者。其功效为益气补血，疏肝理脾，寓消于补之中。适用于慢性肝炎见上述证候者。肝炎病人除湿邪郁壅实证者外，亦常见虚证，如胀满、嗳气、不思食、便溏等。

另外，清阳不升，浊阴不降可见眩晕、耳鸣，苔白或腻。若脾气虚失于运化，气血不足，可见倦怠乏力，面黄不泽，脉沉细无力等，均可用此方治之。

【方义】本方黄芪、人参大补肝经生升之气。黄芪性升，对于肝弱而不升之病情最为适宜，故以黄芪为主药，助以人参加强其补气升清之作用。气弱而血不足，故辅以当归、白芍养肝之体以助肝之用（肝体阴而用阳），肝气弱不疏，则气自留结，故用枳实、郁金、丹参等疏其壅滞，参、芪与枳、郁同用“补而不滞邪，通而不伤正”，同时重用参、芪辅以归、芍，又具有“阳生阴长”之妙，更增强益气补血之功。

【出处】王颖航．慢性肝炎效方四首［J］．中国社区医师，2007，23（14）：32～33

【方名】肝四方（张琪）

【药物组成】醋炙鳖甲40g，白芍40g，当归25g，郁金15g，红参15g（或党参50g），丹皮15g，青蒿20g，生地30g，丹参20g。

【功效主治】益气补血，育阴软坚。主治慢性肝炎、肝硬化、脾功能亢进。以下症状为应用本方之依据。①头晕，疲倦，手足心热，两胁胀痛，腰酸乏力，肝掌、蜘蛛痣，面色不华，口唇紫，舌紫无苔，腹胀，鼻衄或齿衄、吐血、便血，脉弦滑或数。②肝脾肿大，尤以脾肿大为明显，另见血红蛋白、红细胞、白细胞、血小板降低。

【方义】本方具有益气补血，育阴软坚的作用。以鳖甲为主药，具有滋阴潜阳，散结消瘕之作用。古人谓治胸胁积聚作痛，或久疟、疟母等症。疟母即脾肿大，故本药为治脾肿大之主药，辅以人参补气，当归、白芍与鳖甲、郁金、丹参介用则“补而不滞，消而勿伤”，此消补兼施乃治瘕积之大法。

【加减应用】本证若兼出血，如吐血、便血等，则于方中加入小蓟、藕节、地榆、血见愁、仙鹤草等止血之品。如气虚体弱，可加黄芪25~40g，人参15g。

【出处】王颖航．慢性肝炎效方四首［J］．中国社区医师，2007，23（14）：32~33

【方名】软肝化癥煎（张琪）

【药物组成】柴胡20g，白芍20g，黄芪30g，青皮15g，虎杖20g，郁金10g，茯苓20g，人参15g，山茱萸15g，枸杞子15g，炙鳖甲30g，蒲公英30g，五味子15g，白术15g，茵陈30g，黄连10g。

【功效主治】柔肝软坚，清热解毒。治疗肝炎后肝硬化，表现以脾大为主，腹胀满，胁肋胀痛，食少纳呆。

【方义】本方以炙鳖甲软坚散结为核心，取法《金匮要略》鳖甲煎丸之意，原方用于治疗久疟、疟母。疟母为久疟积于胁下结成病块，张老认为实则为脾肿大，鳖甲既有软坚散结之功，又有滋阴清热之力，脾大肝硬化大多出现五心烦热、舌红、脉细数等阴虚证候，故以鳖甲为首选；辅以青皮、郁金、虎杖、柴胡疏肝理气、活血化瘀；参、芪益气；白术健脾；白芍养阴；山茱萸、枸杞子补肾。全方配伍，消补兼施，以期达到“补而勿壅，消而勿伤”的效果。

【出处】孙元莹，吴深涛，姜德友等．张琪运用虫类药治疗疑难病经验介绍［J］．中国中医药信息杂志，2007，14（3）：72~73

【方名】清化四逆散（张琪）

【药物组成】柴胡、白芍、枳实、甘草、白术、茯苓、茵陈、黄连、黄芩、藿香、砂仁、陈皮、厚朴。

【功效主治】疏肝健脾，清化湿热，行气消胀。用于肝郁气滞、湿热中阻。症状：胁痛，腹胀，纳呆，口苦，乏力，便溏，尿黄，舌红，苔白或黄腻，脉滑。

【方义】张琪教授认为，一部分早期肝炎后肝硬化患者，血瘀征象不显著，其主要病机在于肝经气郁。此时当以疏肝解郁为主要治法，然肝为刚脏，体阴用阳，疏肝宜避辛燥伐肝，常用四逆散加味。肝炎后肝硬化多见腹胀纳呆、口苦苔腻、便溏尿黄等候，乃脾胃失和、湿热中阻，宜加入白术、茯苓以健脾助运，佐以茵陈、黄芩、黄连以清热，藿香、砂仁、厚朴、陈皮等以醒脾化湿。

【出处】王暴魁，谢宁，姜德友．张琪治疗肝炎后肝硬化经验［J］．中医杂志，1996，37（4）：202～203

【方名】化瘀软肝汤（张琪）

【药物组成】柴胡、生地、丹参、赤芍、当归、桃仁、丹皮、甘草。

【功效主治】活血化瘀，清热凉血。用于血瘀血热。症状：胁肋刺痛热痛，痛有定处，心烦易怒，蜘蛛痣，肝或脾肿大。有时齿衄或鼻衄，面色晦暗，妇女月经量多、早期。舌紫，脉弦有力。

【方义】张琪教授对于部分肝炎肝硬化，病程较短或病程长而正气亏虚不著，血瘀血热表现为主者，常用此方化裁。当归、丹参、赤芍、桃仁活血化瘀，生地、丹皮清热凉血兼能活血，柴胡疏肝以助血行，甘草调和诸药。共奏活血化瘀、清热凉血之效。张琪教授指出，此方专事活血，故不可久服，以免伤正。

【出处】王暴魁，谢宁，姜德友．张琪治疗肝炎后肝硬化经验［J］．中医杂志，1996，37（4）：202～203

【方名】消补护肝汤（张琪）

【药物组成】红参、黄芩、白术、茯苓、柴胡、白术、甘草、枳实、川朴、茵陈、焦山栀、丹皮、炙鳖甲、丹参、桃仁、郁金、泽兰叶。

【功效主治】益气健脾，柔肝疏肝，凉血活血，软坚散结，清化湿热。用于气阴两虚。症状：左右季肋部（肝脾区）顶胀、热痛，腹胀满（无腹水），心烦易怒，掌心热红紫，面色黧黑，目糊，气短乏力，羸瘦，舌紫，有瘀斑，口唇紫，有蜘蛛痣，脉弦有力。

【方义】张琪教授认为，该型病机极为复杂，气阴两虚、肝郁气滞、血热血瘀、脾虚失运、湿热蕴蓄交错并存，临床该型较为常见。方中参、芪益气，术、苓健脾，四逆散敛阴柔肝，茵陈、丹皮、焦山栀清利湿热，朴、实理气消胀满，丹参、丹皮、桃仁、炙鳖甲、郁金、泽兰叶活血软坚消癥，妙在参、芪、苓、术、芍、草与炙鳖甲、丹参、桃仁等合用，消补兼施，补而不壅，消而勿伤，乃治癥之大法，临床观察，疗效甚佳。

【出处】王暴魁，谢宁，姜德友．张琪治疗肝炎后肝硬化经验［J］．中医杂志，1996，37（4）：202～203

【方名】滋肾补肝汤（张琪）

【药物组成】女贞子、菟丝子、枸杞子、生熟地、当归、白芍、玉竹、山萸、山药、茯苓、泽泻、鸡血藤、丹皮、丹参。

【功效主治】滋补肝肾，活血通络。用于肝肾阴亏。症状：胁肋隐痛，面色晦暗无华，头昏眩，目糊，疲乏无力，腰酸腿软，足跟痛，低热，咽干口燥，失眠多梦，舌红少苔或少津，脉细数。

【方义】张琪教授认为，肝肾同源，故肝阴虚常与肾阴虚同见，治疗当补肝补肾同时并举。此方妙在补肝肾之阴为主，辅以山药、茯苓、泽泻健脾利湿，鸡血藤、丹皮、丹参以活血通络，使其补而不壅。若阴虚日久兼有阳虚表现，如气怯、神疲、下肢冷感或浮肿、小便不利，可酌加助肾阳之品，如仙灵脾、肉桂、巴戟天等。如有胃脘不适，可加山楂、紫苏、陈皮以和胃理气。

【出处】王暴魁，谢宁，姜德友．张琪治疗肝炎后肝硬化经验［J］．中医杂志，1996，37（4）：202～203

【方名】消蛊汤（张琪）

【药物组成】二丑、大黄、制甘遂、广木香、橘皮、茵陈、海藻、槟榔、白术、茯苓。

【功效主治】泄热逐水。主治腹大如瓮，高度腹水，脐突，胀满难忍，小便少黄赤，口干，舌赤，苔黄腻，手足心热，大便秘，脉弦滑数有力。

【附注】张琪教授认为，该证乃形气俱实，故当急则治标，峻下逐水。据临床观察，初服大便下行水样便，腹撑急宽松，继服则小便增多，腹胀满大减。此时可于方中加入益气之品，如黄芪、党参，健脾之药可加重用量。

【出处】王暴魁，谢宁，姜德友．张琪治疗肝炎后肝硬化经验［J］．中医杂志，1996，37（4）：202～203

【方名】东垣中满分消丸化裁（张琪）

【药物组成】黄芩、黄连、砂仁、枳实、半夏、陈皮、知母、泽泻、干姜、茯苓、白术、猪苓、党参、姜黄、槟榔、茵陈。

【功效主治】清化湿热，利水行气，健脾和胃。主治脘腹胀满，恶心不欲食，口苦口干，小便少色黄，大便溏黏秽，无矢气，头昏，五心烦热，舌红，脉滑。

【方义】张琪教授认为，此证属肝气郁热，水热中阻、脾胃不和、升降失常所致。方中党参、白术健脾除湿，干姜、砂仁振奋脾阳以燥湿，猪苓、茯苓、茵陈、泽泻淡渗利湿，槟榔行气利水，陈皮、半夏化痰湿，黄连、黄芩苦寒清热除满，知母滋阴，协同芩连清热，枳实、厚朴、姜黄以疏解肝郁，行气散满。对肝炎后肝硬化腹水具有水热中阻、脾胃不和者，取效甚捷。

【出处】王暴魁，谢宁，姜德友．张琪治疗肝炎后肝硬化经验［J］．中医杂志，1996，37（4）：202～203

【方名】慢肝自拟方（周仲瑛）

【药物组成】虎杖、平地木、半枝莲、土茯苓、垂盆草、田基黄、败酱草、片姜黄等组成。

【功效主治】清化瘀毒。用于慢性肝炎偏实者。

【加减应用】兼有痤疮发作或皮肤瘙痒者，周老认为属肝经湿热上犯肺经表位，常加用炙桑皮、夏枯草、野菊花、地肤子、白藓皮等药；脘腹胀满者加厚朴花、枳壳、藿梗、莱菔子、大腹皮等；转氨酶居高不降有湿热者应用垂盆草、鸡骨草、蒲公英、田基黄等，瘀毒重者加制大黄、丹参、赤芍、虎杖等，湿热不显时可选五味子、乌梅、枸杞子、二至丸等；兼有胆囊炎或胆石症者，常加郁金、鸡内金、海金砂、金钱草、路路通等；肝区疼痛者选片姜黄、炒延胡索、九香虫、失笑散等；伴有肥胖、高脂血症则加决明子、泽泻、生山楂等；伴有泛酸、胃痞则加黄连、吴茱萸、蒲公英等；头痛头昏者加白蒺藜、夏枯草等；有出血倾向者加茜草、仙鹤草、白茅根、大蓟、三七等。

【出处】叶放．周仲瑛教授辨证论治慢性肝炎的经验特色［J］．中华中医药杂志，2005，20（10）：604～606

【方名】化肝解毒汤（周仲瑛）

【药物组成】虎杖、矮地茶、半枝莲各15g，土茯苓、垂盆草各20g，赤芍、姜黄各10g，黑料豆10g，生甘草3g。

【功效主治】清化湿热，化解肝毒。主治慢性乙型肝炎。

【方义】虎杖、矮地茶、半枝莲为主，辅以土茯苓、垂盆草相互协同而奏清热化湿解毒之效，佐以黑料豆、甘草调养肝脾而解毒，取赤芍、姜黄入肝为使以凉血活血。

【加减应用】肝郁气滞加醋柴胡、香附；气火郁结加牡丹皮、栀子；湿热中阻加炒黄芩、厚朴；肠腑湿热加凤尾草、败酱草；湿热下注加炒苍术、黄柏；湿热黄疸较重加茵陈、栀子；热毒偏重酌加龙胆草、大青叶、蒲公英；湿浊偏重加煨草果、晚蚕砂；血分瘀毒加白花蛇舌草、制大黄；营分郁热酌加水牛角片、牡丹皮、紫草；肝郁血瘀酌加丹参、土鳖虫、桃仁；肝血虚加当归、白芍；肝肾阴虚加桑椹、旱莲草；阴虚有热加生地黄、石斛；脾气虚酌加党参、白术、黄芪；肾阳虚加淫羊藿、菟丝子。

【出处】倪纯明．周仲瑛治疗慢性乙型肝炎经验［J］．山东中医药杂志，2000，19（1）：41～42

【方名】扶正解毒自拟方（周仲瑛）

【药物组成】黄芪、太子参各12g，焦白术、茯苓、枸杞子、黄精各10g，虎杖15g，土茯苓20g，半枝莲15g，丹参10g。

【功效主治】扶正解毒。主治正虚毒郁型，平素体质较弱，常易感冒，不耐疲劳，或食欲欠佳，全身乏力，偶有腹胀或倦怠表现，面色萎黄暗滞，口苦而黏，大便时溏，小便时黄，苔薄腻，质淡红，或有瘀斑，脉细弦或濡软。病机为正虚邪恋，虚实夹杂，正气虚弱，邪毒内伏，病势迁延。

【方义】黄芪、太子参、白术、茯苓补气健脾渗湿；辅以枸杞子、黄精平补肝肾；佐以虎杖、土茯苓、半枝莲凉血解毒利湿；取丹参为使，入血凉血活血。治以扶正解毒。通过调养肝脾，匡正以祛邪；通过清化湿热瘀毒，祛邪以扶正。扶正解毒两法复合使用，相反相成。

【加减应用】平素阳虚自汗，气短懒言，易于外感，酌加防风、五味子、生牡蛎、浮小麦；脾虚便溏，酌加党参、莲子肉、龙眼肉、山药；偶有肝区隐痛，腰酸，或有失眠多梦等，或无不适而见阴血亏虚体质，酌加当归、白芍、女贞子、墨旱莲、炒枣仁、丹皮、桑椹、五味子、制首乌；阴虚有热，酌加大生地、金钗石斛；肾阳不足，加淫羊藿、菟丝子；肝郁气滞。加柴胡、香附；热盛化火，加黑山栀、丹皮；血瘀，加桃仁、穿山甲；湿困，加苍术、厚朴；热蕴。加茵陈、蒲公英。

【出处】王长松. 周仲瑛辨治无症状乙肝的思路探析［J］. 辽宁中医杂志，2002，29（3）：13～134

【方名】湿热瘀毒自拟方（周仲瑛）

【药物组成】虎杖、平地木、半枝莲、土茯苓各15～20g，垂盆草30g，田基黄、败酱草各15g，贯众、片姜黄各10g。

【功效主治】清化湿热瘀毒。用于治疗湿热瘀毒型乙肝，平素体质尚好，或阳热有余，或无明显不适，或见面色潮红，有赤丝血缕，口干苦而黏，大便秘结或溏垢，小便时黄，苔黄腻，质黯红或有瘀斑，脉弦滑或数。病机为湿热疫毒侵入体内，气病及血，致使瘀热内生，但邪实正亦不虚，正能与邪抗争，但尚未达炽烈程度，故而症状不突出。治以清化湿热瘀毒。

【方义】以虎杖、平地木为主，入血解毒，清热利湿；辅以垂盆草、田基黄、土茯苓清热利湿解毒；佐败酱草、贯众清热解毒活血；取姜黄活血行气，入肝为使。

【加减应用】热毒较明显，选加金银花、连翘、板蓝根、大青叶、蒲公英、龙胆草、白花蛇舌草、野菊花、山豆根、蚤休等；瘀热之征明显，选加丹皮、赤芍、丹参、紫草、茜草根、生地、红花、三七粉等；湿热中阻，加炒黄芩、厚朴；肠腑湿热，加风尾草；湿热在下，加炒苍术、黄柏；湿热发黄，加茵陈、黑山栀；湿浊偏重，加煨草果、晚蚕砂；血分瘀热，加白花蛇舌草、制大黄；肝郁血瘀，加全虫、马鞭草；食欲不振，加鸡内金、炒谷芽、陈皮、白蔻仁。

【出处】王长松. 周仲瑛辨治无症状乙肝的思路探析［J］. 辽宁

中医杂志，2002，29（3）：133～134

【方名】归芍六君子汤（徐景藩）

【药物组成】当归、丹参、三棱、莪术、鳖甲各10g，杭白芍、淮山药各15g，炒党参（或太子参）10～15g，茯苓15～20g。

【功效主治】柔肝健脾、活血消癥。用于治疗肝硬化。

【加减应用】①在肝硬化早期，多证属肝胃不和，舒肝和胃为早期的主要法则。然有“瘀血郁肝”的存在，故多配用活血化瘀之品。以肝郁为主者，用柴胡疏肝饮、四逆散、丹栀逍遥散加减；肝郁脾虚者可用柴平散（柴胡疏肝合平胃散）。但舒肝药偏重理气，理气大多辛散香燥，多用、久用，能伤血分，耗散元气。所以徐师云：但须防疏利太过，宜选酸敛之品，可加白芍、木瓜。《丹溪心法》云：“宜疏顺不宜疏利太过”。②配用活络药物。中医认为，肝之生理，其体为血，其用为气。胁痛长期不瘥，称之为“久痛入络”，故用活络之品使其通利。常用通草、丝瓜络、路路通、橘络、木瓜、广郁金、延胡索等。常用方剂有：手拈散（延胡索、五灵脂、豆蔻、没药），复元活血汤（柴胡、当归、天花粉、穿山甲、红花、桃仁、大黄、甘草）和旋覆花汤（旋覆花、葱管）等。③退黄。肝硬化常兼有黄疸，可酌加茵陈、茯苓等利湿退黄，如茵陈四苓汤、茵陈玉露饮等。

【出处】邵铭．徐景藩教授诊治肝硬化的经验［J］．湖北中医杂志，2003，25（12）：16～17

【方名】自拟健脾软坚汤（李济仁）

【药物组成】黄芪30g，党参15～20g，白术30g，茯苓30g，大枣14g，当归12g，柴胡10g，广郁金12～15g，大腹皮9～12g，土鳖虫6g，丹参30g，炮山甲12g。

【功效主治】健脾疏肝，化瘀软坚。用于肝郁脾虚证。面色萎黄，肢体倦怠，胁肋胀痛，脘腹胀满，食后加重，矢气觉舒，腹膨尿少，或大便溏，或下肢肿，舌苔薄白或白腻或微黄腻，舌质淡或紫暗，脉弦细或细滑。此乃肝失疏泄，肝病侮脾，气滞血瘀所致。

【出处】李济仁，张树生，李传方．中西医结合治疗肝炎后肝硬化腹水［J］．皖南医学院学报，1982，1（2）：42～44

【方名】自拟养阴软坚汤（李济仁）

【药物组成】生地15～30g，北沙参15～30g，枸杞12g，菟丝子15g，炙鳖虫6g，炙鳖甲30g，生牡蛎30g，猪苓30g，天葵子12～15g，黄芪30g，大腹皮9～12g，广郁金15g，丹参30g。

【功效主治】养阴柔肝，化瘀软坚。用于肝肾阴虚证。面色晦暗，面见血缕、赤痣，肌肤干燥，形羸体怠，腹膨如瓮，腹筋显露，尿少便艰，口干咽燥，时有齿鼻衄血，或有低热起伏，苔薄中剥或光剥无苔，舌质红绛，脉弦细数或弦大无力。此因素体阴虚，或失血过利，或肝郁化火，消灼真阴，以致肝肾阴虚，热瘀胶结。

【出处】李济仁，张树生，李传方．中西医结合治疗肝炎后肝硬化腹水［J］．皖南医学院学报，1982，1（2）：42～44

【方名】灵茵退黄方（李济仁）

【药物组成】威灵仙15～30g，茵陈蒿30～60g，大黄9g（后下），龙胆草9g。

【功效主治】清热利湿。用于治疗黄疸。

【方义】全方以威灵仙、茵陈为主药，二味用量为1∶2的比例。方中威灵仙性味辛咸温，有毒。性猛急，走而不守，能宣通十二经络，以走窜消克为能事，积湿停痰，血凝气滞诸实者宜之。临床验证可治急性黄疸型传染性肝炎。实为治黄之要药。茵陈性味辛苦凉，善利胆、利尿、退黄。《名医别录》曰：“茵陈治通身发黄，小便不利，除头热，去伏瘕”。二药相配、寒温并用、消利合剂。佐以大黄苦寒攻逐之品，泻热毒、破积滞、行瘀血。配龙胆草苦寒泻肝火，清湿热。四味合用共奏利胆退黄、解毒分消之功。

【加减应用】因胆石症所致黄疸：酌加芒硝9g（冲服），枳实10g，生鸡内金12g，金钱草60g以软坚化石，荡除积秽。因胆道蛔虫所致黄疸：酌加苦楝根皮10g，乌梅30g，槟榔10g，玄胡索10g以增强驱蛔安蛔，解痉缓痛之功。因胆道感染而致黄疸：方中酌加银花20g，蒲公英20g，丹皮10g，黄芪20g，白芷10g，解毒清热，托毒排脓。因肝炎所致黄疸：酌加贯众10g，平地木20g，板蓝根12g，虎杖10g，荔枝核12g以养肝护肝、排除病毒。

【附注】本方睡前服用为佳，取“人卧血归于肝”之理。以利药物的吸收利用，还应注意休息和隔离。

【出处】李有伟，李艳．李济仁诊治急黄的经验［J］．北京中医杂志，1993，（5）：3

【方名】清肝活血饮（张学文）

【药物组成】决明子、柴胡、山楂、赤芍、川楝子、鳖甲。

【功效主治】清肝解郁、活血凉血、疏肝理气、化瘀散结。用于治疗以肝经郁热、气滞血阻、瘀血内结为主要病机的脂肪肝。临床一般常见肝肿大、胁肋疼痛或不适、暴躁易怒、恶心、纳差、呕吐、困乏、腹胀、小便黄、大便干溏不定但不爽，舌暗红或紫、苔黄厚腻、脉弦滑或弦数等症状、体征。

【方义】方中决明子味甘、苦，性微寒，归肝、大肠经，既能清泄肝火，又能疏散风热，为治肝热或风热目疾常用药；柴胡味苦、辛，性微寒，归肝、胆经，善条达肝气而疏肝解郁，是解肝郁、舒肝气要药。两药合而为君，一清肝热，一解肝郁，共奏清肝解郁之效。现代药理研究表明，决明子、柴胡均可降低血浆胆固醇和甘油三酯，纠正脂质代谢紊乱，并有抗肝损伤的作用。赤芍味苦，性微寒，归肝经，既能清肝凉血，清血分郁热，又能活血祛瘀止痛，《本草求真》说："白则能于土中泻木，赤则能于血中活滞。故凡腹痛坚积……因于积热而成者，用此（赤芍）则能凉血逐瘀。山楂味酸、甘，性微温，归脾、胃、肝经，能入血分，善活血化瘀消肿，同时，其味酸而甘，微温不热，擅助脾健胃化积，促进消化。本品之性平和，故李东垣在《珍珠囊》中指出其消食积而不伤于刻，行气血而不伤于荡"；张锡纯谓山楂苦以甘药佐之，化瘀血而不伤新血，开郁气而不伤正气，其性尤和平也"。遇久病顽疾属瘀血所致者，张教授每必用之。川楝子味苦，性寒，有小毒，归肝、胃、小肠、膀胱经，既能疏理肝气郁滞，又善调理脾胃滞气，为理气止痛之要药，味苦寒性降，兼能疏泄肝热，善治肝气郁滞或肝胃不和所致的胁肋、脘腹疼痛、疝气痛等证，尤以兼热象者较为适宜。以上3药共为臣药，既助君药清肝泄热、疏肝理气解郁，又能加强活血祛瘀凉血之力，且有一定散结止痛之功，诸药相合，君臣相助，药力更加精专。现代药理研究证明，赤芍、山楂可显著降低血浆总胆固醇，赤芍还可明显保护肝细胞，有较强的抗凝血、防止血栓形成、改善肝脏微循环的作用。鳖甲味咸，性寒，归肝经，为血肉有情之品，可滋肝阴、潜肝阳、清肝热，且其味咸，功擅软坚散结，醋炙力更强，配伍活血祛瘀之品则常用治心腹癥瘕积聚，在本方中为佐药，可增强全方活血破瘀、软坚消积之作用。本方中大部分药性沉重，难达病所，故用柴胡芳香疏泄，可升可散，清灵通透，又能起到引诸药入经的作用，《医学起源药类法象》也说："柴胡，少阳、厥阴引经药也"。全方君臣佐使，相得益彰，相辅相成，配伍精当，紧紧围绕肝郁、肝热、气滞、瘀结的病机关键，且药少而力专，直达病所。

【加减应用】临床若遇湿热较重者，可酌加茵陈、虎杖、大黄等；痰湿重者加陈皮、法半夏、通草等；肝郁明显可加延胡索、乌药、荔枝核等；肝热甚加夏枯草、羚羊骨；脾胃气滞加砂仁、白豆蔻；脾气虚加黄芪、党参、太子参等；肾虚加桑寄生、续断、杜仲等；瘀血重者加桃仁、红花、莪术等，或虫类药如土鳖虫、乌梢蛇等逐络脉瘀血的药物。此外，张教授亦根据中医辨病论治并结合现代药理学研究成果，对血脂较高的患者在处方中适当加入有明显降血脂的中药，如泽泻、姜黄、绞股蓝、何首乌、山楂、郁金、荷叶等，配合一些降血脂的西药。因人而宜，因病制宜，辨证论治，则疗效更佳。

【出处】汪晓军．张学文教授清肝活血法辨治脂肪肝经验介绍［J］．新中医，2003，35（2）：12～14

六、肿　瘤

（一）概论

肺癌，类属于中医学的“肺积”、“痞癖”、“咳嗽”、“咯血”、“胸痛”等范畴。如《素问·奇病论》说：“病胁下满气上逆，……病名曰息积，此不妨于食。”《灵枢·邪气脏腑病形》说：“肺脉……微急为肺寒热，怠惰，咳唾血，引腰背胸。”《素问·玉机真藏论》说：“大骨枯槁，大肉陷下，胸中气满，喘息不便，内痛引肩项，身热脱肉破䐃。”《难经·论五脏积病》说：“肺之积曰息贲。……久不已，令人洒淅寒热，喘热，发肺壅。”以上这些描述与肺癌的主要临床表现有类似之处。宋代一些方书载有治疗咳嗽见血，胸闷胸痛，面黄体瘦等肺癌常见证候的方药。金元·李东垣治疗肺积的息贲丸，所治之证颇似肺癌症状。明·张景岳《景岳全书·虚损》说：“劳嗽，声哑，声不能出或喘息气促者，此肺脏败也，必死。”这同晚期肺癌的临床表现相同，并明确指出预后不良。《杂病源流犀烛·积聚癥瘕痃癖痞源流》所提到的“邪积胸中，阻塞气道，气不宣通，为痰，为食，为血，皆得与正相搏，邪既胜，正不得而制之，遂结成形而有块”，则说明了肺中积块的产生与正虚邪侵，气机不通，痰血搏结有关。

食道癌又叫食管癌，是发生在食管上皮组织的恶性肿瘤，占所有恶性肿瘤的2%。全世界每年约有22万人死于食道癌，我国是食道癌高发区，因食道癌死亡者仅次于胃癌居第二位，发病年龄多在40岁以上，男性多于女性，但近年来40岁以下发病者有增长趋势。食道癌的发生与亚硝胺慢性刺激、炎症、创伤、遗传因素以及饮水、粮食和蔬菜中的微量元素含量有关。

胃癌是我国常见的恶性肿瘤之一，在我国其发病率居各类肿瘤的首位。每年约有17万人死于胃癌，几乎接近全部恶性肿瘤死亡人数的1/4，且每年还有2万以上新的胃癌病人产生出来，胃癌确实是一种严重威胁人民身体健康的疾病。胃癌可发生于任何年龄，但以40~60岁多见，男多于女约为2∶1。其发病原因不明，可能与多种因素，如生活习惯、饮食种类、环境因素、遗传素质、精神因素等有关，也与慢性胃炎、胃息肉、胃黏膜异形增生和肠上皮化生、手术后残胃，以及长期幽门螺杆菌（HP）感染等有一定的关系。胃癌可发生于胃的任何部位，但多见于胃窦部，尤其是胃小弯侧。根据癌组织浸润深度分为早期胃癌和进展期胃癌（中、晚期胃癌）。胃癌早期症状常不明显，如捉摸不定的上腹部不适、隐痛、嗳气、泛酸、食欲减退、轻度贫血等，部分类似胃十二指肠溃疡或慢性胃炎症状。有些病人服用止痛药、抗溃疡药或饮食调节后疼痛减轻或缓解，因而往往被忽视而未做进一步检查。随着病情的进展，胃部症状渐转明显，出现上腹部疼痛、食欲不振、消瘦、体重减轻和贫血等。后期常有癌肿转移，出现腹部肿块、左锁骨上淋巴结肿大、黑便、腹水及严重营养不良等。由于胃癌在我国极为常见，危害性大，有关研究认为其发病原因与饮食习惯、胃部疾病等有关，所以了解有关胃癌的基本知识对胃癌防治具有十分重要的意义。

胰腺癌的发病率逐年上升，在美国1988年发病率为9.0/10万，男：女为1.3∶1。多见于45岁以上者。在我国，胰腺癌已成为我国人口死亡的十大恶性肿瘤之一。北京协和医院近年来收住院的胰腺癌病人比50年代增加了5~6倍。而且据北京地区7家医院354例病例分析，病人中41~70岁者占80%，近年来，年轻的胰腺癌病人也较10年前有明显增加的趋势，而且恶性度更高，预后更差。就胰腺癌的发生部位而言，仍以胰头部位最多见，约占70%左右，胰体次之，胰尾部更次之，有的头体尾部均有，属于弥漫性病变或多中心性病变。

原发性肝癌是指发生于肝细胞与肝内胆管上皮细胞的癌变，是人类最常见的恶性肿瘤之一。临床见肝痛，上腹部肿块，进行性消瘦等。起源于肝脏其他细胞成分的恶性肿瘤罕见。肝癌具有起病隐匿、潜伏期长、高度恶性、进展快、侵袭性强、易转移、预后差等特点。其发病率有逐年上升趋势。肝癌属于中医学的积聚、癥瘕、黄疸、鼓胀、胁痛等范畴。

（二）论治

【方名】肺癌自拟方（邓铁涛）

【药物组成】苇茎、生薏仁、冬瓜仁各30g，桃仁、生南星、生半夏、山慈菇、丹参各15g，枳壳12g，田七末（冲）3g。

【功效主治】对肺癌的治疗，无论早中晚期都以除痰祛瘀为治则。在早期，有时可无明显的症状，以除痰祛湿为主，少佐活血化瘀；中期痰瘀表现比较明显，治疗除痰祛瘀并重；晚期正气亏虚，痰瘀病情严重，症候错杂，治疗扶正祛邪，除痰祛瘀，不忘扶助正气，孰重孰轻，应具体分析，灵活变通。

【加减应用】肺热明显发热，口干口苦，痰黄稠者加鱼腥草、黄芩、人工牛黄；咳嗽甚者加浙贝母、北杏、百部；胸痛甚者加延胡索、郁金，兼服西黄丸；痰血、咯血明显者加仙鹤草、侧柏叶、白及粉；气促加苏子、莱菔子、鹅管石；胸水加半边莲、葶苈子、猪苓等；有脑转移者加全蝎、蜈蚣、壁虎等虫类药；气阴两虚者加用人参、黄芪、冬虫草补益肺气，天冬、百合、燕窝等养肺阴，西洋参炖服独具益气养阴之功。

【附注】肺癌的形成主要是由于正气内虚，脏腑功能失调，邪毒侵肺，导致肺气郁闭，宣降失司，集聚成痰，痰凝气滞，郁阻络脉，痰气瘀毒交结，日久形成积块。《杂病源流犀烛》说："邪积胸中，阻塞气道，气不得通，为痰……为血，皆邪正相搏，邪既胜，正不得制之，遂结成形而有块。"可见在肺癌的发病机制中，痰瘀既是邪毒侵肺、脏腑功能失调的病理产物，又是导致正气内虚、邪毒之交结成块的致病因素。因此，痰瘀为病贯穿于肺癌的整个发病过程。历代医家认为，痰是津液的病变，瘀是血的病理形式，二者关系密切。《灵枢·百病始生》指出："温气不行，凝血蕴里而不散，津液涩渗，著而不去，而积皆成矣。"《丹溪心法》指出："痰挟瘀血，遂成窠囊。"强调"痰中挟瘀"这一病理在致病中的广泛性和重要性，而且认为积聚、癥瘕、肺胀等诸病症多是痰中挟瘀所致。《医宗粹言》强调："若素有郁痰所积，后因伤血，故血随蓄滞与痰相聚，名曰痰挟瘀血。"《血证论》说"血病不离水"，"须知痰水之壅，由瘀血使然，但去瘀血，则痰水自消"，"水病则累血"及"痰亦可化为瘀"。说明痰瘀相关，痰瘀同病的理论历来为医家所重视。

肺癌患者不论早中晚期，多见痰瘀相关为病的情况。如咳嗽、气促为痰湿壅肺，肺失宣发肃降。痰瘀搏结，瘀阻脉络，血不循经溢于脉管外则见瘀血或咯血。久病入络，阳气阴精不得通行，瘀结胸中，则见胸膺胸痛，痛处固定。痰浊瘀毒交结，聚积于肺脏，日久而成积块。故肺内之肿块乃肺癌之重要体征。痰瘀之舌脉见证有：苔白厚浊或腻，脉弦滑为痰阻；舌有瘀斑或舌质紫暗，舌下络脉曲张，脉涩或结代者为瘀闭。若两者同见则为痰瘀闭阻。

【出处】吴玉生，杨海燕．邓铁涛教授“痰瘀相关理论”在肿瘤疾病的临床应用（J）．现代医院．2005，6，5（6）：39～40

【方名】食管癌自拟方（邓铁涛）

【药物组成】生半夏、生南星、党参、赤芍、白术、旋覆花、代赭石、生薏仁、丹参各15g，田七10g，甘草6g。

【功效主治】食管癌早期多以气滞痰阻为主要表现，临床多是胸骨后不适，烧灼或疼痛，食物通过时局部有异物感或摩擦感，有时吞咽食物在某一部位有停滞或轻度梗阻感，喉间痰涎较多。下段食管癌还可引起剑突下或上腹部的不适、呃逆、嗳气，伴有纳呆，体倦乏力，形体日渐消瘦，舌质淡，苔白腻，脉滑。中晚期多是痰瘀内阻为主，又出现进行性吞咽困难，呈渐进性加重且呈持续性。多因梗阻进食减少或厌食，而出现恶液质。胸痛固定或痛掣肩背，声嘶，黄疸，腹水，呼吸困难，气管食管瘘等。肿瘤浸润至大血管可造成出血，如呕血或黑便。晚期由于全身广泛转移而引起相应的症状。此时病情危急，甚至水饮难下，食后即吐，便如羊屎，面色灰暗，肌肤甲错，舌有瘀点瘀斑，苔薄黄，脉弦细代涩。

【方义】食管癌在临床上往往表现为本虚标实之证。常有气郁、痰阻、血瘀等标实证候，但疾病的发展又表现为津亏液涸，精血不足，日久而致阴损及阳，表现为脾肾阳虚之证。因此，本病在临床上往往虚实夹杂，难以截然划分。治疗上要抓住阴亏热结、痰瘀内阻这一病机，以养阴清热，除痰祛瘀，理气和胃为基本治则。在证治方面，首先明确其本虚标实，抓住痰、瘀、虚这一主要病理。

【加减应用】痰多、口干口苦加浙贝母、山慈菇、黄芩；梗阻明显加壁虎、蜈蚣、露蜂房；气郁胸闷加郁金、瓜蒌皮；胸痛明显或痛掣胸背加五灵脂、桃仁、威灵仙；大便不通或便如羊屎，面色苍白，贫血加首乌、生地、火麻仁；若晚期出现阳衰水泛，双下肢水肿者加猪苓、附子、桂枝。由于本病到晚期多是阴损及阳，痰瘀内阻之本虚标实证，故在治疗过程中要时时注意扶正与祛邪相结合。同时要注意饮食调理，加强支持疗法，增强体质，以有利于提高疗效。

【附注】食管癌属于中医“噎膈”范畴。它的形成多和气滞血瘀、痰湿内阻相关。忧思过度或饮食失调则伤脾，脾伤气结则津液不能输布，聚而成痰。痰热交阻于食道，使食管干涩难咽，妨碍进食。日久气滞血瘀、痰瘀搏结阻于胃口，渐成噎膈。《订补明医指掌》说：噎膈“多起于忧郁，忧郁则气结于胸，臆而生痰，久则痰结成块，胶于上焦，道路狭窄，不能宽敞，饮或可下，食则难入，而病已成矣。”徐灵胎《医学十二种》指出：“噎膈之病，必有瘀血，顽痰逆气，阻隔胃气。”张景岳认为：“酒色过度则伤阴，伤阴则精血枯涸，气不行则噎膈病于上，精血黏涸则燥结病于下。”综上所述，历代医家多认为痰阻、气结、血瘀是食管癌形成的主要原因。

【出处】吴玉生，杨海燕．邓铁涛教授“痰瘀相关理论”在肿瘤疾病的临床应用．现代医院．2005，6（5）：39～40

【方名】至精颗粒（张镜人）

【药物组成】太子参、炒当归、灵芝草、黄精、淮山药、炒杜仲、白花舌蛇草、蜀羊泉。

【功效主治】主治经细胞学或组织学确诊为胃癌的患者。中医分型为脾肾虚弱和气血两虚型。症见面色少华、神疲乏力、头晕目眩、腰膝酸软、毛发稀少、胃纳少馨、脉细弱、舌质淡胖等。

【方义】太子参甘平，功似人参而力薄，清健脾运，鼓舞中气。当归有和血、行血之功。二味相和，益气养荣，盈灌全身。臣药为灵芝、黄精。二味性味相同，甘平无毒。惟灵芝专长保神，益精气；黄精擅补中焦，安五脏，疗诸虚，填精髓。佐药为淮山药、杜仲。至精颗粒的配伍特点正在于以淮山药、杜仲补肾填精、充盈气血。祖国医学理论认为：“肾主骨”、“肾藏精”，肾中精气可化生元气，促进脾胃化生水谷精微，进而奉心化赤为血，精血又能互化，即血可养精、精可化血。方中另辅以白花蛇舌草、蜀羊泉少量抗癌之品以祛其邪，防其烟火未熄、宿疾复发，从而增强患者的免疫功能，抵御化疗药物对骨髓造血功能的抑制作用，最终达到增效减毒、抗转移、防复发，提高胃癌患者的生存质量及延长生存期的作用。

【附注】胃癌是最常见的消化道恶性肿瘤。已有研究表明，中医药治疗可以增强癌症患者的免疫功能、减轻放化疗的毒副反应、改善临床症状，不仅能提高远期生存率，更重要的是能提高患者的生存质量。

临床研究结果显示，中药联合化疗组中医症状改善总有效率为68.18%，化疗组为43.33%；中药联合化疗组生存质量（Karnosfky评分）提高率为42.04%、降低率为9.09%，化疗组生存质量提高率为16.67%、降低率为31.67%；中药联合化疗组体重增长率为36.36%、稳定率为43.18%、进展率为20.45%，化疗组体重增长率为13.33%、稳定率为41.67%、进展率为45.00%；中药联合化疗组血白细胞计数、CD4/CD8比值、白细胞介素2受体均较化疗组有明显提高。

【出处】张亚声，朱莉菲，翁雪松．至精颗粒治疗胃癌148例临床观察．中西医结合学报．2006，4（3）：315~317

【方名】胃癌自拟方（李玉奇）

【药物组成】黄芪、苦参、白及、白蔹、三棱、莪术。

【功效主治】健脾清热，行气活血，化瘀散结。主治胃癌前病变。

【方义】黄芪、苦参两味药为君药；白及、白蔹、三棱、莪术四味药为臣药。黄芪味甘微温，入脾经，“为补气诸药之最，是以有耆之称。其秉性纯阳，宜于中虚而泄泻痞满、倦怠可除”（《本草求真》），《本草备要》中云：“补中，益元气，壮脾胃，泻阴火”，《本经》则谓“能补五脏诸虚，泻阴火，性虽温补而能通调血脉流行经络，可无碍于壅滞也。”

苦参，苦寒，入胃经，“燥湿、胜热”（《本草从新》）之力甚强，以其大苦大寒求建“退热泄降、荡涤湿火”之功。二药一甘一苦，一温一寒，一补一消，甘温可补后天，泻阴火，除燥热而无留邪之弊；苦寒可直降燥热，清脾湿，荡胃热又无伤胃之虞。

二药合而为君，相辅相成，直入中焦，共达脾胃，一则可使由元气不足、不能运化流行而致之胃内壅滞，借其脾胃气旺能渐渐消磨开散以建平复之功；二则可使胃内壅滞日久而产生的湿热邪气能快速得清而奏效。

《本草便读》谓“白及必虚而有热者，乃为相宜耳，虽禀收敛之性，而仍具苦泄辛散之意，与白蔹相近，故每相须而用。”《本草经疏》亦谓“白及，苦能泄热，辛能散结。胃中中邪气者，即邪热也，皆血分有热，湿热伤阴之所生也。入血分以泄热散结，逐腐则诸证靡不瘳矣。”而《本草正义》则言：“白蔹苦泄清湿热而通壅滞”。三棱气味俱淡，微有辛意；莪术味微苦，气微香，亦微有辛意，性皆微温，为化瘀血之要药，性非猛烈而功效甚速(《医学衷中参西录》)。《本草经疏》谓“三棱，从血药则治血，从气药则治气”，《日华子本草》谓：“莪术，治一切气，开胃消食，消瘀血”。

可见，白及、白蔹相须为用，取其苦泄、辛通之性，以除胃内壅滞之邪热；三棱、莪术相须为用，行气化瘀而散结。四味药合用，即可收“苦以泄热、辛以散结”之效，又顾及到本病乃本脾虚之特点，取其甘缓能和而入脾之性，使其泄热而不伤阴，散结而不耗气。此外又随机选用健脾益气、清热活血之药为佐使，共同组成方剂，来治疗本病，临床取效较显著。

【附注】胃癌癌前病变，其病机当属脾虚胃热，气滞血瘀之证，临床应以健脾清热、行气活血、化瘀散结为治疗大法，酌情选用相应药物而治之。

【出处】王垂杰，姜树民．胃癌癌前病变与脾虚胃热气滞血瘀的关系．辽宁中医杂志．1997，24（12）：542～543

【方名】噎膈自拟方（李玉奇）

【药物组成】石斛20g，威灵仙20g，射干15g，荜澄茄5g，桃仁15g，白芥子15g，酒军5g。

【功效主治】主治噎膈。借助现代临床检测手段，李老总结如下规律：噎膈因于食道憩室者多见食不下，饮水能下；因于食道裂孔疝者多食水俱不下；因于食道肿瘤者食水俱不得下，而反呕吐；因于贲门失弛缓者，食水咽下费力，卧则加重；如无器质性改变，因于气者，多食水能下，咽唾反觉噎感（此即梅核气）。

【附注】因于气者多由忧思郁结使然，于此从气而治，药以疏导，投以苏子降气汤每每取效。然有顽固病例，治疗颇为棘手，经胃镜病理检查排除占位性病变者，师翁常从郁、血、燥而治，采用生津益胃、行气散结佐以活血化瘀之法，每奏良效。

《素问·阴阳别论》曰："三阳结，谓之隔"。李老谓之："三阳当指大肠、小肠、膀胱也，大肠结则便不通，小肠结则血脉燥，膀胱结则津液涸。"所以"噎膈虽病之于上，治则取其下"。本病多为郁结津血亏耗而成，正如《医宗必读》所说："……大抵气血亏损，复因悲思忧恚"而成。

【出处】张会永．从《脾胃论》发挥到萎缩性胃炎以痈论治学说——解读李玉奇教授脾胃病临床经验．中华中医药学刊．2007.25（2）：208～212

【方名】消化道早期肿瘤自拟方（徐景藩）

【药物组成】当归、赤白芍、川芎、枳壳、香附、制大黄、五灵脂、乌药、桃仁、三棱、龙葵、半枝莲等。

【功效主治】理气活血，祛瘀解毒。主治消化道肿瘤早期。

【方义】早期邪实正气未虚，以理气活血祛瘀解毒为主：脘腹疼痛，痞闷不适，形体未衰者，以理气逐瘀为法。

【加减应用】兼有气虚者，加黄芪、党参。小便不利加泽兰、泽泻、冬葵子、玉米须等。夹有湿热者，宜清化湿热。

【附注】消化道肿瘤在不同阶段，证候表现不同。早期多以邪实为主，夹有正虚，治疗大法以祛邪为主，佐以扶正；晚期则正气亏虚为主，兼有邪实，治疗应扶正固本，调理脾胃为先。临床以气阴不足兼气滞、瘀热、痰湿证多见。

【出处】董筠．徐景藩辨治消化道肿瘤经验．浙江中医杂志．2007，42（2）：102～103

【方名】消化道中期肿瘤自拟方（徐景藩）

【药物组成】党参、茯苓、炙甘草、黄芪、黄精、枸杞、谷芽、香附、五灵脂、败酱草、半枝莲、薏苡仁等。

【功效主治】健脾调营，理气活血清瘀。主治消化道肿瘤中期。

【方义】中期邪实正气已虚，当健脾调营为主，兼理气活血清瘀：气虚为主者，常见于手术切除或介入化疗后，神疲乏力，腹部隐痛或后背疼痛，泄泻，舌微红、苔薄白，以健脾调营为主，兼理气活血清瘀。

【加减应用】兼有黄疸可选用水牛角、茵陈、茅根、通草、路路通、王不留行、三七粉等清利通瘀。兼有湿滞者，可选用陈皮、半夏、鸡内金、藿香、炒防风等。便溏加益智仁、石榴皮等。气虚及阴，气阴不足者，如术后化疗，舌红、苔薄白，益胃汤合六君子汤主之。常选用麦冬、石斛、苏梗、白术、茯苓、炙甘草、陈皮、法半夏、谷芽、建曲等。泛酸加煅瓦楞，阴虚夹热加石见穿、蒲公英。

【附注】消化道肿瘤在不同阶段，证候表现不同。早期多以邪实为主，夹有正虚，治疗大法以祛邪为主，佐以扶正；晚期则正气亏虚为主，兼有邪实，治疗应扶正固本，调理脾胃为先。临床以气阴不足兼气滞、瘀热、痰湿证多见。

【出处】董筠．徐景藩辨治消化道肿瘤经验．浙江中医杂志．2007，42（2）：102～103

【方名】消化道晚期肿瘤自拟方（徐景藩）

【药物组成】太子参、山药、茯苓、炙甘草、石斛、黄精、鸡内金、谷芽、蛇舌草、薏苡仁、莪术、鸡血藤。

【功效主治】顾护脾胃，活血化瘀。消化道肿瘤晚期。

【方义】太子参、山药、茯苓、炙甘草、石斛、黄精、鸡内金、谷芽等药以益气养阴，蛇舌草、薏苡仁、莪术、鸡血藤等清热解毒、活血化瘀。消化道肿瘤晚期，正气已损，当以顾护脾胃为先：肿瘤晚期甚则已扩散无法手术切除，此期虽邪实，但正气亏虚，故以顾护脾胃为先，酌用少量活血化瘀之品。

【加减应用】不思饮食、食入欲吐者，加陈皮、法半夏、佩兰、佛手健脾开胃。肿瘤晚期常见阴虚湿热重浊，气滞血瘀证．临床表现心下痞胀灼热，食欲不振，脘胁或后背隐痛，舌苔腻、黄白相间，脉细数，拟清化和中、理气行瘀为先。常选用：黄连、法半夏、陈皮、石菖蒲、藿香、佩兰、石见穿、刀豆壳、鸡内金、谷芽。舌苔燥腻少津，加麦冬、枇杷叶、木蝴蝶。

【附注】消化道肿瘤在不同阶段，证候表现不同。早期多以邪实为主，夹有正虚，治疗大法以祛邪为主，佐以扶正；晚期则正气亏虚为主，兼有邪实，治疗应扶正固本，调理脾胃为先。临床以气阴不足兼气滞、瘀热、痰湿证多见。

【出处】董筠．徐景藩辨治消化道肿瘤经验．浙江中医杂志．2007，42（2）：102～103

【药物】白及（徐景藩）

【煎服方法】在辨证的基础上每剂加用白及5～10g，煎服。另用藕粉一匙，加白及粉2～3g，用温水调匀，文火煮沸，边煮边搅，使呈薄糊状，使患者卧位服药，臀部垫高，白昼卧半至1小时，或晚上睡时服药后即卧，可以提高疗效。

【功效主治】主治噎症，患有噎症可觉胸骨后疼痛、嘈热，疼痛有时呈放射状，及于胸骨两侧，胃上脘痞胀不适。经检查可见食管炎症，甚则食管可见小溃疡。

【方义】临床及实验研究就已证实，白及对胃、十二指肠溃疡合并上消化道出血有显著疗效，已为多数医家所乐用。

《本草经疏》谓白及“入血分以泄热，散结逐腐”。《本草正义》谓白及“本清肺胃，又能补伤”。足见前人的经验甚为可贵。白及治上述食管、胃、肠疾病的机理，可归纳为护膜、生肌、清热、止血，值得引起重视，加以深入研究。

【加减应用】如胃、十二指肠溃疡，糜烂性胃炎等疾患，在辨证方中可加用白及。非特异性溃疡性结肠炎：除据证立方煎服外，为“直达病所”，可配用中药煎剂作保留灌肠。若大便中黏液已减少时，可加入白及10～20g共煎后灌肠，效果较好。

【出处】徐景藩．白及护膜对消化道病有益．1997，38（5）：261

【方名】四君子汤、参苓白术散、补中益气汤（何任）

【药物组成】人参、太子参、党参、黄芪、茯苓、白术、灵芝、扁豆、五味子、薏苡仁、大枣、炙甘草等。

【功效主治】益气健脾。主治肝癌患者，除出现一些局部癌症的特别症状之外，常常会出现神疲乏力、面色少华、形容憔悴、食欲不振、胃纳不展、恶心呕吐、腹胀腹泻、舌淡苔白腻、脉濡细等症状。特别是在患者接受了各种西医治疗措施如手术、化疗之后，更易出现上述症状。这些症状，即为脾气虚衰的表现。对于这些病人，提前采用健脾益气法治疗，就会大大减少甚至消除以上证候的出现，而出现之后采用此法治疗，也能减轻病情表现的程度，大力改善生存质量。

【出处】徐光星．何任教授治疗原发性肝癌学术思想探究［J］．中华中医药杂志，2008，23（7）：599～601

【方名】增液汤、六味地黄丸、沙参麦门冬汤（何任）

【药物组成】生地黄、天冬、麦冬、玄参、枸杞子、女贞子、何首乌、黄精、百合、玉竹、龟版、鳖甲、山茱萸、龙眼肉、铁皮石斛、当归、芍药、天花粉、阿胶、旱莲草等。

【功效主治】养阴生津。主治肝癌患者，或者素体阴虚，或者癌毒化火损伤阴津，或者化疗后脾胃受损而气血生化不足，临床上常常可出现形体瘦削、口咽干燥、头晕目眩、腰酸耳鸣、五心烦热、盗汗、大便干结、舌红苔少、脉细数等症。

【出处】徐光星．何任教授治疗原发性肝癌学术思想探究［J］．中华中医药杂志，2008，23（7）：599～601

【方名】桂附八味丸、右归丸（何任）

【药物组成】补骨脂、骨碎补、肉桂、淡附片、杜仲、菟丝子、鹿角霜、仙茅、仙灵脾、肉苁蓉等。

【功效主治】温阳补肾。在肝癌后期，患者常常会出现神疲乏力、少气懒言、畏寒肢冷、腰膝酸软、腹胀腹水、大便溏泄、小便不利、舌质淡胖、舌苔白滑、脉虚无力等症。

【出处】徐光星．何任教授治疗原发性肝癌学术思想探究［J］．中华中医药杂志，2008，23（7）：599～601

七、五官口腔

（一）概论

结膜炎是眼科的常见病，但是其发病率目前尚未确定。由于大部分结膜与外界直接接触，因此容易受到周围环境中感染性（如细菌、病毒、衣原体等）和非感染性因素（外伤、化学物质及物理因素等）的刺激，而且结膜的血管和淋巴组织丰富，自身及外界的抗原容易使其致敏。俗称红眼病。

胬肉攀睛指有一三角形脂膜胬起如肉，由眼珠眦角横贯白睛，攀侵黑睛的慢性外障眼病。多生于大眦，生于小眦或两眦同时发生者较少见。病变进程缓慢，往往经过数月或多年始侵入黑睛，并逐渐遮盖瞳仁，也有停止进展者。本病相当西医之翼状胬肉。

麦粒肿又名睑腺炎，传统医学称其为土疳或土疡，俗称“针眼”，是一种普通的眼病，人人可以罹患，多发于青年人。此病顽固，而且容易复发，严重时可遗留眼睑疤痕。麦粒肿是皮脂腺和睑板腺发生急性化脓性感染的一种病症，分为外麦粒肿和内麦粒肿

耳聋是双耳或单耳不闻声音，或客观检查示听力严重障碍的症状；可因寒热痰火内扰、气血亏虚、药物中毒所致；耳部疾病以及其它全身疾病，皆可导致耳聋。

鼻鼽是以突然和反复发作的鼻痒、喷嚏、流清涕、鼻塞等为特征的一种常见、多发性鼻病。又称鼽嚏。相当于西医的过敏性鼻炎。鼻鼽多由肺气虚，卫表不固，风寒乘虚侵入而引起。

鼻渊，是指鼻流浊涕，如泉下渗，量多不止为主要特征的鼻病。常伴头痛、鼻塞、嗅觉减退、鼻窦区疼痛、久则虚眩不已。多因外感风热邪毒，或风寒侵袭，久而化热，邪热循经上蒸，犯及鼻窍；或胆经炎热，随经上犯，蒸灼鼻窍；或脾胃湿热，循胃经上扰等引起。

牙痛是指牙齿因各种原因引起的疼痛而言，为口腔疾患中常见的症状之一，可见于西医学的龋齿、牙髓炎、根尖周围炎和牙本质过敏

等。遇冷、热、酸、甜等刺激时牙痛发作或加重，属中医的“牙宣”、“骨槽风”范畴。

口炎是口腔黏膜的炎症，可波及颊黏膜、舌、齿龈、上腭等处。在小儿时期较多见，尤其是婴幼儿，可单纯发病，也可继发于腹泻、营养不良、急性感染、久病体弱等全身性疾病时。引起口炎的主要有细菌、病毒及真菌，因受伤感染或全身抵抗力下降而诱发。

舌肿，症见舌肿胀，甚至妨碍饮食语言。

狐惑，以神情恍惚，口腔、眼、外阴溃烂为特征的一种疾病。中医认为，其发病初期多由感受湿热毒气所致，继之，中阳受损，脾虚而聚湿酿热，湿热内生；或烁伤阴津，虚火内炽。热邪在内则扰乱神明，在外则发为痈疡。与西医的白塞氏病类似。

（二）论治

【方名】急性结膜炎方（贺普仁）

【治法】取穴：耳尖、太阳、背部痣点、内迎香、眼睑内侧。刺法：三棱针放血。

【功效主治】清热解毒，化瘀通络。主治感受时气邪毒，或兼肺胃积热，内外合邪，交攻于目，以致经脉阻滞，气滞血瘀而发病。眼目红赤，眼部发痒、灼热、异物感，有时出现刺痛和畏光流泪，睑胞肿胀，分泌物增多，视物模糊等。可一眼先发或两眼齐发，或伴有发热、咽喉痛等全身症状。

【方义】耳尖、太阳、背部痣点、内迎香、眼睑内侧都属于经外奇穴，太阳、眼睑内侧有调畅局部气血之意。《奇效良方》记载太阳：“治眼红肿及头痛”。内迎香出自《扁鹊针灸神龙玉龙经》经中言：“心火炎上两眼红，好将芦叶搐鼻中，若还血出真为美，目内清凉显妙用”。穴位位于鼻孔内，鼻翼软骨与鼻甲交界的黏膜上，可以清热明目，消肿通络。放血治疗本病，可以泻热解毒，通调经脉，是很常用的有效方法。耳尖、太阳、背部痣点、内迎香、眼睑内侧等穴位，可以轮流应用，一般每次选用2~3个。治疗的同时，要注意隔离和用眼卫生，防止传染。

【出处】谢新才．中国现代百名中医临床家丛书——贺普仁［M］．北京：中国中医药出版社，2007：128~129

【方名】视神经萎缩方（贺普仁）

【治法】取穴：百会、睛明、球后、肝俞、肾俞、光明、臂臑、水泉。刺法：百会平刺0.5~0.8寸；睛明沿眼眶缓慢刺入1~1.5寸，不施手法，余穴施以补法。球后沿眶上壁刺入1寸左右；肝俞斜刺0.5~0.8寸；肾俞直刺0.5~1寸；光明直刺1~1.5寸；臂臑直刺1.5寸左右；水泉直刺0.3~0.5寸。

【功效主治】补益肝肾，通经明目。主治肝肾阴亏，精血耗损；精气不能上荣；或脾失健运，气血两亏，清气上升无力，目失涵养；或心营亏损，神气虚耗，以致神光耗散，视力下降。视力缓慢下降，视物昏渺，蒙昧不清，呈现赤黄或青绿之色，日久失治而致不辨人物，不分明暗发为本病。可伴有头晕耳鸣，眼中干涩，心悸失眠、舌淡、脉细。

【方义】百会为“百神之会”，虚损性神经疾患常用；近取睛明及经外奇穴球后以通络养目；肝俞、肾俞滋养肝肾，为治本之法；光明为络穴，有引邪外出之功，可明目，故名“光明”；水泉为肾经郄穴，益阴滋水，除翳明目；臂臑为经验选穴，可清热明目。病例中加取中脘，以补益气血。

视神经萎缩，是眼病晚期表现之一，针刺治疗有较好效果。其他眼病可参考本病治疗。

【出处】谢新才．中国现代百名中医临床家丛书——贺普仁［M］．北京：中国中医药出版社，2007：71~73

【方名】流泪症方（贺普仁）

【治法】取穴：大椎、阿是穴。刺法：火针点刺，不留针。

【功效主治】补益脏腑，振奋阳气。主治肝血不足，泪窍不密，遇风则邪引泪出。气血不足，或肝肾两虚，不能约束其液，而致冷泪常流；椒疮邪毒侵及泪窍，导致排泪窍道阻塞，泪不下渗而外溢。迎风冷泪者，平素目无赤烂肿痛，亦不流泪。但遇风则泪出，无风即止，或仅在冬季或春初遇寒风刺激，时泪出汪汪，泪液清稀无热感。无时冷泪者，则不分春夏秋冬，无风有风，不时泪下，迎风尤甚。

【方义】《诸病源候论》云：“夫五脏六腑皆有津液，痛于目者为泪，若脏气不足，则不能收制其液，故目自然泪出。”《审视瑶函》认为冷泪是因“津液耗伤，肝气渐弱，精膏枯涩，幽阴已甚”。大椎可以壮阳通督，阴阳互根互生，五脏水火得济，阴充阳固，配合局部火针点刺，则冷泪可收。

【加减应用】冷泪症可采取上法治疗，如属于热泪症则可选用曲池、合谷等穴清热明目，毫针刺法。

【出处】谢新才．中国现代百名中医临床家丛书——贺普仁［M］．北京：中国中医药出版社，2007：111~112

【方名】胬肉攀睛方（贺普仁）

【治法】取穴：阿是穴。刺法：以平头火针，点烙红肉处。

【功效主治】祛风散热，活血化瘀，疏通经络。主治胬肉攀睛。初起多无自觉症状，或仅微痒微涩，眦内赤脉如缕，白睛表层日渐变厚，呈三角形肉状胬起，尖端朝向黑睛，横贯白睛，攀侵黑眼。

【附注】《医宗金鉴》云：“胬肉攀睛……初起紫金膏点效，久宜钩割熨烙攻”，其中的熨、烙均与火有关，贺老以平头火针烙灼胬肉，使其萎缩而消除，效果显著。但这种方法对医生的技术要求高，操作难度较大，初学者应谨慎使用。

本病常因风沙、阳光或慢性炎症长期刺激白睛表层，加之心肺两经风热壅盛，经络瘀滞或食辛辣之物过多，以致脾胃湿热蕴蒸，循经上犯于白睛所致。

【出处】谢新才．中国现代百名中医临床家丛书——贺普仁［M］．北京：中国中医药出版社，2007：112~113

【方名】麦粒肿方（贺普仁）

【治法】取穴：耳尖、耳背静脉。刺法：三棱针放血。

【功效主治】疏风明目，清热泻火。主治麦粒肿，脾胃蕴热，或心火上炎，复外感风热，积热与外风相搏，瘀结于眼睑，而发为本病。睑缘局限性红肿硬结，伴有痛感，红肿渐形扩大，数日后硬结顶端出现黄色脓点，最后破溃流出。或伴有口渴、便秘等症。

【附注】放血疗法治疗麦粒肿有很好的疗效，而且取穴单一，操作简便，经1~3次治疗后，全部有效。治疗本病的取穴方法很多，如文献曾有独取二间、后溪、瞳子髎等治疗麦粒肿的记载，大多采用放血的方法。

【出处】谢新才．中国现代百名中医临床家丛书——贺普仁［M］．北京：中国中医药出版社，2007：129～130

【方名】耳鸣耳聋方（贺普仁）

【治法】取穴：听宫，翳风，中渚。刺法：毫针刺，实证用泻法；虚证用补法。

【功效主治】通利少阳，益肾平肝，醒神开窍。主治耳鸣耳聋。本病的发生与多种原因引起的耳窍闭塞有关。病因外有风热上受，客邪蒙窍；内有痰火，肝热，蒸动浊气上壅；或因久病肝肾亏虚，脏气不足，或脾胃气弱，清阳不升，不能上奉清窍，病因颇为复杂。慢性耳聋、耳鸣多与肾精不足有关。

【加减应用】临床上耳鸣耳聋患者较多，大致可分为实证虚证两类，前者多由肝胆之火上逆，少阳经气闭阻，或感受外邪，塞遏清窍所致；后者因肾虚气弱，精气不能上达于耳所致。治疗法则分别为清泻肝火和补益肾精，主穴为听宫、翳风、中渚，实证可配合谷、太冲，虚证可配太溪、筑宾。3 个主穴均为阳经穴，可疏通耳部气血，止鸣复聪，配四关穴清泻火热，开窍启闭；配肾经原穴太溪和筑宾善于滋阴补肾，肾精充足则耳窍得养。

【附注】凡风热所致者，暴然耳鸣或耳聋，兼有表证；肝火者耳窍轰鸣，攻逆阵作，怒则加甚；痰浊者耳鸣眩晕，时轻时重，烦闷不舒；肾虚者耳鸣声细，如蝉声持续，腰酸面悴气虚者耳鸣时作，将息稍轻，劳则加重；阴虚者午后加重。

【出处】谢新才．中国现代百名中医临床家丛书——贺普仁［M］．北京：中国中医药出版社，2007：69～71

【方名】牙痛针灸方（贺普仁）

【治法】取穴：合谷、下关、颊车。刺法：毫针刺，实证用泻法，虚证用补法。

【功效主治】散风泻火，填精益肾。主治牙痛。本病的发生多由体内蕴热，过食辛辣厚味，复感风邪，侵袭阳明经络，郁而化火，火邪循经上炎，发为阳明风火牙痛，此为实证；亦有素体肾阴不足之人，虚火上炎引发牙痛者，此属虚证。牙痛甚烈，兼有口臭，舌苔黄，口渴，便秘，脉洪等症，乃阳明火邪为患；如牙痛甚而龈肿，兼形寒身热，脉浮数等症者，为风火牙痛；如隐隐作痛，时作时息，口不臭，脉细或牙齿松动者，属肾虚牙痛。

【加减应用】手阳明经入下齿中，足阳明经入上齿中，故取阳明经的合谷、下关、颊车作为主穴。风火牙痛配外关、风池；实火牙痛配内庭、劳宫；虚火牙痛配太溪、行间。龋齿引发的牙痛，针刺只能起到暂时性止痛效果，对炎症性的牙痛，针灸能起到一定的消炎作用。

【出处】谢新才．中国现代百名中医临床家丛书——贺普仁［M］．北京：中国中医药出版社，2007：73～74

【方名】舌肿方（贺普仁）

【治法】取穴：阿是穴。刺法：三棱针放血。

【功效主治】清热泻火，调和气血。主治舌肿。风热外袭七情郁结，心火暴盛过食辛辣厚味，胃热壅盛，循经上炎；阴血耗伤，舌体失养等原因均可发生舌肿之症。舌体肿大，或舌下生有小舌，舌体不能转动，疼痛，重则不能言，难纳食，流涎。

【方义】《灵枢·始终》、《诸病源候论》等书中记载了本病，又有“木舌”、“重舌”之称。清代景冬阳撰写的《嵩崖尊生全书》中记载：“木舌即舌肿，色如猪肝不能转动，或满口胀塞，粥药不入，是心脾壅热发于舌尖或舌两旁，刺出紫血。”此时毫针刺法已不能中病，必须放血强通才能使恶血尽出，经脉通畅。也可配合金津、玉液放血治疗，《世医得效方》云：“治舌强肿起如猪胞，以针刺舌下两边大脉，血出即消。”

【出处】谢新才．中国现代百名中医临床家丛书——贺普仁［M］．北京：中国中医药出版社，2007：130～131

【方名】过敏性鼻炎方（邓铁涛）

【药物组成】五爪龙30g，木贼12g，菊花10g，玄参15g，白芍15g，白蒺藜12g，桔梗10g，甘草6g，辛夷花10g，太子参15g，大枣4枚。

【功效主治】益气固表，疏风通窍。主治过敏性鼻炎。

【附注】如无五爪龙，可用黄芪参15g代。

【出处】邓铁涛．邓铁涛临床经验辑要［M］．北京：中国医药科技出版社，1997：220

【方名】牙痛方（邓铁涛）

【药物组成】旱莲草15g，侧柏叶15g，细辛6g，海桐皮30g。

【功效主治】滋阴降火，消肿止痛。主治牙龈肿痛，牙痛，牙周炎。

【出处】邓铁涛．邓铁涛临床经验辑要［M］．北京：中国医药科技出版社，1997：220

【方名】鼻渊方（郭子光）

【药物组成】辛夷15g，苍耳子15g，黄芩20g，白芷20g，菊花30g，防风15g，羌活15g，连翘20g，鱼腥草30g，甘草6g，薏苡仁30g，薄荷15g（后下），谷芽30g。

【功效主治】本方治疗慢性鼻炎，包括鼻窦炎等，统称为“鼻渊”，多由热毒脓痰壅滞鼻窍，使呼吸不利，出现眉棱骨或前额头痛，咽喉干燥痰黏咳嗽等症状，尤其适用于抗生素效果不理想者，用本方屡效。

【加减应用】方中除针对风痰热毒诸药外，特选用羌活、薄荷、辛夷等辛香走窜之药，以引诸药深入窍道而解热毒，从而提高疗效。若经久不愈而体虚者，加黄芪30g扶正托里；若常因感冒引发者，乃肺卫不固，常遭外邪入侵，病情缓解后，立即服玉屏风散加味：黄芪50g，防风20g，白术20g，板蓝根30g，每日1剂，水煎服，10剂为1个疗程，服3～4个疗程，疗程中不得间断服药，疗程间可休息1～2日；若经常容易感冒而引起其他病症者，亦可服玉屏风散加味以增强抵抗力。本方增强抵抗力是促使人体慢慢产生，而西医用胸腺肽、丙种球蛋白等增强抵抗力重在补充，是不同的途径。

【出处】黄学宽．郭子光临床经验集［M］．北京：人民卫生出版社，2009：262～263

【方名】口炎方（郭子光）

【药物组成】麦冬30g，天冬15g，生地20g，黄芩15g，枳壳

15g，茵陈20g，石斛15g，玄参15g，丹皮15g，连翘20g，枇杷叶20g，车前子15～20g，生甘草5～10g。

【功效主治】滋阴清热除湿。主治各种口腔炎、舌炎。多是心胃阴虚生热夹湿为患。

【方义】方中二冬、地、玄、斛滋阴；翘、丹、杷、芩、草清火；茵陈除湿；车前子引心胃之虚火湿热从小便而出。且湿与热结多有气滞，故用枳壳宽中调气。

此方实即甘露饮(《和剂局方》）加减化裁而成，但其作用较之更强。

【加减应用】大便干燥或秘结者加大黄10g（另泡服），解便后停服，务必保持大便通畅；口腔黏膜溃疡多、痛甚、口臭甚者，用银花30g，连翘20g，黄连10～15g，蒲公英30g，煎汤，待温，含漱。也可用青黛撒布溃疡面则更妙。

【出处】黄学宽．郭子光临床经验集［M］．北京：人民卫生出版社，2009：262～263

【方名】狐惑方（路志正）

【药物组成】五爪龙、西洋参、太子参、党参、南沙参、芦根、白茅根、黄连、黄芩、生石膏、焦栀子、枇杷叶、竹叶、杏仁、防风、羌活、荷梗。

【功效主治】清泻肺胃、益气养阴、化湿通络。主治狐惑。

【方义】五爪龙、西洋参、太子参、党参、南沙参、芦根、白茅根益气养阴生津，黄连、黄芩、生石膏、焦栀子、枇杷叶、竹叶清泻肺胃之热，杏仁肃肺利湿，防风、羌活、荷梗疏风祛湿。

【加减应用】以二阴溃烂为主者，加萆薢、蚕沙、通草；伴四肢发凉，加炒杜仲、仙茅、淫羊藿；出汗多加生龙骨、生牡蛎；失眠加酸枣仁、夜交藤。

【附注】同时外洗：马鞭草、芙蓉叶、防风、防己、苦参、地肤子、蛇床子、白矾、马齿苋、黑大豆、凤凰衣、木蝴蝶、芦根、白茅根、绿豆衣、忍冬藤、玉米须。口腔溃疡和外阴溃疡者，则用锡类散外敷。

【出处】苏凤哲，杨嘉萍．路志正教授从肺治疗皮肤疾病的临床经验探讨［J］．世界中西医结合杂志，2006，1（2）：78

八、综 合

论治

【方名】滋补汤（方和谦）

【药物组成】党参12g，白术9g，茯苓9g，甘草6g，熟地黄12g，白芍9g，当归9g，官桂3g，陈皮6g，木香3g，大枣4个。

【功效主治】气血兼顾，心肝脾肾同治。临床上广泛应用于气血两虚的病证。

【方义】本方由四君子汤与四物汤加减化裁组成，为气血虚弱之证而设。方老在此二方基础上去川芎，加官桂、陈皮、木香、大枣四味，使其既保留助阳补气、养血和营之功，又加重了培补疏利之力，从而拓宽了补益剂的用途。“滋补汤”的组方特点是根据与气血化生有密切关系的脏腑功能而设。其中心主血脉，依靠心气的推动，故用党参甘温益气以补心；当归辛甘温润助其心血；苓、术、草、枣健脾益气以和中，培补后天之本；熟地、白芍滋阴补肾以填精，精血互生以涵肝木，木得血养而不枯荣，更助后天；佐入官桂、陈皮、木香，以调上、中、下三焦，纳气归元。这样就可获其补而不滞、滋而不腻、上下通达、气血得资之效。上述特点使“滋补汤”成为气血兼顾，心、肝、脾、肾同治的有效方剂。

【加减应用】加枸杞子、麦冬、生黄芪、石斛、生薏米治干燥综合征；加生黄芪、麦冬、车前子、泽泻、生薏米、银花治糖尿病足；加枸杞子、麦冬、玉竹、北沙参、川羌活治眼肌无力；加莲子肉、炒苡米、伏龙肝治肠易激综合征；加鸡血藤、生薏米治坐骨神经痛。

【附注】本于《内经》，精研《伤寒论》、《金匮要略》，并蓄《脾胃论》之精髓，重视脾胃，注重先后天之本的关系，以补气血重在补脾、滋阴阳重在益肾为原则，自拟“滋补汤”临证化裁。

【出处】赵铁良．方和谦运用“滋补汤”临床经验介绍（J)．北京中医，1996，(1)：3

权红．方和谦自拟“滋补汤”临床治验5则．北京中医．2005，24（4）：206～207

【方名】抑郁症加减柴胡舒肝散（张学文）

【药物组成】柴胡、麦芽各12g，白芍、川芎、香附、枳壳、郁金、三棱、延胡索各10g，丹参、焦山楂各15g，甘草3g。

【功效主治】该方重在疏肝活血，兼可敛阴止痛。对肝气郁结较重，甚至气滞血瘀为病者效果较好。

【方义】方中柴胡、香附、郁金舒肝解郁为主药；川芎、三棱、丹参活血兼可行气，又可止痛；白芍敛肝阴；枳壳理脾气；焦山楂、麦芽消导健胃，又佐疏肝活血；甘草调和诸药。

【附注】抑郁症是一种常见的精神疾病，主要表现为情绪低落，兴趣减低，悲观，思维迟缓，缺乏主动性，自责自罪，饮食、睡眠差，担心自己患有各种疾病，感到全身多处不适，严重者可出现自杀念头和行为。抑郁症是精神科自杀率最高的疾病。抑郁症发病率很高，几乎每5个成年人中就有1个抑郁症患者，因此它被称为精神病学中的感冒。抑郁症目前已成为全球疾病中给人类造成严重负担的第二位重要疾病，对患者及其家属造成的痛苦，对社会造成的损失是其他疾病所无法比拟的。造成这种现象的主要原因是社会对抑郁症缺乏正确的认识，偏见使患者不愿到精神科就诊。在中国，仅有5%的抑郁症患者接受过治疗，大量的病人得不到及时的诊治，病情恶化，甚至出现自杀的严重后果。另一方面，由于民众缺乏有关抑郁症的知识，对出现抑郁症状者误认为是闹情绪，不能给予应有的理解和情感支持，对患者造成更大的心理压力，使病情进一步恶化。

【出处】符文彬，孙景波．张学文教授从肝论治脑病经验介绍(J)．新中医，2004，36（5）：14～15

【方名】痿证强肌灵（邓铁涛）

【药物组成】黄芪45g，五爪龙30g，太子参30g，白术15g，肉苁蓉10g，紫河车10g，杜仲15g，山萸肉10g，当归10g，首乌15g，土鳖虫5g，全蝎6g，甘草5g。

【方义】方中五爪龙乃邓老遣方中常用的草药，补气而不燥，有南芪之称，常配合北芪以益气健脾；加用全蝎、僵蚕等虫类药物以熄风除颤软索；用太子参、云苓、菟丝子、楮实子等健脾补肾；另外，还可选用山萸肉、当归、首乌等以养血柔肝。

【加减应用】肌束震颤甚者加僵蚕10g，或蜈蚣1～3条；肌肉萎缩甚者加鹿角霜30g，肉苁蓉15g；肢体无力甚者加千斤拔、牛大力各30g；痰涎多加猴枣散1支；舌质黯舌苔腻浊，加川芎10g，薏苡仁20g；兼外感加千层纸10g，豨莶草15g等。

【附注】痿证是指筋骨痿软，肌肉瘦削，皮肤麻木，手足不用的一类疾患。临床上以两足痿软、不能随意运动者较多见，故有“痿躄”之称。现代医学的多发性神经炎、脊髓空洞症、肌萎缩、肌无力、侧索硬化、运动神经元病、周期性麻痹、肌营养不良症、癔病性瘫痪和表现为软瘫的中枢神经系统感染后遗症等，均属于“痿证”的范围，“痿证”是肢体筋脉弛缓软弱废用的病证。

中医学没有运动神经元疾病的名称，根据其肌肉萎缩，肢体无力，肌束震颤等主要证候，可归属“痿证”范畴。临床以虚证多见，或虚实夹杂，与脾肾关系最为密切，主要是由先天禀赋不足，后天失养，如劳倦过度，饮食不节，久病失治等因素损伤肝脾肾三脏，损伤真阴真阳，致气血生化乏源或精血亏耗，则筋脉肌肉失之濡养，肌萎肉削，发为本病。邓铁涛教授提出的“五脏相关”理论，对解释该病的病因病机及指导治疗有帮助。健脾补肾养肝，强肌健力治萎软是治疗该病主要原则。

【出处】刘小斌等．邓铁涛教授治疗疑难重症案例剖析．现代医院．2004，4（9）：7～9

【方名】痿证强肌健力饮（邓铁涛）

【药物组成】黄芪、五爪龙、党参、白术、当归、升麻、柴胡、陈皮、甘草。

【功效主治】补脾益损，兼治五脏。主治重症肌无力。

【方义】邓老认为重症肌无力的临床辨证治疗，应抓住脾胃虚损这一病理环节，顾及五脏兼证，在解决主要矛盾的同时，使其他次要矛盾迎刃而解。故立“补脾益损，兼治五脏”的治疗大法。

【加减应用】复视斜视者加何首乌以养肝血，或加枸杞子、山茱萸同补肝肾；抬颈无力或腰脊酸软者加枸杞子、狗脊以补肾壮骨；畏寒肢冷者加巴戟天、淫羊藿以温壮肾阳；吞咽困难者以枳壳易陈皮，加桔梗一升一降以调气机；口干、舌苔花剥者加石斛以养胃阴；舌苔白厚或白浊加茯苓、薏苡仁以化湿；咳嗽多痰者加紫菀、百部、橘络以化痰；夜寝多梦，心烦失眠者加酸枣仁、夜交藤养心宁神。根据临床经验，邓老还强调本病因虚损难复，治疗不要随便改弦易辙，即使治愈后，还需坚持服中药2年左右，方能根治。

【附注】重症肌无力是一种神经肌肉接头传递功能障碍的自身免疫性疾病。特征为受累肌肉极易疲劳，经休息后可部分恢复，全身均可受累，以眼肌最常见，呼吸肌受累则出现肌无力危象，可危及生命。邓老认为，本病以有关肌肉无力为突出的表现，根据“脾主肌肉”的理论认识，本病之根在于脾胃。并从233例重症肌无力58个症状的出现率以及唾液淀粉酶活性负荷试验和木糖吸收试验的观察中认识到，脾胃气虚为本病临床的主要表现，并有确切的病理学基础。本病缠绵难愈，易于复发，邓老认为本病不是一般的脾胃气虚，而是由虚致损的虚损病，并常损及五脏伤肝则肝血不足，肝窍失养而致复视、斜视；伤肾则致吞咽困难；伤及心血则致心悸、失眠；损及肺肾，可致构音不清、气息断续。

【出处】邓中光．邓铁涛教授临证中脾胃学说的运用（一）．新中医．2000，32（2）：13～15

【方名】大黄牡丹皮汤（邓铁涛）

【药物组成】生大黄、蒲公英各15g，冬瓜仁30g，桃仁、皂角刺各12g，丹皮9g，芒硝6g。

【功效主治】主治急性阑尾炎。

【加减应用】先针刺阑尾穴，再用基本方，治疗3日症状减轻，用大黄四逆散（生大黄、冬瓜仁、桃仁、柴胡、赤芍、丹皮、枳壳、甘草）。阑尾脓肿用此方内服，加三黄散外敷。

【出处】洪文旭．邓铁涛教授辨治胃肠病经验摭拾．中医药学刊．2003，21（10）：1617～1618

【方名】胆蛔汤（邓铁涛）

【药物组成】乌梅12g，槟榔18g，使君子、榧子各30g，苦楝根皮15g，郁金12g。

【功效主治】主治蛔虫性肠梗阻，胆道蛔虫，肠道蛔虫。

【加减应用】蛔虫性肠梗阻先用花生油或豆油、食醋适量口服或胃管给药，针刺四缝穴，2~3小时后煎服胆蛔汤驱虫。

【出处】洪文旭．邓铁涛教授辨治胃肠病经验摭拾．中医药学刊．2003，21（10）：1617~1618

【方名】脾虚失眠自拟方（何任）

【药物组成】鸡内金9g，焦六曲12g，川朴12g，白芍15g，生甘草6g，夜交藤9g，百合12g，合欢皮10g，蔻仁3g，炒谷芽30g，佛手花9g。

【附注】某些不眠者，乃胃中之乖戾，壅遏中宫，脾胃失健，脾脏正常的脏腑功能不能发挥，不能运化水湿，则水湿内停，以致胃不和，胃不和则眠不佳；脾虚则心失所养，胃气不和，浊气不降，上扰神明，故失眠。证见胸宇痞闷，胃纳不振。何老根据《内经》“胃不和则卧不安”这一旨意，采用鸡内金、焦六曲、川朴、炒谷芽以健脾化积调中；蔻仁、佛手花以理气降逆和胃，俾逆降寐安；合欢皮、夜交藤、百合以舒郁安神，交通心肾之阴阳，此即《脾胃论》“安养心神，调治脾胃”之意也；芍药、甘草以缓其中，顺其气，则清阳自升，浊阴自降。证药相投，其病乃愈。

【出处】郑虹，赵雄龙．何任诊治不寐的经验．浙江中医学院学报．1985，19（1）：31~32

【方名】时疫腹泻参术治中汤（任继学）

【药物组成】苍术、苦参（酒炒）、车前子、前胡、茵陈、泽泻、马齿苋、莲子肉、黄柏、茯苓、厚朴。

【煎服方法】水煎，送服紫金锭（紫金锭见《寒湿条辨》）。

【功效主治】主治胸闷、口苦、渴而不欲、大便水样便、有黏液、腹痛有欲便感、舌淡红、苔白腻、脉多濡数。

【加减应用】恶心呕吐，加竹茹、清半夏、藿香、生姜之类治之。

【附注】时疫腹泻多为急性发病，症见腹泻，水样粪便，或溏便，或黏液便，大便每日4~8次，甚者十余次，亦可恶心、呕吐，或腹胀、发热，或肢体酸楚，舌淡红，苔白厚腻，脉多濡数。由于时疫病毒分为湿热病毒、寒湿病毒、暑湿病毒、风寒病毒、风热病毒不同，感受人群亦异，故有成人感受为病，更以侵犯儿童、婴幼儿为主，亦有学龄儿童受染者发病。病程一般 3～7 天，流行多无明显季节性，一年四季皆可发生。但亦有因暑湿病毒之余邪，与秋燥疫邪相混，或冬有寒疫病毒杀疠之气，侵犯人体为患，所以有秋冬二季流行者。

【出处】任继学．时疫病毒腹泻论治．长春中医学院学报．2003，19（3）：6～7

【方名】清暑解毒汤（任继学）

【药物组成】滑石、扁豆、甘草、西瓜翠衣、苍术、马齿苋、黄连、肉桂、泽泻、荷梗。

【煎服方法】水煎，送服紫金锭（紫金锭见《寒湿条辨》）。

【功效主治】主治头痛头晕，面红，心烦，口渴，尿赤，大便溏水兼有，肠鸣腹痛，脘腹胀闷或恶心呕吐，舌红尖赤，苔多淡黄而腻，脉多沉缓而滑。

【出处】任继学．时疫病毒腹泻论治．长春中医学院学报．2003，19（3）：6～7

【方名】温中逐湿汤（任继学）

【药物组成】白术、藿香、肉桂、白蔻、泽泻、白芷、莲子肉、炮姜、茯苓、羌活。

【服法】水煎，送服紫金锭（紫金锭见《寒湿条辨》）。

【功效主治】主治腹中肠鸣即泻，便如黯褐色，溏便或恶心呕吐，畏寒，腹痛喜热，按之痛减，舌淡红，苔薄白，脉多沉迟。

【加减应用】腹泻便溏不止者，加泽泻、诃子肉、莲子肉、谷芽之类治之。

【出处】任继学．时疫病毒腹泻论治．长春中医学院学报．2003，19（3）：6～7

【方名】消渴自拟方（任继学）

【药物组成】巢丝 50g，生地 50g，知母 50g，肉桂 5g，三棱 10g，

莪术 10g，仙鹤叶 20g。

【功效主治】主治消渴病。

【方义】一般认为，消渴病的病位在肺、脾、胃、三焦。但是，任老经过临床观察及现代医学理论的证实，认为病在散膏。相当于现代医学的胰脏。任老认为散膏、脾胃共居中焦，为后天之本，可以散发阳气，温煦五脏六腑，为人体气化升降之轴。消渴的病机，是以散膏为核心，波及肝、脾、肺、胃、肾、三焦等。对本病的治疗，强调不可单纯养阴补液，要顾及阳虚的一面，因为只有阳旺才能生阴。故任老临证，喜用肉桂，一则引火归源，二则阳中求阴。养阴首选生地、知母互用；此外，每方必重用巢丝（蚕茧），其含丝纤维蛋白、丝胶蛋白，煎汤能生津止渴；为防坏病，善用三棱（长于破血中之气）、莪术（善于破气中之血），并用治一切血瘀气结之候，而破血消伐之品，宁可再剂、轻剂，不可重剂。

【出处】任继学治疗消渴病经验治遗［J］．江西中医药．1994，25（5）：63

【方名】防疫化浊汤（周仲瑛）

【药物组成】炒苍术 10g，白芷 10g，苏叶 10g，藿香 10g，陈香薷 5g，清水豆卷 10g，厚朴 5g，法半夏 10g，陈皮 6g，石菖蒲 9g。

【服法】颗粒剂。1 包/次，2 次/日。

【功效主治】芳香化浊、解表和中。防治消化系统感染，胃肠不和疾患，秽浊伤中，症见头重身楚，胸闷呕恶，腹泻、便溏等症。

【出处】著名老中医周仲瑛教授公开灾后防疫推荐方．江苏中医药．2008，40（7）：26

【方名】玉女煎、增液承气汤（周仲瑛）

【功效主治】增液润燥。主治消渴之中消，三消仅见多食，或三消并见而以中焦症状明显者。

【方义】治疗消渴一般以养阴生津、清热润燥为原则。阴伤气耗或阴损及阳又当参以益气、温阳。中消治予增液润燥，故用玉女煎或增液承气汤。

【加减应用】治本须补肾，滋阴兼助阳，酌加元参、天冬、龟版、牡蛎；肾火旺者加黄柏、知母；萸肉配生地补肾阴；阳虚为主，可取肾气丸加鹿角片、仙灵脾、淡苁蓉、菟丝子等。

润燥须活血，瘀化津自生，滋阴生津为主，兼以凉血化瘀，酌配桃仁润燥活血，赤芍、丹皮、丹参清热凉血，泽兰祛瘀升清，鬼箭羽通瘀破血，血行津布则燥热可解，瘀化气畅则阴液自生；若津亏不能化气，气虚不能运血，而致血瘀愈益加重，又当参以益气化瘀，用生黄芪、太子参合蒲黄、水蛭等品。

其燥热有三：中焦为湿热，病因酒食不节，恣食肥甘厚味，饮食不归正化，形体日益肥胖，湿郁化热，发为消渴。如《素问·奇病论》说："此人必数食甘美而多肥也，肥者令人内热，甘者令人中满，故其气上溢转为消渴。"治当复入黄连、花粉、苍术、佩兰、玉米须、芦根等清中化湿，芳香悦脾。如伤脾耗气，则应参以补气健脾之品；若湿热化燥伤津，又须清热润燥。

【附注】中医学认为本病多由过食甘肥或过用温燥、金石类药物等所致，而禀赋不足，实是发病的重要内因。其基本病理为阴虚燥热，而以阴虚为本，燥热为标，两者又互为因果，久病可致阴伤气耗，阴损及阳，重症可以出现阴虚阳浮，进而发生阴竭阳亡的危象。在病程中且可导致一系列并发症。病变脏器涉及，肺、胃（脾）、肾，肺燥、胃热、肾虚互为影响相关，而源本于肾。中消的病机主要是胃热。辨证一般俱从"三多"症状的主次，分为上、中、下三消，以区别肺、胃、肾重点所属，但从临床上看，三消症状往往同时并存，仅在程度上有轻重之别，而部分患者"三多"主症又不明显。为此，辨三消只能作为基本原则，而按病理表现分证则较切合实用。据临床所见其基本证候可分阴虚燥热、气阴两虚、阴阳两虚三类。析而言之，因阴虚与燥热的标本主次不同，又可分为肺胃燥热、肾阴亏虚两证，气阴两虚证表现以气虚为主者，又可另列脾胃气虚一类。若阴津极度耗损，可见阴虚阳浮重证。病久可兼络热血瘀征候。

【出处】周仲瑛. 糖尿病杂谈. 江西中医药. 2001, 32 (2): 15～16

【方名】健胃散（颜德馨）

【药物组成】苍术 9g，姜川朴 6g，广陈皮 6g，石菖蒲 6g，郁金

9g，佛手柑6g，松萝茶9g。

【煎服方法】共为粗末，每次取6g，水煎三五沸去渣服汁，每日2次。

【功效主治】健胃。适用于疰夏湿盛而体质无明显虚弱的患者，主要针对不发热者，纳呆、胸闷腹胀、头重身困等症。

【附注】疰夏，因素体虚弱、复感受暑热之气而引起的以乏力倦怠、眩晕心烦、多汗纳呆，或有低热等为临床特征的外感热病。夏季的常见病。又名注夏。常见证型有：①气阴两亏型疰夏。证见神疲倦怠，乏力嗜睡，眩晕多汗，心烦口渴，纳呆体瘦。舌胖有齿痕、苔薄、脉细弱。治宜清暑益气养阴，方用清暑益气汤加五味子、白芍等。②暑湿困脾型疰夏。证见神疲倦怠，乏力嗜睡、脘闷纳少，口淡恶心，便溏，苔腻，脉濡。治宜清暑化湿，方用藿朴夏苓汤合六一散。一般夏季过后，病情可自行改善，部分病人可呈现出逢暑必发的周期性特点。疰夏亦为中暑的先兆，若进一步发展可致中暑。

【出处】邢斌，察气候、明土宜、别体质——颜德馨教授论疰夏证治．上海中医药杂志．2001，(7)：29

【方名】苏脾饮（颜德馨）

【药物组成】藿香9g，佩兰9g，青蒿9g，六一散（包煎）9g，鲜荷叶一角，白豆蔻衣4.5g。

【功效主治】适用于湿盛而体质无明显虚弱的患者，主要针对发热者，身热不扬、头重脚软、肌肉烦疼、大便溏而不爽者，两三剂常能解除疰夏之证。

【出处】邢斌，察气候、明土宜、别体质——颜德馨教授论疰夏证治．上海中医药杂志．2001，(7)：29

【方名】清暑化湿汤（颜德馨）

【药物组成】苍术9g，白术9g，升麻6g，葛根9g，泽泻9g，黄芪15g，党参9g，五味子5g，麦门冬9g，青皮4.5g，陈皮4.5g，黄柏6g，神曲9g。

【功效主治】适用于体弱或年老，且病程日久、精神不支、嗜眠汗濡的患者。

【方义】本方即李东垣清暑益气汤去当归、甘草，用于气阴不足、湿热内困的“疰夏”患者，多有佳效。

【附注】对于常年复发的患者，颜师嘱之于立夏前连服7剂，每能起到预防作用。

【出处】邢斌，察气候、明土宜、别体质——颜德馨教授论疰夏证治．上海中医药杂志．2001，(7)：29

【方名】参芪地黄汤加味（张琪）

【药物组成】人参、黄芪、熟地、山茱萸、山药、泽泻、茯苓、丹皮。

【功效主治】健脾补肾以固本，既补阴阳，又助气血。主治面色灰滞，纳少呕恶，口中腥臭，尿少、尿浊，甚则尿闭，倦怠嗜卧，腹胀腰痛，浮肿加重，甚则腹筋显露，消瘦，脉沉细或结代。

【方义】此时脾气虚衰不能化生精微，肾气亏乏，阴阳气血俱虚，既需益气健脾以资化源，又需补肾温阳固摄化浊。选用补药时，偏温燥及偏滋腻之品应慎用，前者灼伤阴液，后者伤阳有碍脾之运化。

【加减应用】若呕吐，纳差，口吐秽浊，加藿香、竹茹、檀香；腰冷痛畏寒加附子、杜仲、肉苁蓉；尿少浮肿或尿闭加猪苓、车前子、萆薢、瞿麦，或用大黄泄浊；贫血，乏力，嗜卧者加当归、白芍。

【附注】此型多见DN晚期，肾功能损伤明显，血清肌酐、尿素氮持续不降。此时脾肾虚衰，五脏受损，有阴（血）、阳（气）厥脱之象，故治宜健脾补肾以固，既补阴阳，又助气血。

消渴以多饮、多食、多尿、身体消瘦或尿有甜味为特征的疾病。又称消瘅、肺消、消中。素有上消、中消、下消之分。消渴病变脏腑在肺胃肾。燥热伤肺，则治节失职，肺不布津；燥热伤胃，则胃火炽盛，消谷善饥；燥热伤肾，则肾失固摄，精微下注。凡饮食不节，过食肥甘，或情志失调，气郁化火，或劳欲过度，耗伤肾阴，均可诱发该病。中消胃热炽盛型消渴。证见多食易饥，体瘦便秘，苔黄脉滑。治宜清胃火，生津液。该病迁延日久，阴损及阳，可致阴阳两虚，证见尿频，饮一溲一，腰膝酸软，面黑耳干，舌淡脉沉细。方用金匮肾气丸。消渴兼证较多，可并发肺痨、痈疽、目疾、中风等病证。此外，临证时还可根据多饮、多食、多尿的程度来辨明上、中、下三焦的病位，指导治疗。除中药外，调节情志，控制饮食亦很重要。

【出处】王晓光，王亚丽，张佩清．张琪教授辨治糖尿病肾病经验介绍．新中．2005，37（3）：20～21

【方名】八味肾气丸加味（张琪）

【药物组成】熟地黄、山茱萸、菟丝子、枸杞子、肉桂、附子、茯苓、山药。

【功效主治】补益肾阴阳。主治症见反复浮肿，尿白浊，神倦乏力，纳少腹胀，腰膝酸软，或畏寒尿少，面色晦暗，肢冷，性欲低下，苔少，脉沉。

【方义】方中以熟地黄、山茱萸、菟丝子、枸杞子补益肾阴而摄精气，以冀阴中求阳；肉桂、附子补命门之火，而从阳中求阴，使肾阴阳皆得补益，阳蒸阴化，肾气充盈，精微得固；茯苓、山药健脾渗湿。

【加减应用】可酌加党参、黄芪、莲子健脾益气，补虚扶正；纳差腹胀者加砂仁、陈皮、枳壳；尿浊加萆薢、金樱子、芡实；遗精早泄加仙茅、淫羊藿、巴戟天、鹿角胶。

【附注】此型多见DN临床期及平素体质极度虚弱者。由于气阴两伤日久，阴损及阳，引起脏腑功能严重失调所致。治宜脾肾双补。

【出处】王晓光，王亚丽，张佩清．张琪教授辨治糖尿病肾病经验介绍．新中．2005，37（3）：20～21

【方名】糖肾自拟方（张琪）

【药物组成】治疗寒湿内停用温中散寒除湿法，常用川乌、干姜、吴茱萸、草果仁辛开苦降温脾以除寒湿，党参、黄芪益气补脾，茯苓、泽泻淡渗利湿，厚朴、木香开郁理气，升麻、柴胡升阳，麻黄辛温宣通。温散寒湿，淡渗利湿，益气健脾，开郁理气，合为一方，消中有补，降中有升，相反相成，以达上下分消之目的。

对于气阴两虚，湿热留恋所致的持续浮肿、低蛋白血症，采用清补兼施之法，以党参、黄芪、甘草补气健脾，助气化以治气虚不摄之尿蛋白；黄芩、麦冬、莲子清心肺之热，地骨皮退肝肾之虚热，茯苓、车前子利湿，益母草活血利水，白花蛇舌草清热解毒，合用具有益气固摄、清热利湿解毒之功。脾湿胃热，湿热互结中焦，脾运失职之顽固性水肿，症见腹胀满，呕恶不食，口苦，尿短赤，脉滑，常用人参、白术、茯苓健脾除湿，干姜、砂仁温脾阳而燥湿，四苓散淡渗利湿，二陈汤化痰湿，使湿浊除，脾阳健而清阳升；用黄连、黄芩苦寒泄热除痞满，知母助芩、连滋阴清热，热清则浊阴降，清升浊降则胀满自除。

脾胃不和则肝气乘之，以枳实、厚朴、姜黄以平肝解郁，行气除满，方以四君子汤、四逆散、二陈汤、泻心汤组方，对脾胃不和，湿热中阻证，利尿消肿。对湿热塞滞下焦，气化失常，水湿泛滥，症见腰以下肿，阴囊肿大，小便不利，尿黄赤，用牡蛎、海藻软坚散结，清利湿热；常山、商陆逐水饮化痰浊；尤以瓜蒌根配牡蛎、泽泻既可养阴清热散结，又能利水逐饮，更能益胃生津，且防商陆、常山攻逐过甚伤阴液，又能协助牡蛎软化水结，以奏利尿消肿之功。

对湿热弥漫三焦，症见头面全身浮肿，腹胀大，小便不利，或尿黄、便秘，方用加味疏凿饮子。药用秦艽、羌活疏风解表，祛风以胜湿，使湿从汗解；商陆、椒目、槟榔消胀满，散结行于里；赤小豆利水解毒，大腹皮、茯苓皮、生姜皮辛散淡渗行肌表之水；泽泻、木通、萹蓄、车前子泻热利水；海藻、二丑软坚逐水饮以治腹大水肿。诸药合用，上、下、内、外分消，使水邪得以驱除。

【功效主治】主治糖尿病肾病夹湿浊。

【方义】湿有内湿外湿，水湿内停又有寒化、热化之分。阳虚之体易寒化为寒湿，阴虚之体易热化为湿热。

【附注】DN 晚期突出表现是水湿内停，其发病机制，一是与脾失健运，肾阳虚失于化气行水有关；二是脾气虚弱，清阳不升，精微下注。肾气亏虚，精关不固，蛋白精微失守而下泄尿中，精微遗泄日久，必然更耗脾之气阴、肾之阴阳，使水湿内停加剧。

【出处】王晓光，王亚丽，张佩清．张琪救授辨治糖尿病肾病经验介绍．新中．2005，37（3）：20～21

【方名】绝疟丸（朱良春）

【药物组成】生半夏、炮干姜各 150g，绿矾、五谷虫各 60g。

【煎服方法】共研细末，水泛为丸，每服2g，儿童减。需于疟发前四五小时以开水送下。每日疟及间日疟均一服即愈，其重者需再服始止。曾应用多年，除恶性疟需多服数次外，不论轻重新久，1～2服，无不愈者。

【功效主治】主治疟疾。

【方义】“无痰不作疟”，而生半夏有燥湿化痰之功，所以对疟疾亦有佳效。生半夏辛温而燥有毒，所以一般多以姜制，并减小其用量，在临床上用于和胃降逆、燥湿化痰，虽有一定的效果，但对半夏的全面医疗作用来说，则是大大受到削弱的。关于生半夏的有毒、无毒问题，朱老同意姜春华的意见，生者固然有毒，但一经煎煮，则生者已熟，毒性大减，何害之有。曾迭用生半夏9～18g治疗妊娠恶阻，恒一剂即平，历试不爽，从未见中毒及堕胎之事例。而治疗痰核及支气管扩张、疟疾等症，非生用较大量不为功，如片面畏其辛燥而不用，则将有负半夏之殊效，而不克尽其全功，是令人惋惜的。

【出处】朱良春．中药用量与作用之关系．中医药通报．2007，6(5)：7～11

【方名】葛苦三黄丹（朱良春）

【药物组成】飞滑石600g，生大黄90g，蝉衣15g，以上3味研末；另用苦参150g，葛根、黄芩各90g，天花粉、茵陈、青蒿各60g，黄连、甘草、白蔻仁各30g，蝉衣、姜黄、川郁金、苍术各15g，煎取浓汁；再以鲜荷叶、鲜藿香各150g，鲜苏叶180g，鲜茅根240g，生萝卜子60g，以上5味研磨加上药汤绞汁两次，并加鲜萝卜汁90g，将药汤汁拌入飞滑石、生大黄、蝉衣3味药末丸。

【功效主治】主治伤寒、副伤寒。

【方义】正、副伤寒属于湿温范畴，由于吴鞠通有“湿温……下之则洞泄……”之说，后亦有人认为用下剂有促使肠出血之弊，因此，伤寒能否运用下法，引起争鸣。通过查阅文献和临床实践，朱老同意“正、副伤寒不仅能下，而且应以下法为主”的见解。《温疫论》中说：“凡表里分传之证，务宜承气，先通其里，里气通不待发散，多有自能汗解者”。叶天士云：“三焦不得从外解，必致成里结，里结于何在阳明胃与肠也，亦须用下法。”《温证指归》说：“温邪如火，人身如釜，津液如油，煎熬脏腑，势不焦枯不已；若不急抽其薪，徒事扬汤止沸，实与养病无异”。吴又可还明确指出：“得大黄促之而下，实为开门祛贼之法”。“承气本为逐邪而设”。事实证明，伤寒的发病，虽然主要是感受温邪而起，但大多挟食、挟湿。

所以在伤寒早期，及时予以疏通积滞，清泄解毒，温邪就不致内传阳明，蕴蒸化火，下逼肠络；就可能防止或减少肠出血，缩短疗程。因此，下法是直达邪热巢穴，追逐邪热外泄的积极疗法，而且要及早凉下，不要等待舌苔转黄，才敢议下；“若泥伤寒之说，必俟邪入腑，苔转黄者方可攻下，恐病温者，肠胃腐烂，早赴九泉矣”（《温证指南》）。伤寒之用下法，定要“轻法频下”，不可过于猛峻。汤剂用大黄一般在6～15g之间，芒硝在6～12g之间。用凉膈散在30～45g之间，一般连用3天。以后视体质强弱，邪热盛衰，连日或间日应用之。

【附注】 每服2粒，每日1次，体弱或儿童酌减；虽有溏泄，尽可服之。服后一般每日微泻1～2次，热势逐步递减而愈。本方是通利泄邪与清热解毒、燥湿化浊并用之剂。一般连用5～10日多能奏效。

【出处】 朱良春．通利疗法在温热病中的应用．中国医药学报．1996，11（3）：53～55

【方名】芍药甘草汤（王绵之）

【药物组成】 白芍、甘草。

【功效主治】 酸甘配对，缓肝和脾、益气养阴、缓急止痛。治疗肝脾不和、气血失调所引起的胸胁不适、腹中拘痛、手足挛急等多种病症。

【方义】 白芍与甘草同用，乃《伤寒论》芍药甘草汤，王老极为推崇此二药的作用及其方剂学地位，称赞芍药甘草汤起到“开酸甘化阴之先河，标调和肝脾之楷模”的作用。白芍酸收苦泄、性寒阴柔，与甘缓性平冲和之甘草合用所产生的敛营气、泻肝木、和逆气、补脾土作用，可用于治疗肝脾不和、气血失调所引起的胸胁不适、腹中拘痛、手足挛急等多种病症。

【附注】 治一诸药不效达1月之久的顽固性呃逆患者，王老根据患者呃声急促、伴有口干舌燥、舌红脉细数等特征，施以芍药甘草汤合益胃汤化裁。拟方：白芍 15g，炙甘草 10g，黄连 1.5g，北沙参 15g，玉竹 15g，麦冬 10g，绿萼梅 6g（后下），佛手花 6g（后下）。先后服药 10 剂，呃逆即止，口干舌燥亦渐除。

【出处】邱祖萍，曹杰．王绵之运用对药经验．中医杂志．2002，43（2）：105～106